Über dieses Buch Die Medizin versteht sich als Trägerin der Humanität. Nach Auffassung von Ärzten und auch Nichtärzten ist die Medizin, unabhängig von Krieg und Frieden und anderen Wechselfällen der Geschichte, ausschließlich dem Ziel verpflichtet, Kranke und, im Krieg, Verwundete zu versorgen und Menschenleben zu bewahren. Auch die Geschichtsschreibung hat weitgehend akzeptiert, daß die Medizin im Krieg unter dem Primat der Humanität steht. Die medizinischen Leistungen zählen für die Historiker nicht zu den Kriegsdiensten, die einem Volk abverlangt werden. Die Diskussion um die Rolle der Medizin in einem Atomkrieg hat jedoch Zweifel an der ausschließlich humanitären Funktion der Medizin im Krieg aufkommen lassen. Während der beiden Weltkriege in diesem Jahrhundert fiel der Medizin die Aufgabe zu, das »Menschenmaterial« immer wieder einsatzfähig zu machen, und die medizinische Hilfstätigkeit war ein Faktor militärischer Strategie. Diese Instrumentalisierung wurde zunächst nicht erkannt, die Sinnhaftigkeit ärztlichen Handelns nicht in Frage gestellt. Doch Hiroshima und die Atomkriegsdrohung haben das ärztliche Helferethos erschüttert. Jetzt stellt sich auch die Frage nach der Friedfertigkeit der Ärzte und Krankenschwestern aus historischer Sicht. Die Autoren dieses Bandes versuchen diese Frage für einzelne Zeiträume und Personengruppen zu beantworten. Sie verstehen ihre Arbeit als Vorstudien zu einer umfassenden Geschichte der Medizin im Krieg.

Die Herausgeber Prof. Dr. med. Johanna Bleker ist Medizinhistorikerin an der Freien Universität Berlin. Dr. med. Heinz-Peter Schmiedebach ist Medizinhistoriker und ebenfalls an der Freien Universität Berlin tätig.

Die weiteren Autoren Eckelmann, Christine, cand. med., Berlin; Fischer-Homberger, Esther, Prof. Dr. med., Medizinhistorikerin, Bern; Grundhewer, Herbert, Arzt, Berlin; Hoesch, Kristin, cand. med., Berlin; Hubenstorf, Michael, Medizinhistoriker, Berlin; Schabel, Elmer, cand. med., Berlin.

Johanna Bleker/
Heinz-Peter Schmiedebach (Hrsg.)

Medizin und Krieg

Vom Dilemma der Heilberufe 1865 bis 1985

Unter Mitarbeit von
Christine Eckelmann,
Esther Fischer-Homberger, Herbert Grundhewer, Kristin Hoesch, Michael Hubenstorf und Elmer Schabel

Fischer
Taschenbuch
Verlag

Originalausgabe
Veröffentlicht im Fischer Taschenbuch Verlag GmbH,
Frankfurt am Main, April 1987

Umschlaggestaltung: Jan Buchholz/Reni Hinsch
Foto: Ullstein-Haeckel
Gesamtherstellung: Clausen & Bosse, Leck
Printed in Germany
1480-ISBN-3-596-23859-5

Inhalt

Johanna Bleker
und Heinz-Peter Schmiedebach
Vorwort

Die Medizin begreift sich als Trägerin der Humanität. Unabhängig von Krieg oder Frieden und anderen Wechselfällen der Geschichte, sehen Ärzte wie Nichtärzte die Medizin ausschließlich dem Ziel verpflichtet, Kranke und Verwundete zu versorgen und Menschenleben zu bewahren. Der mehr als 2000 Jahre alte Mythos vom »Eid des Hippokrates« eint Militärärzte und Atomkriegsgegner.
Die Auseinandersetzung mit dem ärztlichen Atompazifismus, der in den letzten Jahren durch die Bewegung »Ärzte warnen vor dem Atomkrieg« bekannt wurde, bleibt weitgehend auf einer rein berufsethischen Argumentationsebene. Die historischen, gesellschaftlichen und politischen Bedingungen der ärztlichen Tätigkeit im Krieg finden kaum Beachtung.
Auch die Geschichtsschreibung hat weitgehend akzeptiert, daß die Medizin im Krieg unter dem Primat der Humanität steht. Die medizinischen Leistungen zählen für die Historiker nicht zu den Kriegsdiensten, die einem Volk abverlangt werden. Untersuchungen über die Kriegsarbeit von Frauen befassen sich nicht mit den Hunderttausenden von Schwestern und Pflegerinnen, die ein Staat im modernen Krieg braucht. Die Geschichte der Militärmedizin berichtet über die Organisation und die Leistungen des Sanitätswesens, ohne je in Frage zu stellen, warum oder wozu die Medizin in dieser Form tätig wurde und wird.
Die Diskussion um die Rolle der Medizin im Atomkrieg hat jedoch Zweifel an der ausschließlich humanitären Funktion der Medizin im Krieg aufkommen lassen. Noch am Ende des 19. Jahrhunderts konnte die medizinische Hilfe im Krieg, die den verwundeten Soldaten zuteil wurde, primär unter humanitären Gesichtspunkten verstanden werden. Doch während der jahrelang wütenden Weltkriege dieses Jahrhunderts, in denen der Medizin die Aufgabe zufiel, das »Menschenmaterial« immer wieder einsatzfähig zu machen, wurde die medizinische Hilfstätigkeit zu einem Faktor militärischer Strategie. Daß

diese Instrumentalisierung zunächst nicht als Problem erkannt wurde, lag neben der allgemein vaterländischen Gesinnung der Ärzte auch daran, daß so die Sinnhaftigkeit ärztlichen Handelns grundsätzlich nicht in Frage gestellt werden mußte. Nach der Erfahrung von Hiroshima wurde jedoch deutlich, daß in einem künftigen Atomkrieg ärztliche Hilfe tendenziell unnötig, weil unmöglich, werden würde. Damit erfuhr das ärztliche Helferethos eine grundsätzliche Erschütterung. Tausende von Ärzten und Schwestern in Deutschland und in anderen Ländern begannen sich gegen diese Sinnentleerung medizinischer Tätigkeit zu wehren und sich mit der politischen und militärischen Inanspruchnahme der Medizin auseinanderzusetzen. Daraus erwuchs die Vorstellung einer grundsätzlichen ethischen Unvereinbarkeit von Medizin und Krieg.

Für die Medizingeschichtsforschung, deren Aufgabe es ist, zeitgenössische Ansichten in einen historischen Zusammenhang zu setzen und ihre Entstehungsbedingungen aufzuzeigen, ergibt sich eine neue Fragestellung: Wie steht es um die Friedfertigkeit der Ärzte und Krankenschwestern aus historischer Sicht? Verabscheuten sie den Krieg oder wurden auch sie von der Kriegsbegeisterung ihrer Landsleute ergriffen? Mit welchen Argumenten und aus welchen Gründen nahmen sie für oder gegen den Krieg Stellung? War es ihr Berufsethos oder ihre wissenschaftliche, politische oder religiöse Weltanschauung, die sie gegebenenfalls zu Gegnern oder Befürwortern des Krieges werden ließ? Ist die militärische Vereinnahmung der Medizin tatsächlich erst eine Folge des Atomzeitalters oder gab es bereits früher derartige Zumutungen an die Medizin des Krieges? Wurden militärische Interessen schon früher als den medizinischen Interessen entgegengesetzt empfunden oder entwickelte sich dieser Gegensatz erst im Laufe der Zeit? Und wie reagierten die Ärzte auf die sich ändernden Verhältnisse?

Die Autoren der folgenden Aufsatzsammlung haben sich diese Fragen gestellt und versuchen sie punktuell, für einzelne Zeiträume und Personengruppen, zu beantworten. Sie verstehen ihre Arbeit als Vorstudien einer umfassenderen Geschichte der Medizin im Krieg und als Anregung zu weiteren Forschungen und Fragen.

So wird dem kritischen Leser auffallen, daß der größte Teil der Untersuchungen der Zeit vor dem Zweiten Weltkrieg gewidmet ist, während dieser Krieg selbst nur mehr am Rande und in unterschiedlichen Zusammenhängen behandelt wird. Dies hat mehrere Gründe. Zum einen entstanden Rollenverständnis und Problematik der Medizin im modernen Krieg wesentlich bereits in der Zeit vor 1939 und werden

dort in ihren Bedingtheiten deutlich. Zum zweiten ist die Medizin des Zweiten Weltkrieges auf deutscher Seite untrennbar mit der spezifischen Ausformung der Medizin im Nationalsozialismus verbunden, was es unmöglich macht, die Haltung der Ärzte zum Krieg von ihrer Haltung zum Nationalsozialismus zu trennen. Grundsätzlich ausgeklammert blieb auch das Problem der ärztlichen Kriegsverbrechen, um zu verhindern, daß der Blick von der Problematik des »Normalen« abgelenkt wird auf von vornherein als unethisch und unärztlich verurteilte Handlungen, die gern als Versagen einzelner gedeutet werden. Schließlich stößt der Bearbeiter in Bezug auf den Krieg von 1939 bis 1945 auf ein Quellenproblem, da es im »Dritten Reich« keine öffentliche Auseinandersetzung über die Rolle der Medizin geben konnte und eine abschließende Bestandsaufnahme über Rolle und Leistungen der deutschen Medizin in diesem Krieg fehlt.
Als die Autoren mit ihrer Arbeit begannen, stellte sich heraus, daß es so gut wie keine Vorarbeiten zu den von ihnen gestellten Fragen gab. Geschichtsbücher, Quellen zur Militärmedizin, biographische und autobiographische Literatur mußten sozusagen neu und »gegen den Strich« gelesen werden, um die in den Texten mitschwingenden, oft unreflektierten Werthaltungen und Wertverschiebungen aufzuspüren. Dabei mußten die Verfasser, die selbst Ärzte und Medizinstudenten sind, immer wieder die Grenzen ihrer eigenen Vorurteile erfahren und überwinden. Am Ende dieses Weges stand die bittere Erkenntnis, daß das humanitäre Selbstverständnis medizinischen Handelns einer Kriegsbegeisterung kaum je im Wege stand und daß es eine an sich friedfertige Medizin nicht gibt. Ob die Medizin friedlichen oder kriegerischen Zwecken dient, hängt nicht von innermedizinischen Normen und subjektiven Zwecken ab, sondern wird lange vorher im historisch-politischen Raum entschieden werden müssen.
Die Aufsätze führen den Leser durch einen Zeitraum von 120 Jahren. 1865 wurde durch die Genfer Konvention das Internationale Rote Kreuz ins Leben gerufen, und Ärzte und Schwestern traten an, dem Schrecken der Schlachtfelder unter der Flagge der Humanität zu begegnen. 1985 erhielt die internationale Ärztevereinigung IPPNW, deren Mitglieder jede Beteiligung an der Vorbereitung des Krieges ablehnen, den Friedensnobelpreis.

I. Einleitung

Johanna Bleker

1. Medizin im Dienst des Krieges – Krieg im Dienst der Medizin

Zur Frage der Kontinuität des ärztlichen Auftrages und ärztlicher Werthaltungen im Angesicht des Krieges

1.1

»Die Medizin ist zunächst berufen, die Aera des Friedens vorzubereiten. Inmitten der Schrecken des Krieges ist sie und wesentlich nur sie amtlich berufen, auf den Schlachtfeldern anwesend zu sein als Vertreterin der Humanität, als Repräsentantin des Menschenfriedens... Im Pulverrauch des Schlachtfeldes entfaltet sie das Banner mit dem rothen Kreuz... um für die Verwundeten ein geheiligtes Asyl zu errichten... Seien wir Hohepriester der Humanität im Kriege, Segen spendend für Alle.« So schrieb Rudolf Virchow zu Beginn des Deutsch-Französischen Krieges im Jahre 1870.[1] Virchow verabscheute den Krieg, den er als eine jener »abnormen Bedingungen im Leben der Völker« begriff, die notwendig Elend und Krankheit für unzählige Menschen nach sich ziehen.[2]
Der Arzt und Pazifist Georg Nicolai beschrieb seine Stellung als Arzt im Laufe des Ersten Weltkrieges folgendermaßen: »Wir Ärzte aber fahren ganz einfach fort, Kranke zu heilen und zerbrochene Leiber zusammenzuflicken. Für den Arzt existiert kein Krieg, oder braucht wenigstens kein Krieg zu existieren.«[3]
Die, wenngleich »unsichtbare Flagge der Humanitas« wehte nach Peter Bamm auch auf den Schlachtfeldern des Zweiten Weltkrieges, wo immer sich Ärzte selbstlos um die Rettung der Verwundeten bemühten.[4]
Diese Aussagen sind repräsentativ für die Selbst- und Fremdeinschätzung ärztlicher Tätigkeit im Krieg. Tausende von Ärzten haben genauso empfunden und gehandelt, getreu ihrem ärztlichen Auftrag und in Einklang mit ihrer ärztlichen Ethik. Schafft doch der Krieg, wenn er erst da ist, für die Ärzte einen Handlungszwang, dem sie sich ohne Verletzung ihrer ethischen Prinzipien gar nicht mehr entziehen können.
Die hier skizzierte Auffassung von der Kontinuität ärztlichen Han-

delns und ärztlicher Werthaltungen im Krieg mag erklären, warum sich unter den Ärzten, die sich doch als Träger der Humanität verstehen, stets vergleichsweise wenig engagierte Pazifisten gefunden haben. Die massive Ablehnung oder zumindest das Unverständnis, das in jüngster Zeit das Engagement von Ärzten gegen den Atomkrieg bei einem Teil der Ärzteschaft hervorgerufen hat, beruht unter anderem auf eben dieser Annahme. Nur so konnte in der Debatte um die ärztliche Friedensbewegung die Verweigerung der Einübung von Kriegsmedizin als geplante Verweigerung ärztlicher Hilfeleistung mißdeutet werden.[5]

Der allgemeinen Annahme, daß für den Arzt in Ausübung seines Berufes der Krieg keine Rolle spiele, steht aber eine andere Auffassung entgegen, die vor allem im militärärztlichen Schrifttum zu finden ist. In Rings »Geschichte der Militärmedizin« heißt es: »Die Militärmedizin ist eine zweckbetonte und zielgerichtete Tätigkeit. Sie hat in den Armeen aller Zeiten und Staaten die für den Militärdienst körperlich geeigneten Menschen auszuwählen, ihren Gesundheitszustand zu überwachen, ihnen im Fall von Verwundung und Krankheit medizinische Hilfe zu gewähren, um sie wieder einsatzfähig zu machen... – also alles zu tun, um die Armee einsatzbereit zu halten. Daher sind die Militärmedizin und ihre Vertreter stets und ständig, bewußt oder unbewußt, beabsichtigt oder unbeabsichtigt, Diener der Politik der Staatsmacht.«[6]

Eine kriegführende Macht hat normalerweise nicht das Ziel Menschenleben zu erhalten, sondern den Gegner zu besiegen. Sie muß daher darauf bestehen, daß auch die Medizin diesen Zielen Rechnung trägt oder ihnen zumindest nicht im Wege steht. Es ist nicht vorstellbar, daß eine Kriegsführung militärische Chancen vergeben würde, um eine bessere Versorgung der Verwundeten zu gewährleisten. Der Chirurg Theodor Billroth erklärte in seinen »Chirurgischen Briefen« aus dem Krieg 1870/71, »es wäre eine wahnsinnige Verdrehung des Humanitätsprinzips«, wenn man zur Schonung von Menschenleben Siegeschancen nicht voll nutzen wollte.[7]

In einem Lehrbuch der Kriegschirurgie aus dem Jahre 1936 wird der jeder Kriegsmedizin immanente Konflikt deutlich ausgesprochen. Der Autor nennt drei Aufgaben, die der Kriegssanitätsdienst zu lösen habe: »Die erste allgemein menschliche, das Wohl der Verwundeten die Richtschnur des Handelns sein zu lassen. Die zweite, ich möchte sagen militärisch taktische, die Sorge für die kranken Soldaten so zu gestalten, daß sie die Heeresbewegung nicht schädigt. Beide stehen im Krieg häufig in scharfem Gegensatz. Die dritte: Die Verwundeten und

Kranken dem Heeresdienst so schnell wie möglich wieder zuzuführen.«[8]

Man mag unterstellen, daß Ärzte, die sich als Sanitätsoffiziere zum Teil bereits in Friedenszeiten in den Dienst des Militärs begeben haben, auch die besondere Ziel- und Zweckbestimmtheit der Militärmedizin zu akzeptieren bereit sind. Aber im Kriegsfall sind es keineswegs diese Ärzte allein, denen die ärztliche Versorgung der Soldaten obliegt. In den modernen großen Kriegen benötigt man zur Bewältigung der Sanitätsaufgaben mehrheitlich Zivilärzte, die ihre Tätigkeit nicht an den kollektiven Zwecken der Kriegführung, sondern am individuellen Wohl der Patienten zu orientieren gewohnt sind. Im Deutsch-Französischen Krieg 1870/71 gehörten dem ursprünglichen Sanitätscorps auf deutscher Seite etwa 1500 Ärzte an. Weitere 5500 Zivilärzte wurden im Laufe des Krieges in die militärische Organisation integriert.[9] Zu Beginn des Ersten Weltkrieges standen knapp 9000 Ärzte aktiv oder als Reservisten im Militärverhältnis. Insgesamt aber arbeiteten zwischen 1914 und 1918 im Dienst des Militärs über 26000 Ärzte und Hilfsärzte.[10]

Es ist schwer vorstellbar, daß all diese Ärzte, überzeugt von ihrer unveränderlichen humanitären Mission, nicht wenigstens gelegentlich mit den Ansprüchen der Kriegsführung in Konflikt geraten mußten. Auch der patriotische Arzt, der den Sieg seiner Partei herbeisehnt, müßte gelegentlich in ein Dilemma geraten zwischen seiner Pflicht gegenüber dem Vaterland und seiner Pflicht gegenüber dem hilfsbedürftigen Individuum. Aufgrund dieser Pflichtenkollision wäre zu erwarten, daß das Verhältnis der Ärzte zum Krieg innerhalb der ärztlichen Ethik thematisiert würde. Denn das Problem der Entscheidung zwischen konkurrierenden Wertsystemen ist der Gegenstand der Ethik schlechthin.

Doch im einschlägigen Schrifttum zur medizinischen Ethik bleibt das Thema Medizin und Krieg merkwürdigerweise ausgespart. Dies läßt verschiedene Deutungen zu. Entweder wird die durch den Krieg aufgezwungene Situation von vornherein als unausweichlich und faktisch übergeordnet akzeptiert oder aber der Konflikt zwischen militärischen und ärztlichen Anforderungen wird als unlösbar empfunden und verdrängt. Die allgemeine Annahme, Kriegsmedizin und Friedensmedizin seien wesentlich identisch, verbunden mit der Selbstwahrnehmung der unter Handlungszwang gestellten Ärzte, läßt dann eine Problematisierung der Wertkonkurrenz zwischen ärztlichem Auftrag und Kriegsinteresse nicht zu.

Denkbar wäre freilich auch, daß die kriegsbedingten Zumutungen an die Ärzte praktisch so geringfügig sind, daß sich eine Diskussion des Problems erübrigt. Die Frage, inwieweit Medizin im Dienst des Krieges tatsächlich veranlaßt oder gezwungen werden kann, den Interessen des einzelnen Patienten zuwider zu handeln, verdient daher eine nähere Betrachtung.

1.2

In einer Studie über »Recrutirung und Invalidisirung« aus dem Jahre 1872 umreißt der Autor, ein Oberstabsarzt, die Aufgaben des Militärarztes folgendermaßen: »Das edelste und kostbarste Kriegsmaterial ist der individuelle Soldat. Die ökonomische Verwaltung dieses Materials bildet den Inhalt der militärärztlichen Obliegenheiten... Jede ökonomische Verwaltung hat im wesentlichen eine fünffache Richtung ihrer Aufgaben: 1) Erhaltung des Bestandes, 2) Reparatur des Schadhaften, 3) Ausrangierung des Unbrauchbaren, 4) Ersatz des Ausrangierten, 5) Rechnungslegung.«[11] Die Stellung des Arztes im Militär könne nur dann eine gleichberechtigte sein, wenn »er von der Einen Grundidee ausgeht: – die Schlagfertigkeit der Armee zu fördern. – Das Individuum darf nicht berücksichtigt werden, sobald es sich um die Existenz des Ganzen handelt.«[12]
Die Ärzte, die solchermaßen mit der Aufgabe der Materialbeschaffung und -verwaltung betraut worden waren, mußten im Interesse der Kriegführung dem wachsenden Bedarf an »Menschenmaterial« Rechnung tragen. Diese Bedarfsorientierung spielte bei der Frage der Kriegsverwendungsfähigkeit eine eindeutige Rolle. Bereits 1914 setzten die Musterungsärzte die Tauglichkeitsanforderungen für Rekruten weit herunter, und nach den Anleitungen von 1916 versuchte man jeden irgendwie dienstfähigen Mann als tauglich einzustufen.[13] Im Zweiten Weltkrieg erfanden Ärzte eine Möglichkeit, auch Gehörlose und Magenkranke dem Kriegsdienst zuzuführen oder zu erhalten, indem sie die Bildung besonderer Ohrenbataillone und Magenbataillone veranlaßten, in denen die Kranken unter medizinischer Betreuung für geeignete Tätigkeiten eingesetzt wurden.[14]
Die »Reparatur des Schadhaften« erlangte seit dem Ersten Weltkrieg besondere Bedeutung. Dies lag einmal an der langen Dauer dieses Krieges und zum anderen daran, daß die Chirurgie enorm an Effizienz gewonnen hatte. Durch die moderne Asepsis konnten die Wundinfektionen weitgehend verhindert und viele Amputationen vermieden werden. Auch die früher so gefürchteten Kriegsseuchen konnten ver-

hütet oder rasch eingedämmt werden, seit die Rolle der bakteriellen Krankheitserreger bei der Seuchenentstehung und -verbreitung entdeckt worden war.
Am Krieg 1870/71 nahmen auf deutscher Seite über 1 Million Soldaten teil. Von den 117000 Verwundeten starben 28000, 70000 (d. h. ca. 60%) wurden als Invaliden entlassen.[15] Im Ersten Weltkrieg wurden auf deutscher Seite im ersten Kriegsjahr 4,4 Millionen, im letzten Kriegsjahr 7,1 Millionen Soldaten eingesetzt. Die Zahl der Toten des Landheeres betrug am Ende des Krieges über 1,6 Millionen. Doch von den 5,3 Millionen Menschen, die in Lazaretten behandelt wurden, wurden fast 4,7 Millionen, d. h. 88 % wieder dienstfähig.[16] Der Anteil aller zwischenzeitlich erkrankten Soldaten, die wieder im Krieg eingesetzt werden konnten, wird sogar mit 97 % angegeben.[17] Die Frage, ob nicht die Erfolge der Medizin gleichzeitig zu einer Verlängerung des Krieges beigetragen haben[18], kann angesichts dieser Zahlen kaum verneint werden.
Die im Krieg tätigen Ärzte, die überzeugt von der Kontinuität ihres humanitären Auftrages »zerbrochene Leiber zusammenflicken«, werden so in tragischer Weise zum Werkzeug der Kriegsmaschinerie. Die ärztliche Humanität im Krieg dient nicht mehr allein dazu, menschliches Leben zu retten, sondern bewirkt auch seine erneute Preisgabe zur Vernichtung. Diesem Mißbrauch des ärztlichen Ethos können sich die Ärzte nicht entziehen, ohne selbst gegen ethische Prinzipien zu verstoßen.
Dagegen kann die militärische Forderung, die Verwundeten »so schnell wie möglich« wieder dem Heeresdienst zuzuführen, den Arzt in Situationen bringen, in denen er sich entweder für die Interessen des Patienten oder die der Kriegführung entscheiden muß. Bei der Behandlung der sogenannten »Kriegsneurotiker« im Ersten Weltkrieg, die den Zweck hatte, die Wiedereinsatzbereitschaft der Kranken zu erzwingen, standen die Ärzte praktisch und emotional nicht auf der Seite ihrer Patienten.[19] Dagegen waren die Ärzte offenbar häufig nicht oder nur widerwillig bereit, genesende Kranke vorzeitig aus dem Lazarett zu entlassen. Der Arzt Bruno Kisch berichtet in seiner Autobiographie, wie er deswegen gegen Ende des Ersten Weltkrieges mit seinen vorgesetzten Dienststellen in Konflikt geriet. Er erhielt den Befehl, eine Reihe von Patienten als wieder kriegsverwendungsfähig zu entlassen, denen nach seinem ärztlichen Ermessen kein weiterer Einsatz mehr zugemutet werden konnte. Die fortgesetzte Weigerung, diesen Befehlen nachzukommen, führte schließlich zu seiner Strafversetzung.[20] Gegen Ende des Zweiten Weltkrie-

ges wurden Ärzte, die Leichtverwundete nicht umgehend wieder dienstfähig entließen, mit Degradierung, Gefängnis oder gar mit dem Tode bedroht.[21]

Auch die Forderung, »Simulanten und Drückeberger« auszuspähen, stellt medizinisches Wissen in den ausschließlichen Dienst des Militärs. Vor allem gegen Ende des Zweiten Weltkrieges beklagten die Beratenden Chirurgen hier die mangelnde Kooperation der Lazarettärzte, die »diesen leidigen Fällen allgemein recht unentschlossen gegenüber standen, obgleich durch die Organisation des Sanitätsdienstes alle Schwierigkeiten aus dem Weg geräumt waren«.[22]

Es kann demnach nicht bestritten werden, daß die bestehenden Gegensätze zwischen militärischen und ärztlichen Prioritäten auch praktisch zu Konflikten führen. Die Medizin im Dienst des Krieges kann ihre eigenen Wertmaßstäbe keineswegs ohne Rücksicht auf das Kriegsgeschehen behaupten[23]. Auch da, wo die Ärzte ausschließlich ihren ureigensten Aufgaben nachkommen, dienen sie, wenn auch möglicherweise wider Willen, dem Krieg. Die Aussicht auf gute medizinische Versorgung erhöht die Einsatzbereitschaft der Soldaten, und der Einsatz von Ärzten im Zivilschutz hat eine wohltätige Wirkung auf die »Volkspsyche«.[24] Die moderne Medizin mit ihren Möglichkeiten, Leben zu erhalten und Verwundete wieder dienstfähig zu machen, ist zu einem kriegswichtigen Faktor geworden. Die kriegsmäßige Ausbildung von Ärzten ist darum, wie eine Broschüre über chemische Kampfstoffe aus dem Jahre 1938 behauptet, »für die Vaterlandsverteidigung ebenso wichtig, wie der Schutz von Rüstungsbetrieben und kriegswirtschaftlichen Einrichtungen«.[25]

Daraus folgt, daß auch die Ärzte vor die Entscheidung gestellt sind, ob sie einen Krieg wollen oder ablehnen, und daß sie prüfen müssen, ob ihre Einstellung und ihre Funktion im Krieg mit den humanitären Prinzipien ihres Berufs in Einklang zu bringen sind. Doch gerade in unserem Jahrhundert, in dem die militärische Inanspruchnahme der Medizin weit deutlicher ist als in früherer Zeit, finden sich kaum Spuren einer solchen kritischen Analyse.[26]

1.3

Rudolf Virchow schrieb 1871 »Die Geschichte der Medicin, oder wie ich sie ein anderes Mal genannt habe, die Leidensgeschichte der Menschheit, wird die Summe der unschätzbaren Opfer dieses Krieges neben den ungeheuren Ziffern der früheren Kriegsschäden zu ver-

zeichnen haben. Möge sie aufmerksamere Leser finden als bisher! und möchten diese Leser energische Verteidiger von der Nothwendigkeit des Friedens für das Gedeihen der Völker sein!«[27]
Virchows Wunsch an die kommenden Ärztegenerationen erfüllte sich nicht. Die Leser der Geschichte der Medizin suchten darin nicht Beweise für die Notwendigkeit des Friedens, sondern Belege für die Segnungen des Krieges. In der Absicht, die Begeisterung seiner siegestrunkenen Landsleute zu dämpfen, schrieb Virchow im gleichen Artikel: »Jeder Krieg ist ein schweres Übel, und der Gewinn aus demselben liegt oft genug auf einem ganz anderen Gebiete als auf dem der materiellen Errungenschaften. Nur derjenige Krieg bleibt in der Erinnerung späterer Zeiten als ein wohlthätiger verzeichnet, der für die bessere Erkenntniss der Menschen dauernde Frucht gebracht hat.«[28]
Für die Ärzte des 20. Jahrhunderts kam diese Mahnung offenbar der Aufforderung gleich, den Krieg als ein reiches Feld wissenschaftlicher Ausbeute zu betrachten.[29]
Nach dem unseligen Ende des Ersten Weltkrieges sprachen die Ärzte von dem ungeheuren Kulturfortschritt, den der Krieg gebracht habe. »Darin liegt für die Ärzte der Segen des Krieges, daß sie in ihrer Ausbildung kräftig gefördert und an Erfahrung reich geworden sind, daß sie an Charakter, Mut und Tatkraft mächtig gewonnen haben... Kraftvoll entwickelt, nach allen Richtungen gefestigt und vertraut mit allen Leiden und Nöten des Krieges, kehren diese Ärzte aus dem Krieg heim, und alle diese Neuerwerbungen des Wissens bringen sie jetzt in ihre bürgerliche Tätigkeit hinein, zum Besten ihrer Mitbürger, deren Vertrauen sie gewonnen haben.«[30] »Der Krieg ist der Vater aller Dinge«, ein »Wohltäter« der Medizin und ein »Ruhmesblatt« in ihrer Geschichte. »Große Errungenschaften... zu Nutz und Frommen der Menschheit und zur Verhütung von Erkrankungen« bleiben als »monumentale Erinnerungen« zurück.[31]
Gerne erwähnt wird die Bedeutung des Krieges von 1870/71 für die Einführung der Antisepsis.[32] Der Erste Weltkrieg war angeblich von größter Bedeutung für die Semiotik, »denn wohl niemand, auch unter den alten und berühmten Ärzten aller Länder, hat solche Mengen von Kranken gesehen«.[33] Durch die Einrichtung von Feldprosekturen erstrebte man eine enorme Bereicherung der Pathologie, denn »Wohl noch nie (konnte) eine so große Zahl in kräftigstem Mannesalter stehender und durch Verwundung plötzlich verstorbener Personen anatomisch untersucht werden.«[34] Die Kunst erfuhr »vielseitige Bereicherung« und der Arzt konnte schließlich »in freudiger Erinnerung« an eine Zeit fruchtbaren Wirkens zurückdenken.[35] Die Medizingeschichte

rühmt den »Krieg als Lehrmeister der Chirurgie«, denn die Not vor allem mache erfinderisch.[36]

Doch bei genauerer Prüfung bleibt wenig, was die Menschheit der segenspendenden Wirkung des Krieges zu verdanken hat. Die Verhütung der Wundinfektionen etwa ging keineswegs aus den Erfahrungen des Krieges von 1870/71 hervor. Der englische Chirurg Lister hatte 1867 ein als Antisepsis bezeichnetes Verfahren entwickelt, wonach Wunden und Instrumente mit Karbolsäure desinfiziert wurden. Doch diese Methode fand im Deutsch-Französischen Krieg kaum Verwendung. Erst nachdem Robert Koch 1876 die bakteriellen Krankheitserreger und wenig später auch die für das Wundfieber verantwortlichen Keime entdeckt hatte, entwickelte sich in den 1880er Jahren die moderne Asepsis, d. h. die Methode der Operation unter sterilen Bedingungen. Die Narkose wurde 1846, die Technik des Blutersatzes 1877, das Tetanusantitoxin zur Verhütung des im Krieg gefürchteten Wundstarrkrampfes 1891 und die Röntgenstrahlen 1894 entdeckt.[37] Die industrielle Herstellung von Penicillin und Sulfonamiden wurde zwar unter dem Bedarfsdruck des Zweiten Weltkrieges forciert. Aber die Entdeckung dieser Wirkstoffe geht auf die Jahre 1929 und 1935 zurück.

Überdies waren die »Massenversuche« des Krieges wenig geeignet, die Wirksamkeit dieser Substanzen und ihre zweckdienliche Anwendung zu erproben, weil die Rahmenbedingungen zu ungünstig, Beobachtungsmöglichkeiten und Erfahrungsaustausch eingeschränkt waren. Ein Oberstabsarzt des Zweiten Weltkrieges erläuterte hierzu: »Da die Diagnose unter Feldverhältnissen meist unmöglich ist, so muß auch die Beurteilung von therapeutischen Maßnahmen von vornherein eine unsichere sein.«[38]

Von daher waren auch die ungeheuren Datenmassen, die im Laufe der modernen Kriege zusammengetragen wurden, wissenschaftlich von höchst zweifelhaftem Wert. Der Internist Wilhelm His bezweifelte schon 1921, daß es je sinnvoll oder möglich sein könnte, das für die Heeressanitätsstatistik zusammengetragene Rohmaterial wissenschaftlich auszuwerten.[39] Nach dem Zweiten Weltkrieg wurde, zumindest in Deutschland, gar keine abschließende Bearbeitung des Datenmaterials versucht. Doch mit ungebrochenem Optimismus setzen Mediziner heute schon auf den wissenschaftlichen Gewinn des nächsten Krieges, der unsere Kenntnis der Strahlenkrankheit bereichern könnte: »Ein bedeutender Fortschritt auf diesem neuen Gebiet der medizinischen Wissenschaft wird unzweifelhaft kommen, auch wenn er uns dann vielleicht Schreckliches bringt.«[40]

Das ärztliche Lob des Krieges steht auf schwachen Füßen. Selbst wenn man anerkennt, daß einzelne Operations- oder Verbandsmethoden unter dem Eindruck der Kriegserfahrungen verbessert werden konnten, so steht dieser Nutzen in keinem Verhältnis zur Zahl der Toten, der Verwundeten und der bleibend verstümmelten Menschen, mit der diese Erkenntnisse bezahlt werden mußten. Es kann vermutet werden, daß die Glorifikation des Krieges dem Bedürfnis entspringt, die Bereitwilligkeit zu rechtfertigen, mit der die humanitären Zwecke der Medizin den Interessen des Krieges untergeordnet wurden.

1.4

Sieht man nämlich davon ab, daß die Interessen der Medizin mit den Interessen der Menschheit notwendig zusammenfallen müssen, so erscheint die ärztliche Akzeptanz des Krieges in einem anderen Licht. Der einzelne Arzt, der Ärztestand als ganzer, die Vertreter einzelner Gruppen und Disziplinen vermögen durchaus einen Nutzen aus dem Krieg zu ziehen.
Dem einzelnen erwächst im Krieg nicht nur die Möglichkeit, Erfahrungen zu sammeln, sondern unter Umständen auch die Möglichkeit, sich hervorzutun und den Grundstein seiner Karriere zu legen. Schon die Karrieren von Chirurgen aus dem 16. Jahrhundert, die sich vom einfachen Feldscher zum königlichen Leibchirurgen emporarbeiten konnten, beweisen dies. Da bis zum vorigen Jahrhundert kaum größere Krankenhäuser existierten, dienten die Feldzüge tatsächlich der Bereicherung der gemeinhin spärlichen chirurgischen Erfahrung. Auch noch im Krieg 1870/71 drängten junge Zivilärzte in die Lazarette, um ihre mangelhafte praktische Ausbildung zu ergänzen. Theodor Billroth bezeichnete diese ärztlichen Schlachtenbummler verächtlich als »franc-tireurs«, »denn sie wollten eigentlich alle chirurgische Chefärzte sein, womöglich ohne alle Controlle«.[41] Der Zivilchirurg Billroth selbst schrieb allerdings nach seiner Ankunft auf dem elsässischen Kriegsschauplatz: »Kurz, ich erreiche was ich wollte: helfen und lernen, denn dieser Feldzug füllt eine große Lücke meiner Erfahrungen aus.«[42]
Da bei der Vorbereitung und Führung eines modernen Krieges auf die Mitwirkung der Ärzte nicht verzichtet werden kann, ergibt sich gleichsam im Gegenzug für den Ärztestand die Möglichkeit, eigene Interessen durchzusetzen, den Nutzen des Standes hervorzuheben, Positionen zu stärken oder den Ausbau neuer Disziplinen zu begründen. Das

Argument der Kriegswichtigkeit verleiht auch Anliegen Nachdruck, die möglicherweise gar nicht direkt mit dem Krieg zu tun haben.
Als ein Beispiel für andere sei hier auf die Kinderheilkunde verwiesen, die scheinbar paradoxerweise dem Kriegsinteresse ihre disziplinäre Selbständigkeit verdankt. Im Kriegsjahr 1917 trafen die deutschen Kinderärzte zu einer Kriegstagung zusammen. Der bekannte Düsseldorfer Pädiater Arthur Schlossmann hielt dort eine beachtenswerte Rede, in der er den Krieg als den »gewaltigen Experimentator« pries. Durch die notwendige Rationierung der Lebensmittel habe man »mit einem Schlage« »an Millionen von Versuchspersonen« wesentliche ernährungsphysiologische Einblicke gewonnen.[43] Es habe sich gezeigt, daß viel weniger Säuglinge an Unterernährung zugrunde gingen als früher infolge von Überfütterung.[44] »Und zweitens«, schrieb Schlossmann, »von unserem Standpunkt aus wiederum ein Gutes, was uns der Krieg gebracht hat –, ist die Höherwertung, die man jetzt allgemein dem kindlichen Leben zuteil werden läßt. Wir führen diesen Krieg nicht um unseret Willen. Es geht um die Sache der kommenden Geschlechter...Wenn draußen im männermordenden Kampf die besten aus den Reihen der Jünglinge fallen..., dann kann uns über diese Verluste, wenn überhaupt etwas, so nur die Hoffnung hinwegtrösten, dass aus neuen Trieben langsam ein Ersatz für die Verlorenen heranwächst.«[45] Unter Hinweis auf den kriegsbedingten Bevölkerungs- und Geburtenrückgang forderten Schlossmann und seine Kollegen, daß die Kinderheilkunde ein akademisches Lehrfach werden müsse. Zwischen 1919 und 1929 werden an fast allen deutschen Universitäten Lehrstühle für Kinderheilkunde eingerichtet.
Der Ärztestand in seiner Gesamtheit benutzte die Leistungen der Medizin im Krieg als Argument gegen Heilpraktiker und Kritiker, gegen »Ärztefeindschaft« und »Naturheilschwärmerei«.[46] Die Ärztinnen, die in den beiden Weltkriegen ihre eingezogenen männlichen Kollegen ersetzten, begrüßten diese Gelegenheit, ihre Fähigkeiten und ihre Gleichwertigkeit unter Beweis zu stellen.[47]

1.5

So dient die Anpassung an den Krieg den Interessen des einzelnen und des Standes. Die auch heute noch unter Ärzten weit verbreitete Auffassung, daß der Krieg ein schicksalhaftes Übel, eine »Katastrophe« sei, erleichtert es ihnen, die Zumutungen des Krieges zu übersehen und die möglicherweise daraus zu erwartenden Vorteile ohne Skrupel zu nutzen. Die utopische Vorstellung, man könne den Krieg in den Dienst der Medizin stellen, läßt sie die Realität übersehen, daß die Medizin unerbittlich in den Dienst des Krieges gezwungen wird. Die Gleichsetzung von Kriegs- und Friedensmedizin, die auch heute noch mit Nachdruck betrieben wird, läßt sich als Ergebnis einer Verdrängung interpretieren.

Die folgenden Artikel werden das Verhältnis der Medizin zum Krieg unter verschiedenen Gesichtspunkten und in unterschiedlichen historischen Situationen untersuchen. Dabei wird sich zeigen, daß dieses Verhältnis nicht durch zeitlose Normen gestaltet wird, sondern durch historische Koordinaten, die den Platz des Arztes in der Gesellschaft bestimmen, wie auch seine politische und wissenschaftliche Gesinnung und die Nützlichkeit und Begrenzung seiner ärztlichen Kunst im Angesicht des Krieges. Die Erkenntnis, daß auch die »Humanität im Krieg« dem historischen Prozeß unterworfen ist, sollte den Leser ermutigen, die eigene Position kritisch zu betrachten und den Mechanismus der Verdrängung zu durchbrechen, solange ihm der Frieden die Gelegenheit dazu gibt.

Anmerkungen

1 Virchow, Rudolf: Der Krieg und die Wissenschaft. *Archiv für pathologische Anatomie und Physiologie und für klinische Medizin.* Hrsg. R. Virchow. 51 (1870) 1–6, S. 5.

2 vgl. z. B. Virchow, Rudolf: Kriegstyphus und Ruhr (1871). In: R. Virchow: *Gesammelte Abhandlungen aus dem Gebiet der öffentlichen Medicin und der Seuchenlehre.* Bd. 1, Berlin 1879, S. 464–495.

3 Nicolai, Georg Friedrich: *Aufruf an die Europäer. Gesammelte Aufsätze zum Wiederaufbau Europas.* Hrsg. H. Wehberg. Leipzig, Wien, Zürich 1921, S. 88.

4 vgl. Bamm, Peter: *Die unsichtbare Flagge* (1952). Knaur Taschenbuch Nr. 16, München, Zürich 1963.

5 vgl. z. B. Deneke, Volrad: Ein Angriff auf die sittliche Substanz des Arzttums. *Deutsches Ärzteblatt* 78 (1981) 1856–1857; zur aktuellen Diskussion vgl. auch Kap. 11 in diesem Band.

6 Ring, Friedrich: *Zur Geschichte der Militärmedizin in Deutschland.* Wiss. bearb. v. H. W. Hackenberg. Berlin 1962, S. 5/6.

7 Billroth, Theodor: *Chirurgische Briefe aus den Kriegslazarethen in Weissenburg und Mannheim 1870.* Berlin 1872, S. 67.

8 Franz, Carl: *Lehrbuch der Kriegschirurgie.* 2. Aufl. Berlin 1936, S. 1.

9 vgl. Anhang, S. 260 und Walser, Hans H.: Die Ärzte und der Krieg am Beispiel des deutsch-französischen Krieges von 1870/71. *Clio Medica* 2 (1967) 103–120; S. 104.

10 vgl. Anhang S. 262.

11 Kratz, Fr.: *Recrutirung und Invalidisirung. Eine militärärztliche Studie*. Erlangen 1872, S. 2/3.

12 ebd. S. 2.

13 His, Wilhelm: Allgemeine Einwirkungen des Feldzuges auf den Gesundheitszustand. In: Schjerning, Otto v. (Hrsg.): *Handbuch der ärztlichen Erfahrungen im Weltkriege 1914/1918*. Bd. 3, Leipzig 1921, S. 3–30; S. 19.

14 vgl. Valentin, Rolf: *Die Krankenbataillone*. (= Schriftenreihe Erfahrungen des deutschen Sanitätsdienstes im Zweiten Weltkrieg. Bd. 2) Düsseldorf 1981.

15 vgl. Walser (wie Anm. 9) S. 109.

16 vgl. Anhang S. 261.

17 Wolff: Soziale Pathologie der chirurgischen Erkrankungen. In: Grotjahn, A.: *Soziale Pathologie*. Berlin 1923, S. 360–372; S. 365/66.

18 ebd. S. 366.

19 vgl. Kapitel 5 in diesem Band.

20 Kisch, Bruno: *Wanderungen und Wandlungen. Geschichte eines Arztes im 20. Jahrhundert*. Köln 1966, S. 167.

21 vgl. Ring (wie Anm. 6) S. 298.

22 Fischer, Hubert: *Aus den Erfahrungsberichten der Beratenden Chirurgen im Krieg 1939–1945*. (= Wehrdienst und Gesundheit. Abhandlungen aus Wehrmedizin, Wehrpharmazie und Wehrveterinärwesen. Bd. 5) Darmstadt 1963, S. 15.

23 vgl. z. B. Kap. 10 in diesem Band.

24 vgl. z. B. Gillert, Ernst: *Die Kampfstofferkrankungen*. 11. Aufl. Berlin–Wien 1944, S. 15/16 u. 137/138; Fargel, H.: Medizinische Betrachtungen hinsichtlich eines Atombombenkrieges. *Die Medizinische [Welt]* 1952, 1396–1399, S. 1399; Neuffer, Hans: Die deutsche Ärzteschaft zum Aufbau des Sanitätswesens der Bundeswehr. *Ärztliche Mitteilungen* 41 (1956) 875–878; S. 875.

25 Gillert (wie Anm. 24) S. 1.

26 vgl. z. B. Kap. 4 und Kap. 11 in diesem Band.

27 Virchow, R. (wie Anm. 2) S. 466.

28 ebd. S. 495. Zu Virchows Einstellung zum Krieg 1870/71 vgl. Kap. 3 in diesem Band.

29 vgl. z. B. Aschoff, Ludwig: *Krankheit und Krieg. Eine akademische Rede*. Freiburg u. Leipzig 1915, S. 3. Siehe auch Kap. 4 in diesem Band.

30 Schjerning, Otto v.: *Handbuch der Ärztlichen Erfahrungen im Weltkriege*. Bd. 1, Leipzig 1922, Einleitung S. XI.

31 ebd. S. V/VI.

32 vgl. Aschoff (wie Anm. 29) S. 3–5.

33 Krehl, Ludolf v.: Vorwort. In: Schjerning, Bd. 3 (wie Anm. 13).

34 Schjerning (wie Anm. 30) S. XIV.
35 Hoffmann, W.: *Die deutschen Ärzte im Weltkriege. Ihre Leistungen und Erfahrungen.* Berlin 1920, S. III/IV.
36 Brunn, Walter v.: Der Krieg als Lehrmeister der Chirurgie. In: Spatz, H. (Hrsg.): *Kriegschirurgischer Ratgeber.* München, Berlin 1941, S. 9–19.
37 vgl. ebd.
38 Wachsmuth, W.: Erfahrungsberichte aus dem chirurgischen Sonderlazarett des Oberkommandos des Heeres. Aufgaben und Wege der Kriegschirurgie. *Der deutsche Militärarzt* 7 (1942) 65–69, S. 67.
39 His (wie Anm. 13) S. 3.
40 *Die dringliche Kriegschirurgie. NATO-Handbuch.* (= ZDV 49/50) November 1961, S. 87.
41 Billroth (wie Anm. 7) S. 69.
42 Billroth, Theodor: *Briefe von Theodor Billroth.* Hrsg. G. Fischer, 8. Aufl. Hannover, Leipzig 1910, Bd. 2, S. 101.
43 Schlossmann, Arthur: Kinderkrankheiten und Krieg. *Verhandlungen der Gesellschaft für Kinderheilkunde* 31 (1917) 1–21, S. 2.
44 ebd. S. 17.
45 ebd. S. 2.
46 vgl. His, Wilhelm: *Die Front der Ärzte.* Bielefeld, Leipzig 1931, S. 244.
47 vgl. Kap. 7 in diesem Band.

II. Institutionalisierung und Funktionalisierung der Humanität im Krieg am Ende des 19. Jahrhunderts

Herbert Grundhewer

2. Von der freiwilligen Kriegskrankenpflege bis zur Einbindung des Roten Kreuzes in das Heeressanitätswesen

2.1 Einleitung

Während des 19. Jahrhunderts wurde die gesamte Gesellschaft umfassend neuorganisiert. Mit der Industrialisierung entwickelten sich Technik und Verkehr in bis dahin unvorstellbaren Maßen. Den Militärs war dank immer neuer Waffensysteme in jedem Krieg vorher undenkbares an Zerstörung möglich. Und Kriege waren beinahe an der Tagesordnung. Zusammen mit dieser raschen wirtschaftlichen und technischen Entwicklung entstanden enorme Interessengegensätze innerhalb und zwischen den Staaten. In Europa wurden mit mehreren Kriegen die Macht- und Einflußbereiche neu verteilt. 1854 schlugen England und Frankreich Rußland im Krimkrieg. Frankreich kämpfte 1859 in Norditalien (Solferino) gegen Österreich. Preußen schlug 1864 gemeinsam mit Österreich Dänemark. Im Böhmischen Krieg 1866 setzte Preußen seinen Machtanspruch gegen Österreich durch, und schließlich besiegte Preußen im Deutsch-Französischen Krieg 1870/71 Frankreich. Damit war die Hegemonialstellung Preußens gesichert und eine Einigung Deutschlands zu einem mächtigen Nationalstaat im Zentrum Europas möglich. Bismarck schloß nach 1871 verschiedenartige Bündnisse mit dem Ziel, Frankreich in Europa dauerhaft zu isolieren. Der Krieg blieb weiterhin ultima ratio seiner Politik.
In diesen Zeitraum fällt die Entwicklung des militärischen und paramilitärischen Kriegssanitätswesens. Noch heute wird von offiziellen Vertretern und Politikern die Genfer Konvention als Errungenschaft der Menschheit gepriesen, die Neutralität und Internationalität des Roten Kreuzes gefeiert. Verstöße gegen diese Neutralität erscheinen immer noch als bedauernswerte und unverständliche Ausnahmen, obwohl das Rote Kreuz bald nach der Gründung den nationalen und militärischen Interessen untergeordnet wurde. Ein großer Teil der Kriegsdienstverweigerer leistet den Zivildienst beim Roten Kreuz, beim Malteserorden und ähnlichen Organisationen ab.

In diesem Aufsatz soll ein Überblick über die Entwicklung der Kriegskrankenpflege von der freiwilligen Hilfeleistung bis zur organisierten Form im Roten Kreuz während des letzten Jahrhunderts gegeben werden. Dabei wird deutlich werden, wie problematisch die gepriesene Neutralität tatsächlich ist und wie rasch die zunächst internationale Organisation des Roten Kreuzes den nationalen Interessen untergeordnet wurde.

2.2 Die freiwillige Hilfe vor der Genfer Konvention

Zu Beginn des Jahrhunderts war das offizielle Kriegssanitätswesen völlig unzureichend entwickelt. Die Verluste in den Kriegen wurden mit Einführung neuer und besserer Waffensysteme größer, gleichzeitig war ein größerer Teil der Bevölkerung durch die Einführung der allgemeinen Wehrpflicht in einigen Ländern betroffen. So dauerte z. B. die Schlacht bei Leipzig 1813 drei Tage; es nahmen 180000 Soldaten daran teil. Danach zählte man mehr als 100000 Tote und Verwundete; 34000 Verwundete befanden sich in der Stadt Leipzig, von diesen starben unter mangelhaften hygienischen und medizinischen Bedingungen allein 11000.[1]
In dieser Situation wurde die Verwundetenversorgung weitgehend von der Zivilbevölkerung der betroffenen Gebiete übernommen, Schulen und andere öffentliche Gebäude wurden als Pflegestätten zur Verfügung gestellt, Verletzte wurden in Privathäusern aufgenommen.
Zwischen 1800 und 1815 bildeten sich an vielen Orten spontan Pflegevereine. Am 13. 3. 1813 veröffentlichten neun deutsche Prinzessinnen einen »Aufruf an die Frauen im preußischen Staat«, der bewirkte, daß in ganz Preußen »Vaterländische Frauenvereine« gegründet wurden.[2]
Diese Vereine führten Geld- und Materialsammlungen durch, sie leisteten Erste Hilfe, setzten Frauen in der Verwundetenpflege ein und unterstützten den Aufbau und den Betrieb von Lazaretten. Es gab schon Ansätze zu einer Hinterbliebenen- und Invalidenfürsorge, und man war bemüht, die kämpfenden Soldaten mit den notwendigen Kleidungsstücken, ausreichender Ernährung etc. als Mittel zur Gesunderhaltung auszurüsten. Bemerkenswert war die strenge Arbeitsteilung: Männer übernahmen als Ärzte oder Professoren die medizinische Behandlung, während den Frauen die Krankenpflege zufiel.[3]
Diese Frauenvereine lösten sich nach den Kriegen wieder auf.[4]
Entscheidend für die weitere Entwicklung der freiwilligen Pflege war

der Krimkrieg 1854. England kämpfte gemeinsam mit Frankreich gegen Rußland. Berichte in der *London Times* über verlustreiche Schlachten und die unmöglichen Verhältnisse bei der Versorgung verwundeter Engländer lösten eine Welle der nationalen Empörung aus. Ein pflegerisch schlecht versorgtes Heer war zur nationalen Schande geworden. Sehr bald schickte Kriegsminister Sidney Herbert Florence Nightingale zusammen mit 38 ›sisters‹ auf die Krim. Sie war eine hochgebildete Frau aus vermögender Familie und arbeitete seit längerem als leitende Oberin an einem Krankenhaus für gebildete Frauen. Auf der Krim begegneten Armeeärzte und Offiziere den ›sisters‹ anfangs mit Mißtrauen und Ablehnung, jedoch wurden sie schnell von deren straffer Organisation überzeugt. Gegenüber den Ärzten bestand eine absolute Gehorsamspflicht, während innerhalb der Schwesternschaft eine strenge Hierarchie unter kategorischer Leitung der Nightingale herrschte. Die Schwestern sorgten allmählich für Ordnung und Sauberkeit, übernahmen Pflege und Ernährung der Verwundeten und halfen mit beim Ausbau der Lazarette.
Nach ihrer Rückkehr von der Krim arbeitet F. Nightingale zunächst weiter an der Verbesserung des Heeressanitätswesens und veranlaßte dann die Gründung der ersten unabhängigen Krankenpflegeschule. Damit trug sie entscheidend dazu bei, die Krankenpflege zu einem öffentlich anerkannten und gut ausgebildeten Beruf zu machen. Sie prägte als viktorianisch erzogene Aristokratin mit ihren Oberschichtsidealen weitgehend das neue Bild der Krankenschwester. Noch zu Beginn des Jahrhunderts waren die weltlichen Wärterinnen in den Hospitälern als verdorben, dem Trinken, Stehlen und der Prostitution ergeben verschrieen. Demgegenüber betonte F. Nightingale die Schulung des Charakters in der Ausbildung noch vor der Schulung der praktischen Fähigkeiten. Unbedingter Gehorsam gegenüber den Ärzten und aufopfernde, mütterliche Liebe für die Kranken waren die Leitbilder für die ideale Pflegerin, ein Beruf, der inzwischen als natürliche Aufgabe der Frau galt.[5] Diese Haltung wurde in der weiteren Entwicklung des Berufsbildes der Krankenschwester immer wieder aufgegriffen und festgeschrieben.
Während des nordamerikanischen Bürgerkrieges (1861–1865) wurde innerhalb kürzester Zeit die freiwillige Hilfe zu einem funktionierenden Sanitätswesen organisiert. Kurz nach Beginn des Krieges 1861 traten unter dem Eindruck des medizinisch mangelhaft versorgten Heeres 100 Frauen der Oberschicht zu einer »Association centrale« in New York zusammen. Sie erließen einen Aufruf an alle amerikanischen Frauen, daraufhin wurden während der Kriegsjahre 32000 Frauen-

komitees gegründet, die sich die Pflege und die Betreuung der Soldaten zur Aufgabe machten. Anfangs lehnten staatliche Behörden und Militärs diese Hilfe strikt ab; erst nachdem sich die Frauenvereine straff zentral organisiert und ganz unter die Befehlsgewalt von Staat und Militär gestellt hatten, konnten sie mit der Entwicklung eines umfassenden Kriegsgesundheitswesens beginnen. Hervorzuheben ist dabei besonders die Verbesserung der Hospitäler und Lazarette nach hygienischen Gesichtspunkten, die Organisation des Krankentransportes mit Entwicklung des Krankenzerstreuungssystems und die erstmalige systematische Durchführung einer Krankenpflegeausbildung. Diese Neuerungen hatten einen entscheidenden Einfluß auf den weiteren Ausbau des Gesundheitswesens in der Friedensepoche.[6]

Es gab verschiedene Punkte, die sich auf die Entwicklung der freiwilligen Pflege auswirkten und die in allen Ländern trotz der unterschiedlichen Situation gleichblieben.

Die Verluste in den Kriegen wurden immer größer, deren Folgen für die Bevölkerung, die entweder unmittelbar an den sich ausweitenden Kriegsschauplätzen lebte oder deren Angehörige als wehrpflichtige Soldaten teilnahmen, immer deutlicher. Mitleid mit dem Los der verwundeten Soldaten war zu Beginn des Jahrhunderts das entscheidende Motiv zur Gründung der Frauenvereine, die Not und das Entsetzen über das Elend auf dem Feld appellierten an das Mitgefühl. Die Frauen zogen aus, um als hilfstätige Samariterinnen für die Helden des Vaterlandes da zu sein. Um die Mitte des 19. Jahrhunderts wurde die Motivation zur freiwilligen Pflege vielfältiger. Hauptmotiv war immer noch die Pflicht zur Hilfe angesichts der Brutalität der Kriege. Inzwischen wurde jedoch ein medizinisch schlecht versorgtes Heer auch als eine nationale Schande erlebt. Das entstandene Nationalgefühl verlangte, daß die Soldaten, die fürs Vaterland kämpften, besser versorgt wurden als der Feind seine Soldaten versorgte. Das nationale Konkurrenzdenken fand sich von nun an auch in der Krankenpflege.

In der entstehenden Industriegesellschaft hatten die Frauen der Oberschichten keine öffentlichen Aufgaben mehr; Adelige und Bürgerinnen waren zu unantastbaren Repräsentationsobjekten geworden, untereinander in ständiger Konkurrenz. Ihre neue, gesellschaftlich anerkannte Rolle wurde das soziale Wirken im Krieg. Immer waren es Frauen der Oberschicht, die zur Gründung von Frauenvereinen aufriefen. Sie bestimmten mit ihren Idealen entscheidend die weitere Entwicklung der Krankenpflege im Frieden. Der Beruf

Schwester wurde im Laufe des Jahrhunderts zu einer öffentlich anerkannten Tätigkeit für die Frauen dieser Gesellschaftskreise.[7]
Wie sich zeigen wird, wuchs auch das offizielle Interesse an der freiwilligen Pflege. In den größeren und verlustreicher werdenden Kriegen nahmen Bedeutung und Aufgaben der Verwundetenversorgung ständig zu. Sehr bald erkannte man die Überlegenheit der freiwilligen Pflege über das offizielle Sanitätswesen. Davon ausgehend, wurde diskutiert, wie man die große Effizienz der freiwilligen Pflege im Sinne der Kriegsführung nutzen konnte.

2.3 Die Genfer Konvention

2.3.1 Rückblick

Seit Ende des 16. Jahrhunderts wurden Verträge zwischen kriegführenden Staaten geschlossen, die die Unantastbarkeit von Verwundeten und das Sanitätswesen regelten. Zwischen 1581 und 1864 zählte man insgesamt 291 solcher Verträge, die stets zu Beginn eines Krieges abgeschlossen wurden und jeweils nur für dessen Dauer galten. Sie enthielten genaue Bestimmungen über die Behandlung von Verwundeten und Gefangenen, über die Stellung der Sanitäter und teilweise auch die Verpflichtung zur Behandlung gegnerischer Verletzter.[8]
In der ersten Hälfte des 19. Jahrhunderts wurden Verträge dieser Art jedoch immer seltener abgeschlossen, während andererseits der Ruf nach Menschlichkeit und Humanität auf dem Schlachtfeld immer lauter wurde. Wasserfuhr, königlich preußischer Regimentsarzt und später Generalarzt des II. Armeekorps, forderte 1820: »Sollte man die erste aller menschlichen Pflichten – Mitleiden mit dem verwundeten, hülflosen Bruder, – sollte man diese nicht zu einem Völkerrechte erheben wollen? Welchem Feind kann denn der blutende und erschöpfte Krieger noch schaden?«[9] Er wollte also eine Hilfe, die nicht für den Soldaten, sondern für den Menschen bestimmt war. Diese Trennung war durchaus verständlich, denn bei der kurzen Dauer der Kriege und den beschränkten medizinischen Möglichkeiten kam es nie vor, daß ein verwundeter Soldat wieder einsatzfähig wurde.

2.3.2 Henry Dunant und »Eine Erinnerung an Solferino«

Henry Dunant, ein Schweizer Bankier, wurde am 24.6.1859 Augenzeuge der Schlacht bei Solferino, die 15 Stunden dauerte und bei der von 300000 teilnehmenden Soldaten 80000 verwundet wurden oder starben. Angesichts der völlig mangelhaften medizinischen Versorgung organisierte er eine Hilfsaktion der Bevölkerung aus den umliegenden Orten.
Dunant beschrieb seine Eindrücke in dem drei Jahre später erschienenen Buch »Eine Erinnerung an Solferino«[10], von dem allein bis 1873 sechs Neuauflagen verlegt wurden und das bis dahin in sechs Sprachen übersetzt wurde. Kernstück des Buches ist der Appell an das Mitleid des Lesers, das durch die Beschreibung der grauenhaften Verwundungen und des Elends nach der Schlacht geweckt wird. Die Versorgung durch das militärische Sanitätswesen bleibt völlig mangelhaft; im leuchtenden Gegensatz dazu stehen die Opferbereitschaft und Hilfeleistung der Bevölkerung, die jedoch ebenfalls unzureichend bleiben.
Die Schlacht hat neben dem Entsetzen, das sie birgt, in Dunants Augen auch etwas Positives. Sie spornt alle Beteiligten zu höchsten Tugenden an: Die Männer werden im Kampf zu Helden, während sich die Frauen als Heldinnen nach dem Kampf erweisen. »Löwenmutige Krieger prallen in glänzenden Rüstungen aufeinander«[11], ein Kampf, bei dem die ganze Erde, Wetter, Wind und Sonne beteiligt sind. »Es ist ein Gemetzel, ein Raufen wilder, wüthender, blutdürstiger Thiere, und selbst die Verwundeten vertheidigen sich bis zum Äußersten. Wer keine Waffen mehr besitzt, faßt seinen Gegner an der Gurgel und zerfleischt ihn mit den Zähnen.«[12] Welch heimliche Faszination am Abschlachten und Entsetzen bei diesem erklärten Menschenfreund! Stellen dieser Art, die sich in dem Buch zuhauf finden, wurden in späteren Auflagen abgemildert oder gekürzt.[13]
Diesem ganzen Unheil stehen jedoch sanftmütige und weitblickende Frauen gegenüber: »›Tutti fratelli‹ – lauter Brüder, wiederholten sie gerührt. Ehre diesen mitleidigen Frauen, diesen jungen Mädchen von Castiglione! Nichts hat sie zurückgeschreckt, ermüdet oder entmuthigt, und ihre bescheidene Hingebung rechnete weder mit Beschwerden, noch mit Ekel, noch mit Opfern.«[14] Auch diese selbst organisierte Hilfsaktion funktioniert nur dank der Führung der Oberschicht: »Im Spital von San Clemenzia widmete sich eine Dame von Brescia, die Gräfin Bronna, mit der Selbstverleugnung einer Heiligen der Pflege der Amputierten... ›Sono madra‹, sagte sie mit erhabener Ein-

falt. ›Ich bin Mutter‹, – dieses sagt alles, was sie in ihrer vollkommenen Hingebung leistete.«[15]
Bei seinen weiteren Überlegungen ging Dunant davon aus, daß der Krieg unvermeidlich sei, ja, durch die Entwicklung neuer Techniken immer grauenvoller werde. Daher forderte er die Organisation und die Verbesserung der freiwilligen Pflege als notwendiges menschliches Gebot. Allerdings bedurften die heldenhaften Frauen seiner Ansicht nach dabei der Hilfe und Führung erfahrener und entschlossener Männer. Seine ganze Aufmerksamkeit richtete sich auf die, die nach der Schlacht an den Folgen mangelnder Versorgung leiden und sterben, nicht jedoch auf jene, die in der Schlacht selbst umkommen.
Später führte Dunant diese Gedanken noch weiter aus. Ihm zufolge drohten der Gesellschaft hauptsächlich zwei Gefahren: Anarchie oder Weltkrieg.[16] Einzig und allein ein internationaler Zusammenschluß von Frauen könne davor schützen. Frauen können durch ihre angeborenen Tugenden, ihre Sanftmut und Güte einen sittlichen Damm, der von keinen politischen Interessen geprägt ist, gegen den Zerfall der Welt errichten. Sie würden damit zu Friedensstifterinnen, deren Aufgabe auch die Bekämpfung sozialer Ungerechtigkeiten sei. Bei der Versorgung Verwundeter kommen nur Frauen in Betracht, da diese allein die Eigenschaften besitzen, die hierzu benötigt werden: Mitgefühl und Weitblick; sie sind »barmherzig aus natürlichem Trieb«. Aufopferung und Helfen sind ihre vornehmsten Aufgaben. Er fordert Adelige und Fürstinnen auf, diese Bewegung anzuführen, da sie rechtlich und nach ihrem moralisch-ethischen Wert dazu verpflichtet seien.
»So kann aus Ueblem Gutes entstehen. Aus dem Kriege, der ein Uebles ist, ... kann künftig eine Verminderung der gesellschaftlichen Vorurteile hervorgehen, bei den Frauen und Jungfrauen der höheren Stände ein geschärftes Bewußtsein für die ernsten Pflichten des Lebens.«[17]

2.3.3 Die Entwicklung bis zur Genfer Konvention

Durch den persönlichen Einsatz von Dunant an verschiedenen europäischen Fürstenhäusern kam 1863 eine internationale Konferenz in Genf zustande, die die Lage des Feldsanitätswesens und der freiwilligen Hilfe diskutierte. Zwei Beschlüsse wurden gefaßt. Einmal wurde zum erstenmal in internationalem Rahmen über die Frage der Neutralität von Verwundeten und Sanitätspersonal beraten. Eine weitere Konferenz sollte dieses Problem weiter verfolgen. Zum anderen er-

klärten sich alle beteiligten Länder bereit, freiwillige Hilfsorganisationen zu gründen, die sich während des Friedens vorbereiten und im Kriegsfalle unter Regierungsbefehl die Krankenpflege und andere Hilfsleistungen übernehmen sollten. Dieser zweite Beschluß führte zur Gründung von nationalen Rot-Kreuz-Organisationen.
Die Bedeutung dieser Konferenz liegt darin, daß hier zum erstenmal die Kriegskrankenpflege auf internationaler Ebene diskutiert wurde. Man wertete die Erfahrungen aus den letzten Kriegen aus und formulierte von daher die Anforderungen an die Pflege im Krieg und deren Organisation. Nicht hinterfragt wurde jedoch der Krieg selber, dessen Gesetz der unbedingten Zerstörung des Feindes absolute Priorität vor allen humanitär-karitativen Ideen hatte.
Im gleichen Jahr noch, 1863, fand in Berlin ein »Internationaler statistischer Kongress« statt, dessen Thema die Sterblichkeit von Zivilpersonen und Militärs während eines Krieges war. Die Kriegsfolgen waren nun zu einem dringlichen Problem geworden, dem von staatlicher und wissenschaftlicher Seite her Rechnung getragen werden mußte.[18]
1864 unterzeichneten 16 europäische Staaten nach neuen Verhandlungen die »Genfer Konvention«. Inhalt der Konvention war eine Garantie für die Neutralität der Verwundeten, des Sanitätspersonals, der Sanitätseinrichtungen und der Zivilpersonen, die Verwundete aufnahmen und pflegten. Sie enthielt die Verpflichtung, auch feindliche Verletzte zu versorgen oder aber zurückzuschicken. Als allgemeines Kennzeichen für alle Sanitätseinrichtungen und dessen Personal wurde das rote Kreuz auf weißem Grund eingeführt.[19]
Damit existierte zum erstenmal eine internationale Vereinbarung über die Stellung des Sanitätswesens und der Verwundeten während des Krieges. Es war ein Raum inmitten des Krieges geschaffen worden, in dem das Kriegsgesetz der unbedingten Vernichtung des Gegners nicht mehr gelten sollte. Nur noch Humanität und Karitas in Gestalt von ärztlichem und pflegerischem Handeln sollten diesen Raum ausfüllen. Die aus diesem Ansatz entstehenden Probleme wurden in den folgenden Jahren heftig diskutiert.

2.4 Die Entwicklung des Roten Kreuzes in Deutschland von 1864 bis zum Ende des 19. Jahrhunderts

2.4.1 Die Entwicklung der freiwilligen Vereine bis 1871

Die Entwicklung der Rot-Kreuz-Organisation ging anfangs vor allem von den Vaterländischen Frauenverbänden aus, die sich teilweise nach den Kriegen nicht, wie bis dahin üblich, auflösten. In Karlsruhe gründete bereits 1859 der badische Frauenverein eine ständige Ausbildungsstätte für Krankenschwestern.

1863 kam es aufgrund der Genfer Beschlüsse zur Gründung der ersten Landesorganisationen, wobei neben den Frauenverbänden auch Männervereinigungen entstanden. Im Schleswig-holsteinischen Krieg von 1864 spielte neben den spontan gebildeten Frauenvereinen auch der 1853 neu begründete preußische Johanniterorden eine entscheidende Rolle für die Versorgung der Verwundeten. Dabei zeigte sich einerseits, daß die freiwillige Hilfe dem Militärsanitätswesen überlegen war, andererseits aber, daß durch fehlende Kooperation der Verbände untereinander und mit dem Heeressanitätswesen die Hilfsmöglichkeiten nicht optimal zum Tragen kamen. Daraufhin wurde im Böhmischen Krieg von 1866 auf preußischer Seite ein königlicher Kommissar und Militärinspekteur zur Koordination der Freiwilligen Hilfe eingesetzt. Er organisierte den Einsatz der Vereine und die Verteilung der gesammelten Spenden. Doch nach wie vor wurden Mängel durch fehlende Koordination der Hilfsleistungen und -güter beklagt, die Zusammenarbeit mit den Militärs war schlecht. Die Forderungen nach einer zentralen Organisation der freiwilligen Hilfe und der Unterordnung unter das Militärsanitätswesen wurden lauter.[20]

Nach dem Krieg von 1866 kam es durch Aufruf der Kaiserin Augusta zu einem Zusammenschluß der spontan entstandenen Hilfsvereine im Vaterländischen Frauenverband, der auch im Frieden eine rege Tätigkeit mit Spendensammlungen und Einsatz in Armenvierteln und Hospitälern entfaltete. Inzwischen gründeten die Frauenvereine in vielen deutschen Staaten Schwesternschaften, deren Ziel die Krankenpflege im Frieden und Krieg war. Die Schwestern lebten nach dem Vorbild der Ordensgemeinschaften in Mutterhäusern zusammen, die dem »Zusammenschluß der Schwestern zur Pflege der inneren und äußeren Zusammengehörigkeit und ihrer Berufsausübung in caritativem Geiste und des Gemeinschaftslebens auf religiös-sittlicher Grundlage« dienten.[21] Hier erhielten sie eine Ausbildung in der Krankenpflege, fanden Arbeitsplatz, Unterhalt und eine Alterssicherung.

Im Gegensatz zu den Frauenvereinen, deren Tätigkeit bald überwiegend in Krankenpflege und Armenfürsorge bestand, waren die Männerorganisationen des Roten Kreuzes ausschließlich auf den Einsatz im Krieg ausgerichtet. Sie bildeten militärisch strukturierte Kolonnen, deren Aufgabe der Krankentransport an der Front war. 1868 schlossen sich die Männerorganisationen zu der Deutschen Gesamtorganisation des Roten Kreuzes zusammen, die einheitlich dem preußischen Zentralkomitee und Militärinspekteur unterstand. Als Aufgabe setzten sie sich, den Kriegsfall durch Ausbildung und Materialsammlungen vorzubereiten, um dann das militärische Sanitätswesen mit allen zur Verfügung stehenden Mitteln zu unterstützen. Ihre Mitgliederzahl blieb ganz im Gegensatz zu den Frauenvereinen gering. Die unterschiedlichen Tätigkeitsbereiche führten in den folgenden Jahren immer wieder zu Spannungen und zur Konkurrenz zwischen den Männer- und Frauenorganisationen.[22]

Der Krieg 1870/71 zeigte erneut, daß die freiwillige Hilfe der staatlichen bei weitem überlegen war. Durch einen koordinierten Einsatz wurde ein funktionierendes Krankenzerstreuungssystem im Lauf des Krieges entwickelt, über ein zentrales Nachweisungsbüro wurden Nachrichten über Verletzte und Tote weitergegeben. An der Front selber war die freiwillige Hilfe wesentlich mobiler und flexibler, im Aufbau von Lazaretten und Verbandsplätzen, der Ersten Hilfe und der Krankenpflege wesentlich effektiver. Nach dem Krieg wurde erneut eine bessere Ausbildung in der Krankenpflege gefordert; die Organisation und Koordination der freiwilligen Hilfe sollte verbessert werden. Kritik fand der teilweise ungeplante Einsatz und die ungleiche Verteilung von Hilfsgütern und anderen Sachleistungen sowie erneut der Mißbrauch der Schutzbestimmungen der Genfer Konvention durch Plünderer, Schlachtenbummler und »den Feind«.[23]

Mit einer Reihe von staatlichen Bestimmungen versuchte man diesen Mißständen entgegenzutreten. Nach einem Erlaß des Kriegsministers von 1870 sind nur noch das Rote Kreuz und seine Organisationen zur freiwilligen Hilfeleistung auf dem Feld berechtigt. Johanniter- und Malteserorden mußten sich dem Zentralkomitee unterordnen, spontan entstehende Hilfsorganisationen hatten am Kriegsschauplatz nichts mehr zu suchen.

1871 schlossen sich die Frauenverbände in einer Gesamtorganisation zusammen, die sich als Aufgabe setzte:

»1. In Friedenszeiten innerhalb des Verbandes außerordentliche Nothstände zu lindern, sowie für die Förderung und Hebung der Krankenpflege Sorge zu tragen;

2. In Kriegszeiten an der Fürsorge für die im Felde Verwundeten und Kranken Theil zu nehmen und die hiezu dienenden Einrichtungen zu unterstützen.«[24]

Bis dahin hatten sich die Frauenorganisationen noch erfolgreich gegen die Abhängigkeit von dem von den Männerorganisationen kontrollierten Zentralkomitee gewehrt und sich diesem nur im Kriegsfalle untergeordnet. Die neue Gesamtorganisation war jetzt jedoch ins Rote Kreuz eingegliedert und damit ständig dem Zentralkomitee unterstellt. Der Einsatz im Krieg wurde von nun an allen Vereinen zur Pflicht.[25]

2.4.2 Die Diskussion der Genfer Konvention nach den Kriegen von 1866 und 1870/71

Trotz der deutlichen Überlegenheit der freiwilligen Hilfe über die vergleichsweise beschränkten Hilfsmöglichkeiten des Militärs blieb die Bedeutung und Anwendbarkeit der Genfer Konvention zunächst umstritten. Die Standpunkte reichten von völliger Ablehnung über eine kritische Diskussion ihrer Durchführbarkeit unter Kriegsbedingungen bis zu ihrer Verherrlichung als zivilisatorische Hochleistung der Humanität. Dabei hielten allerdings auch die eifrigsten Verfechter der Rot-Kreuz-Idee daran fest, daß der Krieg ein letztlich unvermeidbares Übel sei. Es galt nicht, den Krieg zu verhindern, sondern im Krieg ein möglichst großes Maß an Humanität zu bewahren.
Für die Initiatoren der Genfer Konvention und die Festredner der sich ausbreitenden Pflegeverbände war die medizinische Hilfe im Feld neutral und unabhängig von den Kriegsinteressen, ein Freiraum, der nur dem Gesetze der Humanität verpflichtet war. Nach den Worten eines Chirurgen aus dem Jahr 1867 war dabei dem Ärztestand »die schöne Aufgabe geworden, inmitten der barbarischen Gräuel des Krieges die edle Gesittung der modernen Welt zu vertreten.«[26] Die patriotische Gesinnung und opferwillige Humanität wurde gepriesen, mit der der heiligen Pflicht gegenüber den Verwundeten nachgekommen wurde[27], durch den heldenhaften Arzt und die hingebungsvolle, alles überschauende Schwester inmitten der Schrecken des Krieges. Dies drückt sich nicht nur in den offiziellen Äußerungen oder der Idealisierung von Florence Nightingale als »Lady with the Lamp« aus, auch in vielen veröffentlichten Kriegstagebüchern und Briefen von der Front wurde das Bild des unabhängigen neutralen Wohltäters als Selbstbild übernommen.

Entsprechend dieser Auffassung war die Tätigkeit des Arztes im Krieg die gleiche wie im Frieden; nur der Menschlichkeit verpflichtet, versorgt er nicht den Soldaten, sondern den kranken Menschen. Dabei war der Arzt im Feld überzeugt, daß sein Kollege auf der Gegenseite genauso dachte und handelte, und es »entstand dadurch eine Art der Gemeinschaftlichkeit in Mitte des Kampfes und des Krieges. Gewiss ein bewundernswerther Sieg der Humanität und Nächstenliebe!«[28]
Die Überzeugung, daß Ärzte und Schwestern im Krieg unabhängig sind und daß sich ihre Tätigkeit nicht von der medizinischen Hilfe im Frieden unterscheidet, ist trotz vielfältiger Veränderungen und Einbrüche bis heute ein fester Bestandteil im Selbstbild derer, die im Zeichen des Roten Kreuzes ihre Arbeit verrichten.
Die schärfsten Kritiker der Genfer Konvention waren vor allem führende Offiziere und Militärärzte. Da sollte ein neutraler Raum geschaffen werden, auf den sie keinen Einfluß mehr haben sollten, wo das Gesetz des Krieges nicht mehr gelten sollte. Doch der Krieg war total und duldete keine Aussparung. Dementsprechend erlebten sie die Genfer Konvention als unnütz beengende Fessel, die durch Mißbrauch ihrer Bestimmungen zu Spionage, Desertion und Unordnung herausforderte. »Man darf auch im allgemeinen von der Humanität im Kriege nicht zu viel verlangen, wie es so viele menschenfreundliche, aber doch utopische Köpfe heut zu Tage thun, denn beide sind unerbittliche Gegner, und der Krieg kann und wird der Humanität nur da Concessionen machen, wo seine Zwecke und Interessen nicht gefährdet sind.«[29]
Auch die Mängel in der Koordination und die fehlende Kooperation der freiwilligen Verbände mit den Militärsanitätseinrichtungen führten zur Kritik. Immer wieder sprach man von der mangelhaften Ausbildung der freiwilligen Helfer. Die Militärs beklagten, daß die freiwilligen Hilfsverbände aufgrund der fehlenden Zusammenarbeit sehr oft militärische Aktionen störten und daß es unter dem Schutze des Roten Kreuzes zu Plünderungen und Schlachtenbummelei komme. Insbesondere dem Gegner wurden immer wieder der Mißbrauch oder die Mißachtung der Neutralitätsbestimmungen vorgeworfen.
So forderten die Militärs zunächst, die Militärsanitätseinrichtungen weiter auszubauen. Denn es konnte niemand mehr bestreiten, daß eine angemessene Krankenversorgung unbedingt nötig war, wenn man einen längeren Krieg führen wollte. Alles, was die Gesundheit der Soldaten erhielt, war letztlich von größtem militärischen Nutzen und verminderte zugleich die Folgekosten eines Krieges für den Staat. Der preußische Generalarzt Löffler wies 1866 darauf hin, daß die möglichste Vervollkommnung des Heeressanitätswesens das ge-

eignetste Mittel sei, um den Staatshaushalt von Invalidenpensionen und Verstümmelungszulagen zu entlasten.[30]
Doch nach den Kriegen von 1866 und 1870/71 wurde klar, daß selbst das beste Heeressanitätswesen im Krieg keine ausreichende Hilfe gewährleisten konnte. 1867 beschloß man, daß in Zukunft Zivilärzte von den Universitäten die Militärärzte im Krieg unterstützen sollten. Und deutlich war auch, daß die freiwilligen Vereine dem militärischen Sanitätswesen in der Schnelligkeit und Effizienz der Hilfe bei weitem überlegen waren. Auf mehreren Konferenzen forderten führende Militärärzte daher die Unterordnung der freiwilligen Hilfe unter militärische Befehlsgewalt, eine straffe zentrale Organisation der Hilfsvereine und eine planmäßige Ausbildung und Kriegsvorbereitung im Frieden.[31] Erste Auswirkungen dieser Forderungen zeigten sich im Krieg 1870/71, in dem jede spontane Hilfe untersagt war und nur die Verbände des Roten Kreuzes bzw. ähnlicher, unter dem Zentralkomitee zusammengefaßter Organisationen zur freiwilligen Hilfe ermächtigt waren. Bemühungen dieser Art führten außerdem in Friedenszeiten zur Einrichtung von Krankenpflegeschulen und zu der einheitlichen Organisation der vielen Vereine im Roten Kreuz.

2.4.3 Die Einbindung der freiwilligen Hilfe in das Kriegssanitätswesen nach 1875

Nach dem Krieg 1870/71 suchten sowohl das Zentralkomitee des Roten Kreuzes als auch die Militärs nach einem Kompromiß, der einerseits der freiwilligen Hilfe einen festen Platz und eine Existenzberechtigung im Krieg sicherte, andererseits aber auch den Bedürfnissen der Kriegsführung nach ungestörter Operation und kompletter Kontrolle aller Tätigkeiten Rechnung trug. Dabei bildeten das gemeinsame Nationalgefühl und die Überzeugung von der Unvermeidbarkeit und Notwendigkeit des Krieges die Basis für eine Einigung.
Lüeder, ein Rot-Kreuz-Funktionär, führt zu diesem Konflikt 1876 folgende Gedanken aus: Der Krieg werde stets mit äußersten Mitteln für einen äußersten Zweck geführt, nämlich dem der Vernichtung des Gegners. Diesem totalen Gesetz müsse sich alles, auch die Krankenversorgung und Humanität unterordnen. Ein Kommandant, der etwa aus humanitären Gründen sein Ziel aus den Augen verliere, werde zum Verräter am Vaterland. Ziel müsse es sein, eine unter Kriegsbedingungen brauchbare Konvention zu schaffen. Dazu müsse die freiwillige Hilfe fest organisiert und unter militärischen Befehl gestellt werden. Nur so sei ein optimales Zusammengehen der beiden gegensätzlichen

Pole Humanität und Krieg gewährleistet. Ziel aller Hilfe könne nur sein, Leiden, das zwecklos verlängert würde, zu lindern.[32]
Auf einer Konferenz zwischen Kriegsminister und Zentralkomitee wurde 1875 detailliert das für einen Krieg benötigte Material aufgelistet, das von den Landesvereinen während des Friedens bereitzustellen war; daneben wurden sie verpflichtet, Geldsammlungen durchzuführen.
Die Kriegssanitätsordnung von 1878 bildet einen Schlußpunkt in dieser skizzierten Entwicklung.[33] Hier wurde endgültig die Unterordnung der freiwilligen Hilfe unter die militärische Befehlsgewalt festgeschrieben. »Die Freiwilligkeit hört in dem Augenblick auf, in dem der oder die Freiwillige im Kriegsgebiet in Tätigkeit tritt.«[34] Oberster Befehlshaber war der Kriegsminister, der über seinen kaiserlichen Kommissar die gesamte Organisation des Roten Kreuzes leitete. Für alle »Freiwilligen« galten die Kriegsgesetze, die Militärgerichtsbarkeit und die Disziplinarverordnung. Die Aufgaben des Roten Kreuzes wurden genau umrissen, die Hilfe war zur Pflicht geworden.[35]
In den Durchführungsbeschlüssen von 1880 wurde dies noch genauer ausgeführt: Die Vereine wurden verpflichtet, ihre Kriegstätigkeit im Frieden sorgfältig vorzubereiten. Im einzelnen hieß das eine weitere Zentralisierung der Organisation, eine ganz auf den Kriegseinsatz ausgerichtete Krankenpflegeausbildung, die Ausarbeitung eines Mobilisierungsplanes sowie die Durchführung von Geld- und Materialsammlungen. Im Krieg wurden sie unter militärischem Oberbefehl in der Krankenpflege, beim Transport und der allgemeinen Versorgung von Erkrankten sowie im Informationswesen eingesetzt. Der kaiserliche Kommissar und Leiter des Roten Kreuzes befand sich ab sofort im Kriegsfalle im Hauptquartier.[36]
1903 wurde dann das Recht zur Führung des Zeichens »Rotes Kreuz« gesetzlich geregelt. Dies wurde von einer vorherigen Zustimmung des Kriegsministeriums abhängig gemacht, das die jeweilige Organisation zur Unterstützung des Heeressanitätsdienstes zulassen mußte.[37]
Nur nebenbei sei bemerkt, daß recht bald deutlich wurde, daß die umfassenden Aufgaben im Kriegsfalle von den Mitgliedern des Roten Kreuzes nicht allein in vollem Umfang getragen werden konnten. Deshalb begann man um die Jahrhundertwende mit der Ausbildung von Schwesternhelferinnen. Die Frauen wurden sechs Monate lang kostenlos an DRK-Krankenhäusern ausgebildet und waren danach verpflichtet, im Kriegsfall in der Krankenversorgung zu arbeiten. Sie wurden in den umfassenden Mobilisierungsplan mit einbezogen, mußten jeden Wohnortwechsel anzeigen und wurden zu regelmäßigen Übungen einberufen.

Damit waren die Grundlagen für die weitere Entwicklung des Roten Kreuzes gelegt: Die Freiwilligkeit war zur Pflicht geworden und wurde ganz unter militärischen Gesichtspunkten organisiert. Die ehemals internationale Organisation folgte nun trotz Beibehaltung des Namens nationalen Interessen, eingebettet in die Kriegsführung der jeweiligen Staaten. Offiziell blieben Arzt und Pfleger jedoch weiterhin die neutralen Diener des kranken Menschen im Krieg. Dieser Widerspruch wurde späterhin nie thematisiert.

Anmerkungen

1 Vgl. Esmarch, Friedrich v.: *Über den Kampf der Humanität gegen die Schrecken des Krieges*. Stuttgart 1899, S. 12ff.
2 Vgl. Fischer, H.: *Handbuch der Kriegschirurgie*. Stuttgart 1882, S. 428ff.
3 ebd., S. 429.
4 Vgl. hierzu ausführlich: Gurlt, E.: *Zur Geschichte der Internationalen und Freiwilligen Krankenpflege im Kriege*. Leipzig 1873.
5 Siehe hierzu Nightingale, Florence: *Notes on Nursing. What it is and what it is not*. New York 1860.
6 Vgl. Fischer (wie Anm. 2) S. 430.
7 Siehe hierzu auch Kapitel 6 in diesem Band.
8 Lueder, C.: *Die Genfer Convention. Historisch und kritisch dogmatisch mit Vorschlägen zu ihrer Verbesserung, unter Darlegung und Prüfung der mit ihr gemachten Erfahrungen und unter Benutzung der amtlichen, theilweise ungedruckten Quellen bearbeitet*. Erlangen 1876, S. 9ff.
9 ebd. S. 41.
10 Dunant, Henri: *Die Barmherzigkeit auf dem Schlachtfelde. Eine Erinnerung an Solferino*. 4. Aufl. Stuttgart 1864.
11 ebd., S. 4.
12 ebd., S. 6.
13 Vgl. Müller, Rudolf: *Entstehungsgeschichte des Roten Kreuzes und der Genfer Konvention*. Stuttgart 1897. Hier wurden »Eine Erinnerung an Solferino« und andere Schriften Dunants erneut abgedruckt. Das Zitat der Anmerkung 12 liest sich hier so: »Sogar die Verwundeten verteidigen sich bis aufs äusserste. Es ist ein Kämpfen, ein Würgen rasender, blutgieriger Männer« (S. 5). Der Einfall des »Zerfleischens mit den Zähnen« fehlt in dieser Ausgabe.
14 Vgl. Dunant (wie Anm. 10), S. 49.
15 ebd., S. 68.
16 Vgl. Müller (wie Anm. 13), S. 359ff.
17 ebd., S. 358.
18 Vgl. Lueder (wie Anm. 8), S. 78ff.
19 ebd., S. 109.

20 Vgl. Fischer (wie Anm. 2), S. 431 ff.
21 Zitiert nach Seidler, E.: *Geschichte der Pflege des kranken Menschen*. Stuttgart 1966, S. 137.
22 Vgl. Grüneisen, F.: *Das Deutsche Rote Kreuz in Vergangenheit und Gegenwart*. Berlin 1939, S. 91 u. 99.
23 Vgl. Fischer (wie Anm. 2), S. 433.
24 Grüneisen (wie Anm. 22), S. 257.
25 Siehe hierzu auch Kimmle: *Das Deutsche Rote Kreuz. Entstehung und Leistung der Vereinsorganisationen seit Abschluß der Genfer Convention i. J. 1864*. Berlin 1910, 2 Bde.
26 Vgl. Dumreicher, Johann v.: *Zur Lazarethfrage*. Wien 1867, S. 3.
27 ebd., S. 46.
28 ebd., S. 48.
29 Vgl. Fischer (wie Anm. 2), S. 426.
30 Vgl. Grüneisen (wie Anm. 22), S. 58.
31 Vgl. ebd., S. 40 u. S. 80.
32 Vgl. Lueder (wie Anm. 8), S. 295 ff.
33 Vgl. Grüneisen (wie Anm. 22), S. 83–89.
34 Vgl. ebd., S. 84.
35 Vgl. auch Criegern, Fr. v.: *Das Rote Kreuz in Deutschland*. Leipzig 1883.
36 Vgl. Grüneisen (wie Anm. 22), S. 85–88.
37 Vgl. ebd., S. 259–261.

Michael Hubenstorf

3. Von der Medizinischen Reform zum »Leibregiment des Hauses Hohenzollern« – Ärzte, Krieg und Frieden im Jahre 1870/71

3.1 Vorbemerkung

Sucht man nach Belegen für die Haltung deutscher Ärzte zum Krieg vor 1870, so läßt sich Kriegsbegeisterung kaum feststellen. Gerade die ärztlichen Mitglieder des preußischen Abgeordnetenhauses leisteten den Militärvorlagen Bismarcks erbitterten Widerstand, auch zu einem Zeitpunkt, da wesentliche Gruppierungen des deutschen Bürgertums mit der neugegründeten Nationalliberalen Partei in das Lager Bismarcks eingeschwenkt waren.

»Deutschland – in staatlicher *Freiheit* geeint – ist eine sichere Bürgschaft für den Frieden Europas«, so schrieb Johann Jacoby[1] am 10. April 1867 an Louis-Antoine Garnier-Pagès. »Unter preußischer Militärherrschaft dagegen ist Deutschland eine beständige Gefahr für die Nachbarvölker, der Beginn einer Kriegsepoche, welche Europa in die barbarischen Zeiten des Faustrechts zurückzuwerfen droht.«[2] In dieser Stellungnahme lebte auch noch etwas vom Impetus der »Medizinischen Reform« des Jahres 1848. Denn, so schrieb damals Rudolf Virchow[3]: »... wer kann sich wundern, daß die Demokratie und der Socialismus nirgend mehr Anhänger fand, als unter den Ärzten? daß überall auf der äußersten Linken, zum Theil an der Spitze der Bewegung Ärzte stehen? die Medicin ist eine sociale Wissenschaft, und Politik ist weiter nichts als Medicin im Großen.«[4]

Welche Umwälzung führte dann dazu, daß ein Teil der deutschen Ärzte sich 1866 mit dem preußischen Militärstaat anfreundete und 1870 mit fliegenden Fahnen zur Bismarckschen Machtstaatspolitik überging? Wie kommt es, daß der Physiologe Emil Du Bois-Reymond als Rektor der Berliner Universität am 3. August 1870 verkünden konnte:

»Wenn seit dem Tage der Entscheidung wir keinen anderen Gedanken haben als Krieg, Krieg, Krieg; Krieg bis auf das Messer, Krieg nun aber auch bis auf den letzten Blutstropfen, bis auf den letzten Taler gegen diese wandelnde Lüge, das zweite Kaiserreich, gegen dies unsittliche friedensmörderische Volk der Franzosen! Wenn wir täglich Scharen unserer Studenten zu Kampf oder Hilfeleistung entlassen, wenn wir nur sinnen, wie auch wir mit unserer geistigen Tätigkeit, mit Wort, Schrift, Organisation ein Scherflein zur gemeinsamen Sache beisteuern könnten! Erwartet man von einem Garderegiment, daß es seine Ergebenheit beteure? Nun wohl, die Berliner Universität, dem Palaste des Königs gegenüber einquartiert, ist durch ihre Stiftungsurkunde das geistige Leibregiment des Hauses Hohenzollern.«[5] Oder noch weitergehend, die ärztliche Tätigkeit selbst betreffend: Was führt zu der Äußerung Theodor Billroths[6]?

»Ich bin durch meinen Stand gezwungen, den Menschen ohne Unterschied der Race und ohne Rücksicht, ob ihnen selbst daran liegt, zu helfen, wie ich kann und habe meine Schuldigkeit auch an den Franzosen gethan, die ich einzeln sehr gern habe, wenn sie liebenswürdig sind, was sich mit dem Racenhaß ganz gut vereinigen läßt. Wozu hätte unser Hirn, unsere Religion und unsere Moral sonst so viele Windungen!«[7]

Isolieren wir die Äußerungen dieser Ärzte, stellen wir sie nicht in einen allgemeineren Zusammenhang, so wirken diese Sätze kaum glaubhaft. Sie bleiben unverständlich, sie passen nicht zur »Gesinnung eines homo vere humanus«, sie sind ganz und gar nicht mit den »schönsten Zeugen großen Menschentums« vereinbar.[8] Die Verstörung, die diese Sätze in uns hinterlassen, hat wohl dazu verleitet, daß sie bislang oft übergangen wurden, der Verniedlichung anheimfielen oder zu entschuldigenden Kommentaren führten.

3.2 Die soziale Position der Ärzteschaft: Medizinische Reform oder Professionalisierung

Will man die Stellungnahme der Ärzte zum Krieg von 1870/71 näher analysieren, so erscheint es mir unerläßlich, die Veränderung der sozialen Stellung und Zusammensetzung der Ärzteschaft genauer zu betrachten. Gerade die Jahrzehnte vor der Reichsgründung brachten die ersten wesentlichen Schritte dessen, was wir heute unter dem Begriff der Herausbildung einer »modernen Profession« im Gegensatz zum vormodernen Bildungsberuf verstehen.[9] Für diesen gesellschaftlichen Vorgang hat sich international die Bezeichnung »Professionalisierung« durchgesetzt. »Professionen« sind gekennzeichnet durch ihre berufliche Autonomie, durch Dominanz über die Arbeitsteilung im beruflichen Bereich, durch Kontrolle des Zugangs zum Beruf über formalisierte Qualifikationsbedingungen und durch die Beherrschung von Expertenwissen, das eine charakteristische Distanz zwischen Experten und Laien begründet.

Die Stellung der Ärzte in der ersten Hälfte des 19. Jahrhunderts war aber gekennzeichnet von staatlich-bürokratischen Kontrollen des Berufs, von einer durch Medizinaledikt und staatliche Prüfungsordnung bestimmten Arbeitsteilung, von der Kontrolle der Zulassung der niederen Ärzteklassen durch die einzelnen Kreisphysici[10] und von einem spekulativen medizinischen Wissen der Zeit, dessen therapeutische Erfolge eher zufällig zustande kamen.

Ärzte waren disziplinarrechtlich den Staatsbeamten gleichgestellt, auch wenn sie nicht staatlich angestellt waren; sie hatten die Pflicht zu regelmäßiger Berichterstattung, mußten bei der Regierung ihres Niederlassungsortes um ihre Vereidigung einkommen[11], waren in ihrer Honorarforderung an die staatliche Medizinaltaxe gebunden und unterlagen der Behandlungspflicht, wobei Medizinalpersonen, »welche in Fällen dringender Gefahr ohne zureichende Ursache ihre Hilfe verweigern«, Geldstrafen in Höhe von 20 bis 500 Talern zu gewärtigen hatten.[12]

Das preußische Medizinaledikt von 1725 hatte sieben Klassen von Ärzten, von den promovierten »reinen Medikern« bis zu den Okulisten, Bruch- und Steinschneidern, unterteilt. Die Reform der Prüfungsordnung von 1825 brachte zwar eine Vereinheitlichung der vorindustriell segmentierten Ärzteschaft und eine Standardisierung der Qualifikationsbedingungen[13], aber nach zwanzig Jahren mußten die Verantwortlichen zugeben, daß das vorgebliche Ziel der Reform, die Versorgung der Landbevölkerung mit Wundärzten I. Klasse, nicht verwirklicht wurde. Verwirklicht wurde vielmehr das staatliche Interesse, die medizinische Infrastruktur stärker in den Griff zu bekommen[14] und größeren Einfluß auf die Zusammensetzung und Qualifikation des Medizinalpersonals zu erlangen. Nebenbei entsprach dies auch dem Interesse der bessergestellten Teile der Ärzteschaft an gesellschaftlicher Aufwertung und Abschließung gegenüber den Unterschichten.[15] Der Zugang zur medizinischen Ausbildung für die handwerklichen und bäuerlichen Schichten wurde um vieles schwieriger. Zugleich erfolgte in der Prüfungsordnung auch eine Anpassung an den Wandel der medizinischen Wissenschaft; die Chirurgie hatte, gestützt auf die neue wissenschaftliche Anatomie und Physiologie sowie den klinischen Unterricht, einen anerkannten und wichtigen Platz im Universitätsunterricht erlangt.[16]

Die Entwicklung der Medizinalpersonen zeigte schon vor dem Beginn der »Medizinischen Reform« bei einem raschen Anstieg der Ärztezahl eine Tendenz zur Homogenisierung der Ärzteschaft und Abnahme der staatlich angestellten Ärzte (vgl. Tabelle 1).

Tabelle 1: Entwicklung der preußischen Ärzteschaft 1827–1858

Jahr	1827	1842	1858
Promovierte Mediker & Medikochirurgen	1919	2941	4178
davon staatlich angestellt	49 %	36,5 %	–
Wundärzte I. Klasse	352	775	1023
davon staatlich angestellt	59 %	52 %	–
Wundärzte II. Klasse	2073	1424	677
davon staatlich angestellt	25 %	25 %	–

Seit Beginn der vierziger Jahre verstummten aber die ärztlichen Forderungen nach einer grundlegenden Änderung des gesamten Medizinalwesens nicht mehr. Und mit der Veröffentlichung der halboffiziellen Schrift des preußischen Geheimrates Josef Johann Schmidt »Die Reform der Medizinalverfassung Preußens« im Jahr 1846[17] begann die Debatte um die »Medizinische Reform«. Hunderte von Büchern, Broschüren und Preisschriften formulierten die Reformanliegen der Ärzte, ein Dutzend neuer Zeitschriften, u. a. die »Medizinische Reform« von Rudolf Virchow und Rudolf Leubuscher, trugen diese Gedanken in die Breite.[18] In der Vielzahl der Stimmen aus 39 deutschen Einzelstaaten ist es schwierig, den gemeinsamen Nenner herauszufinden, aber die wesentlichen Grundlinien lassen sich in den folgenden acht Forderungen gruppieren:

1. Realisierung des Einheitsstandes, d. h. Abschaffung der vorindustriellen Segmentierung der Ärzteschaft. Dies schloß auch die Abschaffung der besonderen militärärztlichen Ausbildung ein. Das Militärsanitätswesen sollte ebenso für die Zivilärzte zugänglich sein, die Militärärzte Offiziersrang erhalten, also nicht mehr den adligen Offizieren untergeordnet sein. Für den einheitlichen Ärztestand sollte die Niederlassungsfreiheit in ganz Deutschland gelten, was den unmittelbaren Zusammenhang der ärztlichen Standesforderungen mit den nationalen Einheitsbestrebungen deutlich macht.

2. Ärztliche Regionalvereine, die die Selbstverantwortung des Standes regeln und ihn vertreten sollten sowie Mitsprache in den Medizinalangelegenheiten haben würden, wenn nicht gar entscheidenden Einfluß auf dieselben.
3. Einstellung von öffentlich angestellten Ärzten und der Universitätsprofessoren nach öffentlicher Ausschreibung in einem demokratischen Entscheidungsverfahren.
4. Kurierfreiheit, d. h. Abschaffung des Kurierzwangs, Beseitigung der bürokratischen Bevormundung, Minderung bzw. Aufhebung der Medizinaltaxe und Kuriererlaubnis für alle Staatsbürger.
5. Lern- und Lehrfreiheit an den Universitäten als alleinigen Ausbildungsstätten für den Arztberuf; weiters Gymnasialreform mit stärkerer Berücksichtigung der Naturwissenschaften[19], Ersatz der philosophischen Vorbildung der Mediziner durch eine naturwissenschaftliche (Physikum statt Philosophikum), Trennung der Medizinalangelegenheiten vom Ministerium für geistliche und Unterrichtsangelegenheiten, Abschaffung der Promotionen und Reform der Staatsprüfungen im Sinne einer stärkeren Kontrolle durch medizinisches Expertenwissen.
6. Alters- und Hinterbliebenenversorgung, entweder staatlich garantiert oder durch ärztliche Assoziationen geschaffen.
7. Neuregelung des Armenarztwesens.
8. Ein sanitätspolitischer Maßnahmenkatalog, der die Menschen in einem demokratischen Staatswesen in die Lage versetzen sollte, ihr teuerstes Eigentum, die Gesundheit, zu schützen und zu erhalten, und damit ihre Fähigkeit, dem Schicksal der Armut zu entgehen.

In den beiden letzten Forderungen machte sich eine virtuelle Spaltung der Reformbewegung bemerkbar, die den zeitgenössischen Ärzten noch kaum bewußt wurde: die Entgegensetzung von allgemeiner Sozialreform und begrenzter Reform der Standesverhältnisse. Noch fühlten sich, namentlich die jungen Ärzte, eins mit der gesamten Oppositionsbewegung, während die spaltenden Streitpunkte auf ganz anderer Ebene lagen. Da war einmal die Streitfrage, ob sich die Ärzte zu freien Assoziationen oder zu Zwangskorporationen aller Standesangehörigen zusammenschließen sollten; in Erinnerung an die alten Zünfte lehnten aber noch viele sowohl das eine wie das andere ab. Zweitens war da der Gegensatz von allgemeiner Kuriererlaubnis und Kurpfuschereiverbot gegen die unwissenschaftlichen Quacksalber. Als drittes entstand der Gegensatz von freier Praxis

und Forderungen nach Verbeamtung des gesamten Ärztestandes, wie sie in Hessen-Nassau bereits bestand.
Die gerade erst aufgebrochenen Konfliktlinien einer mehr liberalen oder mehr sozialen Ausrichtung der Reform deckte die politische Reaktion nach der Niederlage der deutschen Revolution von 1848 zu, und die Stimmen zur Reform verstummten für mehr als ein Jahrzehnt. Die Hauptforderung, der Einheitsstand, aber wurde vom preußischen Staat am 8.10.1852 gesetzlich verankert. Die medizinisch-chirurgischen Lehranstalten in Breslau, Greifswald, Münster und Magdeburg wurden zwischen 1849 und 1852 geschlossen, aus den Wundärzten II. Klasse wurde durch ministerielle Verfügung vom 13.10.1851 bzw. 27.3.1852 der Beruf des Heildieners, der ebenso wie die Hebammen nun der Oberaufsicht der Ärzte unterworfen wurde und seine Tätigkeit nur auf Anordnung eines Arztes durchführen durfte. Ein wesentlicher Schritt zur modernen Profession war also den Ärzten trotz Niederlage der Revolution von 1848 gelungen. Die Forderung nach Abschaffung des getrennten Militärmedizinalwesens setzte sich jedoch nicht durch, gleichzeitig hatten aber die Ärzte innerhalb des Militärs schon im Revolutionsjahr den Offiziersrang erhalten. So faßt Claudia Huerkamp zusammen,
»daß die Ablösung des vormodernen ärztlichen Berufsbildes – dessen wichtigstes Kennzeichen die Existenz verschiedener Subgruppen war, die sich durch Herkunft, Ausbildungswege und Status ihrer Mitglieder sowie durch den Zugang zu hier bestimmten Klientengruppen voneinander unterschieden – ein von der staatlichen Bürokratie in Gang gebrachter Prozeß gewesen ist. Wenn die Forderung nach gänzlicher Aufhebung der unteren Klassen des Medizinalpersonals auch zuerst von ärztlicher Seite erhoben und seit den 40er Jahren immer energischer von den Ärzten vertreten wurde, wofür ihre veränderte Marktlage die ausschlaggebende Rolle spielte, so erfolgte doch insgesamt der Prozeß der Vereinheitlichung der Subgruppen unter staatlichbürokratischer Dominanz.«[20]
Die Erfahrung, daß die Regierung einzelne Forderungen der Ärzteschaft in die Tat umsetzte, zugleich aber an den politisch-gesellschaftlichen Rahmenbedingungen eisern festhielt, führte noch keineswegs zu einem breiten Gesinnungswandel der Ärzteschaft. Die Verurteilung und Hinrichtung von Ärzten für ihre Teilnahme an der Revolution[21] sowie die Nichterfüllung der meisten Forderungen stabilisierte nur die oppositionelle Haltung weiter Teile der Ärzteschaft. So begann seit Anfang der 60er Jahre die Debatte um die »Medizinische Reform« von neuem, die diesmal wesentlich stärker von ärztlichen

Standesinteressen und dem Wunsch nach Gleichstellung mit den übrigen Ständen der bürgerlichen Gesellschaft geprägt war. Anläßlich des »Medizinalgesetzes für das Herzogtum Braunschweig« vom 25.10.1865, das erstmals die Selbstverwaltung des Ärzte- und Apothekerstandes in Kammern brachte, stellte Hermann Eberhard Richter[22] fest:

»So steht zu hoffen, dass früher oder später auch andere deutsche Länder dem hier gegebenen Beispiele folgen und die Emancipation des so hochgebildeten ärztlichen Standes vollziehen werden, indem sie ihm Das Einräumen, was den Advokaten, dem Handels- und Gewerbe-Stand, den Landwirthen u.s.w. schon längst gewährt worden ist.«[23]

Und den Bezug zur Tradition stellte er her, wenn er über die sächsische Medizinalreform[24] schrieb:

»Der ärztliche Stand im Königreich Sachsen erhielt hierdurch die Rechte einer (4 theiligen) Körperschaft, eine Vertretung bei der Regierung und eine Theilnahme an Verwaltung und Gesetzgebung, wie sie 1848 in vielen deutschen Landen von den Ärzten begehrt wurde. – Soviel uns bekannt, ist Sachsen das erste Land, welches diesem Verlangen Genüge leistet. Qu(od) f(elix) f(austum)que s(it).«[25]

Auf den Versammlungen der Deutschen Naturforscher und Ärzte in Hannover (1865), Frankfurt am Main (1867), Dresden (1868), Innsbruck (1869) und Rostock (1871) trieb Richter das Projekt der Medizinalreform voran.[26] Die wesentlichen Forderungen zielten nun auf Befreiung der Ärzte aus der bürokratischen Bevormundung, auf die Schaffung des Einheitsstandes in ganz Deutschland und auf die Bildung von staatlich anerkannten Körperschaften, die ihre Angelegenheiten selbst verwalten, die Regierungen durch »Abgeordnete« beraten und am Ausbau der öffentlichen Gesundheitspflege teilnehmen würden. Obwohl Richter in seinen Berichten[27] zur Medizinalreform noch einen Teil der sozialen und öffentlichen Forderungen aus der Tradition von 1848 aufrechterhielt, verblaßte das Programm dieser zweiten Medizinalreform zu einer reinen Standesangelegenheit.

Die entscheidende Änderung brachte schließlich 1869 die Reform der Gewerbeordnung des Norddeutschen Bundes. Nach der ersten Lesung des Entwurfes der Gewerbeordnung im Reichstag des Norddeutschen Bundes reichte die Berliner Medizinische Gesellschaft eine Petition ein, in der sie folgende Forderungen aufstellte:

1. Aufhebung des Kurpfuschereiverbots (§ 199 StGB);
2. Aufhebung des Kurierzwangs für Ärzte (§ 200 StGB);
3. Aufhebung der Medizinaltaxe, an deren Stelle freie Vereinbarung des Honorars treten sollte, und

4. Änderung des § 51 Gewerbeordnungsentwurf, der den Medizinalbehörden weiterhin das Recht zur Entziehung der Approbation zugestanden hatte.[28]

Viele andere Forderungen, wie die Freizügigkeit der Niederlassung im gesamten Bundesgebiet (ab 1871 Reichsgebiet), waren schon im ursprünglichen Entwurf enthalten gewesen.[29] Die ärztlichen Abgeordneten Dr. Löwe[30] und Dr. Wigard, Runge und v. Hennig brachten nun die Forderungen der Berliner Medizinischen Gesellschaft als Änderungsanträge ein und hatten damit vollen Erfolg, was sowohl für die Ärzte wie für die Behörden überraschend kam.[31] Bedeutet die Forderung nach Aufhebung des Kurpfuschereiverbots für die heutige Betrachtung ein Interpretationsproblem[32], so war sie von Anfang an nicht unumstritten.[33] Aber der »sogenannte Zwangsparagraph (Kurierpflicht nach § 200 StGB, M. H.) wurde damals in einigen großstädtischen Ärztekreisen als besonders drückende Last empfunden, und um sich seiner zu entledigen, opferte man die Kurpfuschereiverbote«.[34]
Die Reform der ärztlichen Standesverhältnisse kam so in einem Prozeß der Annäherung des Bildungsbürgertums an die herrschenden gesellschaftlichen und politischen Mächte zustande. Eine aufgeklärte Haltung und gebremste Reformfreudigkeit von oben trafen sich mit der gesellschaftlichen Anpassung der Ärzteschaft, die mehr und mehr die sozialen und schließlich auch manche liberale Forderung strich und sich den Möglichkeiten der »Realpolitik« anbequemte. So ist es wohl als Irrtum zu betrachten, wenn Richter 1869 schrieb:
»Dass die sächsischen ärztlichen Vereine durch Regierungserlass entstanden, wie man sich ausdrückt, *oktroirt* sind, ist nicht zu leugnen. König Johann, ein langjähriger Kenner und Freund der Medicinalreform (über welche er 1845 als Ref. in der ersten Kammer Bericht erstattete), hat uns diese Rechte, und damit die Emancipation von den damals herrschenden Vereinsgesetzen, freiwillig gewährt. Aber diess thut der Sache keinen Eintrag! Unsere Freiheit ist dabei unangetastet. Weil die Anregung *von oben ausging*, so traten unseren Vereinen sofort fast alle in Staats- u. Communaldiensten stehende Ärzte, bis zu den geheimen Medicinalräthen bei, und diess Zusammenwirken der Angestellten mit den Privatärzten hat sich besonders nützlich bewährt.«[35]
Der eingeschränkte Gebrauch dieser »unangetasteten Freiheit« ließ sich mit den konservativen Zugeständnissen vereinbaren. So stellte Richter fest:

»Einen wichtigen Bundesgenossen fand die Medicinalreform in dem preussischen Abgeordneten Herrn W. v. Kardorff-Wabnitz.[36] Dieser, obschon Conservativer u. Mitglied der Rechten, trat in seiner Broschüre ›Präfektur oder Selbstverwaltung‹ ganz entschieden auf die Seite Derer, welche den auf uns lastenden Druck der alten Bureaukratie beseitigt und jedem Verkehr alle mögliche Freiheit gestattet wissen wollen. Die kräftigen und doch ganz maassvollen Worte, mit welchen dieser ehrenwerthe Edelmann gegen das bisherige Bevormundungs-System sich ausspricht und im Namen der aufgeklärten Conservativen darauf dringt, das Volk bis in die untersten Kreise zur Selbstverwaltung seiner eigenen Angelegenheiten zuzulassen, bez. heranzubilden, haben unzweifelhaft vorzugsweise mit dahin gewirkt, dass die conservative Partei im norddeutschen Reichstage der Gewerbe-Ordnung und ihren zweimaligen, steigend freisinnigern Umarbeitungen zur Annahme verholfen hat!«[37]
Hatten sich die Ärzte nach 1848/49 den Machtverhältnissen widerstrebend angepaßt, so vermittelte die »Verwirklichung« der Medizinalreform eine wichtige »Lehre«: Nicht ein breites Bündnis der »Mittelklasse Seite an Seite mit den Volksmassen und den quasi-proletarischen Schichten gegen die feudalen Kräfte«[38] unter dem Banner demokratischer Forderungen erfüllte die Wünsche der Ärzteschaft, sondern die Eingliederung in die Koalition des industriellen Bürgertums mit den preußischen Agrariern. Wie das deutsche Bürgertum allgemein seine politische Emanzipation von den herrschenden Mächten nicht erreichte und eine erfolgreiche politische Revolution nach westeuropäischem Muster nicht durchführte[39], so blieben auch die weitergehenden Forderungen nach einer »demokratischen Medizin« auf der Strecke.

3.3 Die politische Position der Ärzteschaft: »Verfassungskonflikt« und Abwendung von der allgemeinen Politik

Erstaunlich für heutige Verhältnisse waren Ärzte um die Mitte des vorigen Jahrhunderts ganz wesentlich in den allgemeinen politischen Kämpfen engagiert. 1841 artikulierte Johann Jacoby in seinen »Vier Fragen, beantwortet von einem Ostpreußen« die liberalen bürgerlichen Forderungen. Auf die Fragen 1. Was wünschen die preußischen (Königsberger) Stände?, 2. Was berechtigt sie?, 3. Welcher Bescheid ward ihnen?, 4. Was bleibt ihnen nun zu tun übrig?, gab er die Antworten:

zu 1. Sie wünschen Teilnahme der Bürger am Staate.
zu 2. Das Bewußtsein eigener Mündigkeit und ihre bereits am 22. Mai 1815 erfolgte Mündigsprechung berechtigte sie dazu.
zu 3. Als Bescheid ward ihnen Anerkennung ihrer treuen Gesinnung, Abweisung der gestellten Anträge, vertröstende Hindeutung auf einen zukünftigen unbestimmten Ersatz.
zu 4. Dem gegenüber bleibt ihnen nichts übrig, als das, was sie bisher als Gunst erbeten, nunmehr als klar erwiesenes Recht in Anspruch zu nehmen.

Ebenso gehörten in den Revolutionsjahren 1848/49 Ärzte zu den entschiedensten Protagonisten der Demokratie in Deutschland bis hin zu den Forderungen nach einer Republik[40], was ihnen vielfach das Schicksal von Verhaftung, Verurteilung und erzwungener Emigration brachte. Nach dem Dunkel der Reaktionszeit waren es wieder Ärzte, die an vorderster Front die erneuerten politischen Forderungen vortrugen. Virchow und Löwe-Calbe wurden nach 1861 zu Hauptsprechern der Fortschrittspartei im preußischen Landtag, Johann Jacoby als Vertreter des radikal-demokratischen Flügels hielt sich vorerst noch zurück, nahm aber 1862 nach mehreren Aufforderungen Virchows[41] doch die Wahl zum Abgeordneten für den Zweiten Berliner Wahlbezirk an.[42]
»Es ist fast paradox, doch bedeutsam, daß sich Virchows politische Betätigung... (und auch die der anderen ärztlichen Abgeordneten, M. H.) auf ein konstitutionelles, nicht ein soziales Problem richten sollte, trotzdem ihm der soziale Hintergrund der politischen Probleme immer gegenwärtig war.«[43]
Das konstitutionelle Problem, das Ackerknecht hier anschneidet, ist der sogenannte »Verfassungskonflikt« der Jahre 1863 bis 1866. 1860 hatte die preußische Regierung im Parlament einen Gesetzentwurf über die Verpflichtung zum Kriegsdienst (einschließlich einer Heeresreform) sowie einen Nachtrag zum Staatshaushaltsgesetz und einen Entwurf über Erhöhung von Steuern vorgelegt. Die Unentschiedenheit der Altliberalen, die seit 1858 eine Mehrheit besaßen[44] und trotz Gegnerschaft zur Heeresreform eine »provisorische« Genehmigung am 15. 5. 1860 bzw. wieder am 8. 2. 1861 erteilten, führte zur Gründung der Deutschen Fortschrittspartei.[45] Diese neue Partei, in der wir auch die ärztlichen Abgeordneten Virchow, Löwe-Calbe, Jacoby und Heinrich Otto Lüning[46] finden, bestimmte ab 1862 gemeinsam mit dem »Linken Zentrum« den Oppositionskurs zur Regierung.[47] Das Bürgertum weigerte sich, einer gegen seine gesellschaftliche Stellung ge-

richteten Heeresreform[48] zuzustimmen und dafür noch erhöhte Mittel zu gewähren. So forderte das Programm der Fortschrittspartei »größte Sparsamkeit für den Militäretat im Frieden«, »die Aufrechterhaltung der Landwehr, die allgemein einzuführende körperliche Ausbildung der Jugend, die erhöhte Aushebung der waffenfähigen Mannschaft bei zweijähriger Dienstzeit ...«[49] Mit dem Konflikt um die Heeresreform aber waren alle Verfassungsprobleme und Entscheidungen über die Außenpolitik bzw. die deutsche Einigung verknüpft, so das Budgetrecht des Landtages, die Minister- bzw. Beamtenverantwortlichkeit, die Herrenhausreform, die »konsequente Verwirklichung des verfassungsmäßigen Rechtsstaates« (Geschworenengerichte, Beseitigung des Anklagemonopols der Staatsanwaltschaft), die Reform der Gemeinde- sowie der Gewerbeordnung. Nach der Auflösung des gerade erst gewählten Parlaments im Jahre 1862 und einer weiteren Stärkung der Opposition durch die Neuwahlen[50] entschied sich die neue Regierung unter Otto von Bismarck zur »unkonstitutionelle(n) Herrschaft ohne ein Budgetgesetz«.[51] In dieser Zeit des »Verfassungskonflikts« gehörte Virchow zu den Hauptrednern der Opposition, so in der Adressdebatte vom 27. bis 29. Januar 1863[52], in der Kritik an der Verfassungswidrigkeit der preußisch-russischen Militärallianz gegen die polnische Revolution von 1863, beim Protest gegen die preußische Politik in der Schleswig-Holstein-Frage (1864) und in der Flottendebatte des Jahres 1865.

Trotz der konstanten Ablehnung der Regierungspläne in den Jahren 1863 bis 1866 konnten die Vertreter der Fortschrittspartei aber ihre Widersprüche nie lösen und scheiterten schließlich mit ihrer Politik am militärischen Erfolg Bismarcks gegen Österreich und die mit Österreich verbündeten deutschen Staaten im Jahre 1866.[53] Das liberale Bürgertum schloß unter Führung einer neuen Partei, der Nationalliberalen, seinen Frieden mit Bismarck, wobei ihm ein großer Teil der Ärzte auf diesem Weg folgte.[54] Fünf Gründe für dieses Scheitern lassen sich angeben: die Opposition – gerade auch Virchow – argumentierte beständig formal-juristisch, sie kümmerte sich nicht um Machtfragen; in ihrer Politik war sie auf das Parlament festgelegt, außerparlamentarische Wege wie Steuerverweigerung[55] etc. kamen für sie nicht in Frage; einer Bündnispolitik mit weiten Teilen der kleinbürgerlichen Schichten und vor allem der aufkommenden Arbeiterschaft verweigerte sie sich aus Furcht vor Revolution; aus ähnlichen Gründen beharrte sie auf der Ablehnung des Budgets und verteidigte die machtlose Kompromißinstitution der Landwehr, konnte sich aber nicht zu einer demokratischen Heeresreform (allgemeine Dienstpflicht bei verkürzter aktiver Dienstzeit), wie sie von Vertretern der Arbeiterschaft vorgeschlagen wurde[56], durchringen; damit übereinstimmend blieb der Widerspruch zwischen dem vor allem auch wirtschaftlich motivierten Wunsch nach nationaler Einheit und der Hoffnung auf liberale Freiheiten bzw. eine demokratische deutsche Einigung von unten immer in der Schwebe, bis ihn Bismarck durch seine »Revolution von oben« beendete.

Zwei Tendenzen in der Ärzteschaft gingen mit dieser verfehlten Politik einher: der wachsende Nationalismus und die Abwendung von politischen Entscheidungsverfahren. Schon 1865 hatte Dr. Eduard Zeis »eine Mahnung, sich in medicinischen Schriften des Gebrauchs der Fremdwörter und undeutscher Constructionen zu enthalten«, veröffentlicht.[57] Er führte aus:

»Zu einer Zeit, wie der jetzigen, zu welcher das deutsche Nationalgefühl mehr als je erwacht ist, nimmt es sich wahrhaftig schlecht aus, wenn sich deutsche Schriftsteller aller Augenblicke französischer Ausdrücke bedienen, wo es doch gar nicht nöthig ist, in dem unsere reiche deutsche Sprache einer solchen Aushülfe gar nicht bedarf. Es ist vielmehr nur eine üble Angewohnheit und Nachlässigkeit, vermöge welcher Viele es kürzer und bequemer finden, nicht nur beim Sprechen, sondern auch beim Schreiben sich ihnen geläufig gewordener französischer Ausdrücke zu bedienen, während es ihnen einiges Nachdenken und Suchen kosten würde, das geeignete deutsche Wort zu finden.«

Auch Virchow, der in engen Beziehungen zu französischen Medizinern wie Bernard, Broca, Velpeau und Kuess stand, selbst in französischer Sprache veröffentlicht hatte und die »Verpflichtung der deutschen Medizin gegenüber der französischen revolutionären Medizin offen anerkannt«[58] hatte, begab sich auf den Pfad des medizinischen Nationalismus:

»Auf der hannoverschen Naturforscherversammlung 1865 feierte er ganz plötzlich die ›Befreiung‹ der deutschen Medizin von der französischen Medizin, ihre ›Überlegenheit‹, ihren höheren ›moralischen Ernst‹ und zog sich so einen gerechten und würdigen Tadel von Charcot für diese unwissenschaftliche Prahlerei zu. In Innsbruck wiederholte Virchow 1869 den Mythos der Überlegenheit. Bis 1865 hat er mit seinem Lehrer Johannes Müller daran festgehalten, daß ›eine deutsche, französische, englische Schule für eine medicinische Wissenschaft... Barbarei (ist)‹. Jetzt – 1865 – entdeckte er den nationalen als dem kosmopolitischen Charakter der Wissenschaft entgegengesetzt. Er zeigte, wie die deutsche Wissenschaft gemeinsam mit und durch den Nationalismus gewachsen war.«[58]

Die Tendenz zum unpolitischen »wissenschaftlichen« Entscheidungsverfahren hatte sich ebenfalls bereits auf der Naturforscherversammlung von 1865 gezeigt, wo der Vorsitzende die Bildung einer Kommission über Medizinalreform für das nächste Jahr verhindern wollte.[59]
Von einer Minderheit innerhalb der Sektion für Hygiene wurde schließlich auf der Versammlung in Dresden 1868 der Antrag eingebracht: »Eine Fassung von Resolutionen über wissenschaftliche Fragen findet in den allgemeinen sowohl, als in den Sektions-Sitzungen nicht statt.«[60] Professor Zenker (Erlangen) begründete dies damit, daß »bisher von der Naturforscherversammlung nie Resolutionen abgegeben worden seien, weil es ihrer Zusammensetzung und ihrem Zwecke widerstreite, überhaupt auch ganz unthunlich sei, wissenschaftliche Fragen durch Majoritätsbeschlüsse entscheiden zu wollen. Die neuerdings in einzelnen Sektionen erfolgten derartigen Versuche seien als Beweis von dem Streben nach einer Mitwirkung bei den practischen Fragen des öffentlichen Lebens nur erfreulich, aber doch nicht zu billigen. Denn als reiner Ausdruck der Ansicht der Majorität über wissenschaftliche Fragen seien solche Resolutionen zwecklos und somit der Würde der Versammlung nicht entsprechend, sollten dieselben aber einen Einfluß auf das öffentliche Leben gewinnen, so müsse vorausgesetzt werden, daß die Versammelten dazu competent seien, was zu bestreiten sei, da die Zusammensetzung der ganzen Versammlung, sowie der einzelnen Sektionen eine ganz zufällige sei.«[61]
Hofrat Rinecker (Würzburg) bezeichnete es als gefährlich, in der Wissenschaft dogmatisch aufzutreten und Ansichten durch Majoritätsbeschluß oktroyieren zu wollen. Dem gegenüber betonten Dr. Dohrn (Stettin) und Dr. Varrentrapp die Notwendigkeit solcher Resolutionen gerade in praktischen Fragen, wie sie einzelne Sektionen behandelten. 1869 aber wurde der Antrag in der eingebrachten Form auf der Naturforscherversammlung in Innsbruck mit Mehrheit angenommen[62], während die Sektionen für Öffentliche Gesundheitspflege, für Medizinalreform, für Militärgesundheitspflege sowie die neue Sektion für Medizinische Statistik beschlossen, weiterhin in praktischen Fragen abzustimmen und die Ansicht der Mehrheit ihrer Mitglieder zu konstatieren.[63]
Hermann Eberhard Richter spottete über diese Versuche: »Wir hoffen nicht, daß diese berühmte Versammlung, von welcher einst die ersten Freiheitsbestrebungen des niedergetretenen deutschen Geistes ausgingen, eine solche Freiheitsbeschränkung ihrer Mitglieder zulassen, einen solchen *Selbstmord* an sich verüben werde! Zudem ist der Beschluß ganz unausführbar. Wenn ich als Vorsitzender mit meiner

Sektion darüber einig werde, über irgendeinen Gegenstand abzustimmen wer will mich daran hindern? Soll man nach dem Polizei-Gendarm schicken? Ehe derselbe eintrifft, sind wir fertig!«[64]
Es ist bezeichnend, daß gerade die Ärzte, die sich kritisch in den Fragen von Krieg und Frieden äußerten, wie Dohrn und Varrentrapp[65], für die weitere Möglichkeit von Resolutionen stimmten, während der Großteil der Versammlungsteilnehmer – übrigens parallel zu internationalen Tendenzen[66] – dagegen war. Die unpolitische Haltung der Ärzte und Wissenschaftler begann sich auszubreiten, was dieselben aber nicht daran hinderte, sogenannte »unpolitische« nationalistische Huldigungen an den König bzw. das deutsche Heer abzugeben.

3.4 Ärzte und der Pazifismus

Ökonomisch und sozial hatten die Ärzte seit dem Revolutionsjahr 1848 enorme Fortschritte erzielt; ihr einheitlicher Stand war von der bürokratischen Gängelung fast vollkommen befreit, in medizinischen Fragen waren sie die maßgebenden Experten geworden. Die politischen Vorstellungen vom freien, geeinten und demokratischen Deutschland aber konnten die liberalen Ärzte nicht durchsetzen, während ein wachsender Teil unter ihnen sich von den ursprünglichen liberalen bzw. demokratischen Forderungen distanzierte und seinen beschränkten Platz im Bündnis von Groß-(Rüstungs-)Industrie und Junkerschaft fand. Welche Haltung zu Krieg und Frieden und zur Entscheidungssituation des Arztes unter Kriegsbedingungen nahmen deutsche Ärzte unter diesen Rahmenbedingungen ein? Wenn wir hier vorerst das pazifistische Engagemant von Ärzten betrachten, so sicher nicht deswegen, weil sie die typischen Vertreter der Ärzteschaft waren. Im Gegenteil, die pazifistischen Argumentationen kennzeichnen nur in ihrer prekären Minderheitenposition den völlig anders gelagerten Konsens unter den deutschen Ärzten. Was selbstverständliche und akzeptierte Haltung war, mußte kaum argumentativ verteidigt und vertreten werden. Nur in der Verteidigung der kriegsgegnerischen Position, wie auch in ihrer rabiaten Ablehnung bzw. in differenzierten Argumentationen – wie bei Rudolf Virchow – werden die Positionen der Ärzte deutlich. Sonst handelten und behandelten die Ärzte, machten ihre Erfahrungen am Kriegsschauplatz und veröffentlichten wissenschaftliche Arbeiten zu kriegsmedizinischen Themen, ohne daß wir ihre Haltung zu Krieg und Frieden daraus spezifisch ablesen könnten.

3.4.1 Johann Jacoby und die »Internationale Friedens- und Freiheitsliga«

Die drohende allgemeine Kriegsgefahr nach dem preußisch-österreichischen Krieg von 1866 ließ die Friedensbewegung, die vorher vor allem in den angelsächsischen Ländern bestanden hatte, auch auf dem Kontinent wachsen. Am 11. Juni 1867 erschien in Genf der Gründungsaufruf der Internationalen Friedens- und Freiheitsliga an »alle Freunde der freien Demokratie«.[67] Ihr Programmspruch hieß »SI VIS PACEM, PARA LIBERTATEM«.[68] Sie war zugleich so etwas wie eine Internationale der Demokraten und richtete ihre Tagungstermine anfänglich auch auf die Zusammenkünfte der Internationalen Arbeiter-Association (I. Internationale der Arbeiterbewegung) ein. Der Zusammenschluß der Völker und die politische Emanzipation sollten den Frieden herbeiführen. So wie für diese Demokraten der Friede aus der Freiheit entstand, resultierte der Krieg aus der Unterdrückung. Sie stellten fest, »daß in Abwesenheit eines internationalen Rechts, was zugleich den Frieden und die Freiheit sichert, das einzige Mittel, die Übel und Verbrechen bei Eroberungs- und Aggressionskriegen zu verhindern, nur in der freien, dauerhaften und öffentlichen Vereinigung von Bürgern (= Citoyen) aller Nationen gesucht werden kann und darf, die, in dem sie die Größe dieser Aufgabe verstünden, deren Verwirklichung erfolgreich anstreben«. Die Liga hatte ihr Zentrum in der Schweiz, besonders unter den dortigen deutschen, polnischen und russischen Emigranten.[69] In Frankreich gehörten zu der Liga neben den Schülern Proudhons der kleinbürgerliche Sozialist Louis Blanc, Victor Hugo und eine wachsende Reihe von liberaldemokratischen Politikern.[70] Neben Italienern (u. a. Giuseppe Garibaldi) und Spaniern gehörten auch viele Deutsche zu den Mitgliedern, vor allem die süddeutschen Demokraten Leopold Sonnemann, Julius Haussmann, Nikolaus Titus, der Publizist Friedrich A. Lange sowie Karl Grün. Auch drei deutsche Ärzte finden sich im Umkreis der Liga: Johann Jacoby, Ludwig Büchner[71] und Anton Dohrn[72].

Wohl programmatisch für die Haltung dieser Ärzte ist Jacobys Rede im Berliner »Collosseum« vom 13. November 1863:

»Soll Preußen als Rechtsstaat erstehen, muß notwendig der Militär- und Junkerstaat Preußen untergehen. (Stürmischer Zuruf)« »Wird der gesetzliche Widerstand in diesem Sinne geübt, tut jeder einzelne Bürger, Mann für Mann, aus freien Stücken, ohne erst die Mahnung und Aufforderung eines anderen abzuwarten, seine volle Pflicht und Schuldigkeit nach dem uralten deutschen Rechtsgrundsatz«: »Wo wir

nicht mitraten, wollen wir auch nicht mittaten (Stürmischer, nicht endenwollender Beifall)..., dann muß vor einer solchen eng gescharten Bürger- und Verfassungswehr das budgetlose Regierungssystem ohnmächtig in sich selbst zusammenstürzen! (Stürmisches Bravo).«[73]
In einer Königsberger Versammlung hatte Jacoby 1866 den Krieg Preußens gegen Österreich als der »Wohlfahrt Deutschlands ebensosehr wie dem Rechte zuwider« bezeichnet, und im 4. Punkt dieser Resolution führte er aus:
»Die Einigung des deutschen Vaterlandes, welche zugleich die Lösung der Schleswig-Holsteinischen Frage in sich schließt, ist auf keinem anderen Wege, als dem der Freiheit zu erzielen; nur eine Regierung, welche die Freiheit des eigenen Volkes achtet und das Vertrauen der deutschen Bruderstämme besitzt, kann mit Erfolg die Begründung einer derartigen Schöpfung in die Hand nehmen.«[74]
Als Jacoby am 23. August 1866 in der Adressdebatte des Preußischen Abgeordnetenhauses ausdrücklich gegen die Kriegspolitik der Regierung protestierte und sich ihm nur drei weitere Abgeordnete anschlossen[75], kam von seiten der wenigen übriggebliebenen Demokraten[76], der Arbeitervereine[77] und aus dem Ausland[78] begeisterte Zustimmung zu diesem einsamen Ruf in der chauvinistischen Wüste. Jacoby wurde 1867 zu einem Bezugspunkt der Internationalen Friedensbewegung[79], und 1870 sollte er dem Kongreß der Internationalen Friedens- und Freiheitsliga als Ehrenpräsident wie vor ihm Giuseppe Garibaldi und Victor Hugo vorsitzen.[80] Der Pazifismus Jacobys hat wenig mit der ärztlichen Arbeitsweise zu tun[81], er ist ein allgemein politischer. Nicht im Krieg hat sich die Humanität zu bewähren, sondern lange vorher geht es um die politische Verhinderung des Krieges. Jacobys Trennung von der Fortschrittspartei, der Aufbau der Opposition unter dem Banner der Deutschen Volkspartei[82] und schließlich der Übergang zur eigentlichen Arbeiterpartei, der Sozialdemokratie, kennzeichnen den Weg. Die Opposition blieb schwach, die Volkspartei konnte nirgendwo – vielleicht mit Ausnahme Württembergs – stärker vordringen, und zusätzlich wurde sie durch die Spaltung von bürgerlicher und sozialer Demokratie geschwächt.[83] So hatten die demokratischen Kriegsgegner schon vor 1870 resigniert, und Jacoby schrieb am 25. Juli 1870:
»Wer nicht bloß sein Vaterland, sondern die Menschheit liebt, für den kann der Krieg nur Gegenstand tiefster Betrübnis sein. Erfreulich ist nur eins: daß in Deutschland wie in Frankreich die Demokratie und ein großer Teil der Arbeiter sich frei erhalte von der Pest des Chauvinismus. Hoffentlich werden einst auch die Völker zur Einsicht kommen, daß die Dynastien das Unglück Europas sind.«[84]

Im Verlauf des Krieges protestierte dann Jacoby am 14. September 1870 in einer Versammlung der Königsberger Volkspartei gegen die Annexion Elsaß-Lothringens. Die Resolution führte aus:
»Daß weder die Kriegserklärung Napoleons, noch die Waffentaten der deutschen Heere dem Sieger das Recht geben, über das politische Geschick der Bewohner von Elsaß und Lothringen zu verfügen. Aufgrund des Selbstbestimmungsrechts der Völker, im Interesse der Freiheit und des Friedens protestieren sie (die Mitglieder der Volkspartei, M. H.) gegen jede gewaltsame Annexion französischen Ländergebietes.«[85]
Die Grundlagen dieses Pazifismus der Internationalen Friedens- und Freiheitsliga, nämlich Föderalismus und die Anerkennung der Berechtigung des Verteidigungskrieges, führten dazu, daß Mitglieder der Liga, wie Giuseppe Garibaldi und Jożef Ludwik Hauke[86], auf der Seite der neuen republikanischen Truppen Frankreichs bzw. der Franktireurs[87] gegen die deutschen Truppen kämpften. Die preußische Regierung antwortete auf die zunehmende Revolutionsgefahr mit der Verhängung des Belagerungszustandes in den Staaten des Norddeutschen Bundes, mit dem Verbot von Volksversammlungen und der Einschränkung anderer demokratischer Freiheiten[88] sowie mit Terror gegen die französische Bevölkerung und den breiter werdenden Volkswiderstand. Gefangene Franktireure wurden erschossen, Geiseln ermordet, Dörfer niedergebrannt.[89] Der bürgerlichen Schichten sowohl in Deutschland wie in Frankreich bemächtigte sich eine solche Furcht vor der Revolution[90], daß die Pariser Commune schließlich in einer gemeinsamen französischen und deutschen Anstrengung vernichtet wurde.[91]
Die Umwandlung des »nationalen« Krieges in einen sozialen Krieg um mehr Demokratie, Freiheit und Gleichheit, wie es letztlich auch den Mitgliedern der Friedens- und Freiheitsliga vorschwebte, hatte durchaus auch ihre Sympathisanten unter Ärzten. Auguste Forel schrieb an seine Mutter: »Le résultat sera je crois que ni l'un ni l'autre ne sera ni battu ni vainqueur à fond, et le résultat final après la guerre sera que des deux côtés le peuple tombera sur le gouvernement; ce qu'il y a de mieux à attendre.«[92]
Und auch Rudolf Virchow wünschte den Franzosen, »daß sie das Ziel der Commune, die Selbstverwaltung, erreichen möchten, denn diese eigentliche Grundform des öffentlichen germanischen Lebens wird sowohl die innere Freiheit, als den Frieden zwischen den Völkern sichern«.[93]
Aber das Beispiel der Pariser Commune mit seinem hohen Menschenopfer dürfte diese Strategie aus der Tradition der Barrikadenkämpfe

des Jahres 1848 wesentlich erschüttert haben. Die internationale Demokratie sowie die Arbeiterbewegung hatten einen schweren Schlag erlitten, von dem sie sich erst nach Jahren wieder erholten.[94]
Theodor Billroth kommentierte diese Richtung so: »... der Gedanke der allgemeinen Menschenverbrüderung (bleibt) vor der Hand in Deutschland immer nur eine durch Reflexion erworbene Empfindung des Verstandes, die man gelten läßt und ihr pflichtgemäß nachkommt, ohne sich dafür erwärmen zu können. Menschen wie *Jacobi, Garibaldi, Vogt* bleiben dem deutschen Volk im Ganzen unverständlich. Man entbehrt die politische Freiheit in Deutschland zu wenig, als daß man begreifen kann, wie man seine Familienbeziehungen, d. h. seine Nationalität dafür opfern sollte. Man kann sich in Deutschland für ein deutsches Kaiserthum begeistern als den Ausdruck einer nationalen Zusammengehörigkeit, doch zu einer internationalen Republik fehlt jeder Boden.«[95]
Und Jacoby hatte wieder wie nach 1848 den Ruf eines gefährlichen Vaterlandsfeindes bekommen, während er etwa auf französischer Seite als Inbegriff des »guten (demokratischen) Deutschen« aufgebaut wurde. So schrieb Bernhard Naunyn, der Jacoby in den 70er Jahren auf Konsultationen in Königsberg traf: »Ich war nicht wenig überrascht, in diesem verrufenen ›roten Demokraten‹ einen liebenswürdigen, etwas reservierten Herrn von feiner gesellschaftlicher Haltung zu finden, mit dem zu verkehren eher ein Vergnügen war.«[96]

3.4.2 Eduard Reich und die Kritik der stehenden Heere

Gerade in den Jahren 1870/71 veröffentlichte Eduard Reich[97] sein System der Hygiene, in welchem dem Krieg einige zentrale Ausführungen gewidmet sind. Er war ein früher Vorläufer der sozialen Hygiene[98] und wirkte vor allem durch seine vielseitigen populären Schriften. Krieg und Frieden diskutierte er im Zusammenhang mit der Bevölkerungsentwicklung und der hygienisch-staatlichen Regelung der Ehe. So kommt er zu dem Schluß:
»Wenn durch den Krieg ein Volk aus den Klauen von Despoten gerissen und durch die ihm wiedergegebene Freiheit zu neuem Leben erweckt wird: dann hat der Krieg, insbesondere bei kurzer Dauer und bei im Verhältnis humaner Führung, nur wenig nachtheiligen Einfluß auf das Wohl der Bevölkerung; er schadet dann viel weniger, als das Treiben der Unterdrücker ehedem schadete. Jeder andere, länger dauernde Krieg, der mit Barbarei einhergeht, führt unmittelbar zu Massen-Armuth, Elend, Seuchen.«[99]

Nicht Armut sei die Ursache der Kriege, wie Pierre Joseph Proudhon behauptete, sondern der Krieg bringt umgekehrt »die größten aller Plagen, den Pauperismus und das Säbel-Regiment«. Mit H. C. Carey hält er Absolutismus und Zentralisation der Staatsgewalt für die Kriegsursachen: »Wenn eine Nation gedeihen soll, muß sie mit sich selbst und ihren eigenen Angelegenheiten vorzüglich, mit anderen Nationen aber nur friedlich sich beschäftigen; dann ist sie leicht zum Fortschritte geneigt, zur Vermehrung des Wohlstandes, der Bildung, und mitunter auch zur Pflege sittlicher Gefühle. Diese letzteren finden im Dunstkreise des Despotismus und der Centralisation nicht ihre Lebensluft. Wo sie fehlen, ist wahre Bildung unmöglich und reisst praktischer Materialismus ein. Hieraus entspringt für gewisse grosse Klassen der Bevölkerung physisches und moralisches Elend. Dieses wird von der Raufsucht und Ränkesucht der privilegierten Klassen entsprechend ausgebeutet und durch die nach Aussen geführten Kriege zu den höchsten Graden gesteigert.«[100]
Aber auch der Friede könne die Wohlfahrt der bürgerlichen Gesellschaft stören, wenn »Absolutismus und Parasitenthum ihre besten Säfte verderben. Der Friede ist demnach der Socialen Gesundheit nur unter der bestimmten Voraussetzung der Freiheit, der Erziehung und der Selbstbestimmung förderlich«.[101]
Für Reichs fortpflanzungshygienische Vorstellungen, die die Entartung der Menschheit verhindern sollen[102], ist ebenfalls der Friede eine Voraussetzung:
»Der Nachtheil des Krieges ist auch hier sofort klar und augenfällig, und es wird leicht begreiflich, daß länger andauernde Feindseligkeiten die Wirkung der besten bürgerlichen Gesetze in Frage stellen, das gesundeste Verhältnis von Staat und Gesellschaft zur Ehe fruchtlos machen. Zu ihrem physischen Gedeihen bedarf die Ehe des Friedens im Staate, zu ihrem moralischen Gedeihen aber des Friedens, welchen die Machtlosigkeit der Priester bedingt und verbürgt; denn da eine Kirche, die Gewalt hat oder die gar ein Staat im Staate ist, überall sich einmischt, wo sie bei Ehegatten nicht Gleichheit des Bekenntnisses weiß, somit Unfrieden zwischen den Gatten so wie zwischen Eltern und Kindern stiftet: kann das moralische Wohl der Familie und die Ersprießlichkeit der Ehe nur auf die völlige Machtlosigkeit der Pfaffen sich gründen. Um die Kirche in der wünschenswerthen Ohnmacht zu erhalten, ist weiter gar nichts nöthig, als gute Unterrichtung und Erziehung aller Volksschichten.«[103]
Reichs hygienische Überlegungen zum Krieg finden sich in den am stärksten sozialphilosophischen Teilen seines Systems. Seine Kritik

des Militärs und des Kriegs ist eine eigentlich sozialwissenschaftliche, und die Medizin bzw. physische Hygiene liefert nur die materiellen Grundlagen der Argumentation. Von der folgenden pazifistischen Position der Ligue Internationale et Permanente pour la Paix unterscheidet er sich durch die notwendige Voraussetzung eines bestimmten politischen Systems als Grundlage des Friedens und durch seine radikal antiklerikale Haltung, von Jacoby und seinen Mitstreitern aber durch die Ablehnung der Emanzipation der Frau und durch die Bejahung einer Ertüchtigung durch militärische Übung. Zwar ist »der Soldat ... ein Automat, das Ideal einer Arbeitsmaschine, der Augentrost aller derjenigen Naturforscher, welche zur Lebensaufgabe es sich gemacht haben, den Stoffumsatz zu errechnen, und der lebendige Beweis dafür, daß die gesitteten Menschen immer noch auf einer ganz erbärmlichen Stufe der Gesittung stehen«.[104]

Aber zur »Verweichlichung«, zum »weibisch Werden der Männer«, die durch die Üppigkeit aufgrund des Reichtums entstehe, kann »militärische Erziehung auf Grundlage der Gymnastik und Gesundheitspflege ... als ein ... Gegengewicht angesehen werden, und es ist in der That aus der Geschichte bekannt, daß diejenigen reichen Völker, welche derartiger Erziehung sich befleißigen und darauf angewiesen waren, beständig auf ihrer Hut zu sein, mannhaft blieben, reiner in den Sitten waren und durch ein höheres Maass von Gesundheit sich auszeichneten«.[105]

So kommt Reich zu dem Schluß, die »stehenden Heere« mit ihrer langfristigen Kasernierung abzulehnen, dagegen die allgemeine, möglichst kurz dauernde Wehrpflicht zu befürworten.

3.4.3 Ligue Internationale et Permanente pour la Paix

Ebenfalls 1867 wurde während der Pariser Weltausstellung die Ligue Internationale et Permanente pour la Paix von konservativen Elementen gegründet. Diese Gesellschaft war offiziell apolitisch und bequemte sich unter jede Regierungsform.[106] Sie bestand vor allem aus Vertretern der Freihandelsschule, wie Fréderic Passy[107] und Michel Chevalier, aber auch aus katholischen Geistlichen, wie dem Oratorianerpater und Mitglied der Academie, Gratry. Neben Mitgliedern in Belgien, Italien und den USA findet sich auch der Textilindustrielle und Bürgermeister von Mühlhausen im Elsaß, Jean Dollfus.[108] An deutschen Mitgliedern werden genannt: Justus von Liebig[109], der Arzt Georg Varrentrapp[110] und Regierungsrat Altgeld in Düsseldorf. »Um den Krieg unpopulärer und den Frieden populärer zu machen«[111], gab die Liga die »Bibliothek des Friedens« heraus, in der auch eine Schrift über den Krieg und die Epidemien der medizinisch-wissenschaftlichen Gesellschaft in Metz erschien.[112] Ähnlich wie Eduard Reich kommt sie zu dem Schluß, daß Seuche und Hunger fast immer die finsteren Gefolgsleute des Krieges sind, und fordert: »A bas la Guerre, la famine et la peste!«[113] Die Seuchenberichte von Metz seit dem Jahr 586 werden in dem Urteil zusammengefaßt:

»Alle großen Krankheiten kamen und gingen abhängig von dem Zustand der Hygiene und des Wohlstandes. In jüngerer Zeit sind es vor allem die Typhen, die durch den Krieg erzeugt werden, eine Folge all jener Übel und Entbehrungen, denen die enormen Menschenansammlungen ausgesetzt sind, die bereit sind sich auf den ersten Schlachtruf hin aufeinander zu stürzen und sich gegenseitig zu vernichten.«[114]

Viele beklagten zwar den Krieg, hielten ihn aber für ein notwendiges Übel. Dem zustimmen, bedeute aber Blasphemie gegen die Menschheit und den Schöpfer und die unwiderrufliche Verurteilung einer ohnmächtigen Zivilisation sowie den endgültigen Verzicht auf jede Idee des Fortschritts. »Unumgänglich notwendig ist es, gegen den alten Geist des Krieges zu kämpfen und dem eitlen Geschrei seiner Parteigänger zu trotzen. ›Friede‹ muß der Schwur, der Schrei der Glieder der Menschheit sein. Alle anderen Fortschritte sind im Keim in diesem einen Fortschritt enthalten.«[115]

Auch hier wurden medizinisch-hygienische Argumente gegen den Krieg gewendet und mit einer liberalen Ideologie des zivilisatorischen Fortschritts verbunden. Die Reduzierung aller Fortschritte auf den des Friedens gibt jedoch die differentia specifica zu anderen pazifistischen Argumentationen an: Freiheit und Föderalismus spielten eine geringe Rolle. Der Aufruf richtete sich generell an alle Menschen, nicht spezifisch an Ärzte, was im Einklang mit den allgemeinen aufklärerischen Bemühungen der damaligen Hygiene stand.

Obwohl Georg Varrentrapp zum Kreis der Liga gehörte, finden wir bei den Vertretern der öffentlichen Gesundheitspflege in Deutschland kaum einen Hinweis auf diese Argumentation, die Blätter der 1869 gegründeten »Vierteljahresschrift für öffentliche Gesundheitspflege« wurden u. a. mit Artikeln über Militärhygiene, mit Berichten und Diskussionen über die Erfahrungen im Krieg von 1870/71 gefüllt. Nur verschämt unter den »Notizen« findet sich 1869 der Hinweis, der Krieg von 1866 habe in Österreich-Ungarn nach den nunmehr erschienenen Statistiken eine Viertelmillion Choleratote verursacht; danach folgt ein Zitat aus der »Augsburger Allgemeinen Zeitung«:

»Welche Summe von Leiden, von zerstörtem individuellen und von Familienglück, von Verlust an Arbeitskraft und Erziehungswerth umschliessen diese Ziffern! Der Kirche, die das Ohr der Mächtigen der Erde hat, empfehlen wir dieses Material zur Geltendmachung in allen Hofkirchen Europas. Die Nationalökonomie wird, wenn sie nach dem Vorgange eines *Thünen, Engel, Wittstein* und Anderer den Werth der hier vernichteten Menschenkraft berechnen will, eine enorme Summe zu verzeichnen haben, die nicht in dem grossen Buche der Staatsschuld erscheint, aber auf dem Verlustconto zahlloser Familien zu der markverzehrenden Kriegs- und Soldatenschuld der Völker hinzukommt.«[116]

Während auf den Vorderseiten über die Effizienz der Militärgesundheitspflege diskutiert wurde, über Selektionskriterien für den Kriegsverwundetentransport[117], letztlich über die Sicherung und Steigerung der Leistungsfähigkeit der ganzen Bevölkerung in Krieg und Frieden[118], durften unter den kleinen Notizen selten genug einige widersprechende Fakten Platz finden, aber die deutliche Formulierung des Sachverhalts überließ man selbst hier fremden Stimmen. Das Fliegengewicht dieses ärztlichen Pazifismus macht die tatsächlichen Kräfteverhältnisse hinsichtlich Krieg und Frieden selbst in einer derart neuen, aufstrebenden, mit sozialen und politischen Reformplänen verknüpften Disziplin wie der Hygiene deutlich.

3.5 Die liberale Vermittlung: Rudolf Virchow

Im Zusammenhang des Verfassungskonflikts haben wir Rudolf Virchow schon kennengelernt. Aber seine Haltung war und blieb widersprüchlich; während er sich in den Jahren vor dem Krieg von 1870/71 einerseits der Organisation der freiwilligen Kriegskrankenpflege widmete[119], brachte er andererseits 1869 im preußischen Abgeordnetenhaus einen allgemeinen Abrüstungsvorschlag ein. Selbst 18 Jahre später mußte er diese Aktivitäten im Reichstag noch einmal verteidigen, zu einem Zeitpunkt, da eine neue chauvinistische Hetze in Deutschland und Frankreich entfacht worden war:

»Damals wußte ich nur, daß in Frankreich eine starke Friedensströmung existierte, und daß einflußreiche Männer dort bereit waren, diese Angelegenheit in die öffentlichen Verhandlungen zu bringen. Ich will offen sagen, es war erst ganz kurz vorher Herr Garnier-Pagès hier gewesen, und wir hatten weitläufig erörtert, in welcher Weise es möglich sei, in beiden Nationen die Friedensströmung zu stärken und dahin zu wirken, daß man sich gegenseitig in einer anderen Weise betrachte. (Heiterkeit rechts.) Das mag den Herren recht komisch vorkommen, ich bin aber bereit, in jedem Augenblick, wo es möglich ist, drüben wieder Anknüpfungspunkte zu finden, wieder Versuche zu machen, Friedensbestrebungen zu fördern. (Bravo! links.) Ich werde es immer als eine besondere Ehre für mich in Anspruch nehmen, solche Anliegen wieder einzubringen und dem deutschen Volke Gelegenheit zu geben, seine nach meiner Meinung existierende Friedensliebe praktisch zu bethätigen.«[120]

Als aber der Krieg 1870 tatsächlich ausbrach, stand der Schuldige auch für Virchow fest: »Die Plötzlichkeit des Ausbruches, die frivolen Vorwände der Kriegserklärung, die Größe der nationalen Güter, welche zu vertheidigen und zu gewinnen sind, die Schärfe der Gegensätze, welche die Erinnerung vielhundertjähriger Unbilden noch steigert. – Alles vereinigt sich, um eine Erregung der Gemüter hervorzurufen, wie sie wenige der Lebenden jemals empfunden haben. Inmitten ernster Arbeit, welche nicht ohne harte innere Kämpfe war, einer Arbeit, welche jedes Gebiet des menschlichen Strebens umfasste, den Staat und die Gesellschaft, die Religion und die Wissenschaft, stört uns die unerträgliche Anmassung eines herrschsüchtigen Nachbarn und zwingt Alles zu gemeinsamer Abwehr. *Wir müssen siegen, um endlich Ruhe zu haben im eigenen Hause.*«[121] Virchow sah sich außerstande, zwischen der französischen Regierung und dem französischen Volk zu unterscheiden, dem man im übrigen viel verdanke, wobei »Deutschland... gewiss am offensten in seiner Anerkennung gewesen« sei. Dieser Krieg sei »in Wahrheit ein *Krieg der Unwissenheit*«. »In der That, dieses so begabte, so bildungsfähige, so liebenswürdige französische Volk – wie hat man es misshandelt, in Unwissenheit erhalten und trotzdem zu Überhebung und maassloser Eitelkeit verführt, um es zu schnöden Zwecken missbrauchen zu können.«[122]

Der Wissenschaft und der Medizin fallen in diesem Zusammenhang besondere Aufgaben zu: »Es ist ein gewiss trostreicher Gedanke, dass das wahre Wissen nicht nur eine Erschwerung des Friedensbruches und demnach eine Bürgschaft des Friedens, sondern auch, wenn einmal der Krieg nicht zu vermeiden war, eine Verstärkung der Siegesgewissheit ist. Das wahre Wissen ist *humanes Wissen*: als die höchste und schönste Blüte der menschlichen Entwicklung bringt es zugleich alle besseren Eigenschaften des menschlichen Geistes, alle edleren Empfindungen zur Entfaltung. Deshalb sind wir überzeugt, dass der Krieg von unserer Seite human und mit höchster Opferfreudigkeit der Einzelnen zu einem frohen Ende geführt werden wird.«[123]

Nun gelte es aber, schon im Krieg die zukünftige Verständigung vorzubereiten, die »Versöhnung der Gemüther« und die Förderung der »Einsicht in die Gemeinsamkeit der Interessen Aller«. Die Aporie des Nationalstaats, nämlich die »Grundlagen der Wirksamkeit des Einzelnen auf dem Boden nationaler Entwicklung zu sichern«, durch die Garantie der Freiheit und Sicherheit vor fremdem Eingriff, gleichzeitig aber die »Beschränktheit des bloß nationalen Wesens« zu produzieren, findet für Virchow nur eine Lösung in der Vermittlung der nationalen und allgemein-humanen Elemente. »Die nationale Entwickelung (müsse) ihren Abschluß in einer humanen Verständigung ... finden«, nur so sei das Individuum über jene Beschränktheit »zu den höchsten Zielen der Menschheit emporzuheben«. Gerade in dem Augenblick, wo »jene erhabene Aufgabe ... den Händen der katholischen Kirche entfällt«, könne sie nur von der Wissenschaft aufgenommen werden.[124] Aus diesem Zusammenhang ergibt sich die entscheidende Stellung der Medizin.

»Die Medizin ist zunächst berufen, die Aera des Friedens vorzubereiten. Inmitten der Schrecken des Krieges ist sie und wesentlich nur sie berufen, auf den Schlachtfeldern anwesend zu sein als Vertreterin der Humanität, als die Repräsentantin des Menschenfriedens. ... Erweisen wir uns dieser Auszeichnung, welche die Gewalthaber in unsere Hand gelegt haben, würdig. Seien wir wie Hohepriester der Humanität im Kriege, Segen spendend für Alle. Aber gedenken wir daran, dass die höhere Aufgabe nicht im Kriege gelöst werden kann, dass vielmehr eine lange und ausdauernde Arbeit des Friedens dazu gehören wird, *humanes Wissen und Handeln zur Grundlage aller öffentlichen Einrichtungen, zum Gegenstande alles privaten Strebens* zu machen. Vergessen wir gerade in diesem Kriege nicht, dass wir mit demjenigen Volke kämpfen, welches nach dem unsrigen die grössten Opfer für die Befreiung der Menschheit gebracht hat und mit welchem in Frieden geeint, wir in der Lage wären, das erhabenste Beispiel gegenseitigen Wettkampfes in wahrhaft menschlichen Werken zu liefern. Die grossen Principien der Revolution, welche jetzt lügnerischerweise gegen uns angerufen werden, haben vielleicht nirgends mehr Anhänger, als unter denen, welche jetzt unter Waffen stehen gegen Frankreich, und man sollte jenseits des Rheines bei Zeiten sich darüber klar werden, dass, was wir bekämpfen, im Wesentlichen nichts Anderes ist, als *Unwissenheit und, was daraus folgt, Unwahrheit, Unsittlichkeit und Hoffahrt.«*[125]

Aber schon im Januar 1871 mußte Virchow feststellen: »Der gegenwärtige Krieg hat ein Dogma nach dem anderen zerstört, welches die

Leichtgläubigen errichtet hatten.«[126] Daß Festungen veraltete und unbrauchbare Einrichtungen seien, daß die Kriege der Neuzeit immer kürzer würden, daß die modernen Kriege nur noch Duelle der Armeen seien, daß die schweren Feld- und Lagerseuchen nur noch der Geschichte angehörten, all dies erwies sich sehr schnell als falsch. Unter Hinweis auf Guilhaumon[127] kam Virchow zu dem Schluß, es sei immerhin als ein großer Fortschritt zu betrachten, »dass in den letzten Jahren die Männer des Friedens begonnen haben, auch aus der Geschichte der Medizin ihr Rüstzeug zu holen«.[128] Denn die Vergeßlichkeit in bezug auf die Seuchengeschichte und ihren Zusammenhang zum Krieg sei selbst unter den meisten Fachleuten anzutreffen.[129]
Doch auch die Hoffnungen Virchows wurden von den historischen Ereignissen schnell zu einem ebensolchen widerlegten Dogma gemacht. Daß der Krieg von 1870/71 im wesentlichen ein »Krieg gegen die Unwissenheit« gewesen sei, konnte man wohl kaum aufrechterhalten, und der Krieg selbst begann die Wissenschaft und Medizin zu erfassen. Gegenseitige Vorwürfe der Verletzung der Genfer Konvention, die Streichung deutscher Mitglieder aus den Listen der Academie, chauvinistisch aufgeladene Prioritätsstreitigkeiten, selbst der Vorwurf, Virchow habe seine Cellularpathologie nur von dem Straßburger Kuess entlehnt, ohne den wahren Autor anzugeben[130], all dies ließ die erregten nationalen Leidenschaften auch in die Medizin eindringen; und dies so weitgehend, daß die jeweilige nationale Medizin als in einem prinzipiellen Gegensatz zur anderen stehend begriffen wurde.[131] Virchow hatte diesen Weg schon 1865 zu beschreiten versucht,[132] aber er wußte doch deutlich zu differenzieren:
»Die Deutschen haben endlich begriffen, was die Engländer und Franzosen längst allgemein angenommen haben, dass auch die Wissenschaft eine nationale Bedeutung hat, aber freilich nicht in dem Sinne, dass jede Nation sie in exclusiver Weise für sich ausbeuten soll... Daher ist uns die Wissenschaft ihrem Wesen nach human und nur ihrer Form nach national und wir wissen wohl zu unterscheiden zwischen der ausschließlich nationalen Politik und der allgemein humanen Wissenschaft.«[133]
Die eine scheide, die andere verbinde die Nationen. Und Virchow warnt vor den Weiterungen des Ausschlusses deutscher Mitglieder aus der Academie, die zudem »fast durchweg Opponenten des Krieges und ehrliche Freunde des Friedens«[134] seien:
»Würde ein solches Vorgehen ... nicht ein höchst gefährliches Präcedens für schlechte Regierungen gewesen sein, unter dem Vorwande politischer Gefährlichkeit verdiente Gelehrte von Staatsstellungen fern zu halten oder gar daraus zu entfernen? Mangel an Patriotismus bei

einem Manne der Wissenschaft – wie leicht läßt sich eine solche Combination entdecken?«[135]
Eine weitere Trennung von Politik und Wissenschaft war für Virchow daraus die Konsequenz. Neben deutlicher Kritik an der »unbeschränkten Herrschaft (der) Leidenschaften ... über den Verstand« auf seiten der deutschen Wissenschaftler,[136] da doch den Siegern der erste Schritt zur Versöhnung eher gezieme, neben Kritik auch an den nationalistischen Heißspornen auf französischer Seite[137] und der allgemeinen Aufforderung zu Versöhnung und Verständnis[138], findet sich aber ebenso die Charakterisierung der deutschen bzw. französischen Wissenschaft als mehr idealistisch bzw. mehr praktisch, was seine Entsprechung darin habe, daß in politischen Dingen Deutschland die Reform, Frankreich dagegen die Revolution liebe[139] und schließlich die Beschreibung des Geisteszustandes der französischen Nation als »dem Bilde des paralytischen Blödsinns oder der Folie raisonnante« sich nähernd.[140] Virchow sah sich hier in seinen schon 1848 gebildeten Anschauungen über psychische Epidemien bestätigt, stellt seine »Diagnose« zwar grundsätzlich in Frage, da die »nationale Art, die Dinge aufzufassen und zu empfinden, in Frankreich und Deutschland ... himmelweit verschieden« sein könne, aber angesichts der »ekstatischen Ergüsse eines Victor Hugo«, der »lügnerischen Telegramme eines Gambetta«, der »wahnsinnigen Manifeste der Pariser Commune« sei es »in der That schwer zu begreifen, daß ein solcher Geisteszustand zum Besseren gewendet werden soll. Denn das Bessere heisst leider *Resignation* ...«[141]
So läßt sich mit Virchows Äußerungen beinahe jede Position zum Krieg von 1870/71 belegen: Pazifismus, nationalistische Rechtfertigung des Krieges, Aufruf zur Versöhnung wie auch die Charakterisierung des französischen Volkes als geistig verrückt. In der Tat umfaßte die Virchowsche Vermittlung von differierenden Standpunkten das denkbar größte Meinungsspektrum.

3.6 Die sozialdarwinistische Rechtfertigung des Krieges: Theodor Billroth

Am Beispiel Theodor Billroth wird klar, daß keineswegs alle Ärzte von der liberalen Zeitströmung oder ihren Weiterentwicklungen erfaßt waren. Billroth war, so sagt er selbst, in seiner Jugend ziemlich systematisch im Franzosenhaß erzogen worden[142] – immerhin stammte er aus der Heimat des nationalistischen Dichters Ernst Moritz Arndt.[143] Unter dem Einfluß des wachsenden kulturellen und wissenschaftlichen Austausches und insbesondere durch das Studium der französischen Chirurgie hatte sich diese Haltung beinahe verflüchtigt.

»Doch da kam der Krieg, und sowie die Kriegserklärung da war, fühlte ich es wie Feuer in meinen Adern rollen; alle meine Jugenderinnerungen tauchten wieder auf, waren lebendiger wie bei irgend einer anderen Gelegenheit. Eine ungewohnte Unruhe trieb mich bald fort von Wien. Mitthun mußte ich! hin zum Kampfplatz!«[144]

Dabei spielte Billroths chirurgisches Interesse mit: schon 1859 erwartete er eher widerstrebend seine Einberufung zum Heer unter der Befürchtung, dadurch einen wesentlichen Schritt in seiner Karriere zu versäumen[145], 1866 hatte er kurz die süddeutschen Lazarette besichtigen können[146], nun aber bot sich ihm unter dem Zeichen der Humanität die Möglichkeit, Erfahrungssuche mit Beteiligung an der nationalen Sache zu verbinden, und dies gleichzeitig bei Besitz der Staatsbürgerschaft eines neutralen Landes.[147]

Doch angesichts des Kriegselends dauerte diese »Wallung ... nicht lange! So wie die ersten Schlachten gewonnen waren, und wie ich dann die armen Kerle vor mir hatte, Offiziere und Gemeine heruntergerissen aus ihren Himmeln voller Illusionen, nun so ganz unserer Willkür hingegeben, da schwanden Hass und Verachtung, nur Mitleid und der Wunsch zu helfen, die Leiden zu lindern, blieben zurück«.[148] Aber angesichts des massenhaften Elends im Krieg wurde dieser humane Wunsch problematisch und führte zu dem immer wiederkehrenden Gedanken, »dass das helfende Individuum dieser ungeheuren Masse von Verwundeten gegenüber wie ein Tropfen im Meere ist; anfangs überwältigte mich das so, dass ich mir einigemale die Frage vorlegte, ob es denn überhaupt etwas nützen könnte, unter diesen Verhältnissen mit Hand anzulegen; man steht diesen Vorgängen gegenüber, wie einem ungeheuren Naturereigniss; es scheint wie eine Ironie, sich mit der Erhaltung des Einzelnen abzumühen, während Tausende draussen hingeopfert werden. Man muss sich in der That in solchen Situationen zu aussergewöhnlicher Energie aufraffen, wenn man nicht vollständig apathisch werden will.«[149]

Diese Energie ist aber nun keineswegs eine pazifistische, gegen den Krieg gerichtete, im Gegenteil: »Mich reizen und ärgern aber auch oft Leute, welche sich in der Illusion befinden, es könne bei fortschreitender Kultur oder etwa zwischen grossen gebildeten Völker-Republiken nicht mehr zum Kriege kommen, ebenso, wie sich vernünftige Leute nicht miteinander duellieren; die Kriege seien das Resultat dynastischer Interessen, – und wie die weisen Sätze sonst heissen! So steht die

Sache aber meiner Ansicht nach gar nicht, sondern es handelt sich einfach darum, dass ich einen Andern oder ein Anderer mich in meinen Lebensbedingungen oder Lebensfreuden genirt; wenn dann nicht Einer ganz ausweicht und sich wo anders ansiedelt, so muss er sich fügen oder den Andern zwingen, sich ihm zu fügen – jetzt ist der Krieg fertig! Wenn sich nun diese Völkerindividuen bei einem Krieg die Glieder lahm oder abschlagen, so wachsen sie ihnen zum Glück rasch genug wieder, wenn der Organismus sonst noch stark genug ist, und sollte eines von ihnen in Folge des Kampfes ganz kaputt gehen, so wird sich das andere desto kräftiger entwickeln.«[150]
Diese Haltung ist aber nur möglich, wenn man »Achtung vor dem Leben des Individuums, und mag es das eines Verbrechers sein«, radikal von ethischen Stellungnahmen in allen über das Individuum und seine Familie hinausgehenden gesellschaftlichen Gebilden trennt:
»Doch wo es sich um die Entwicklung unserer grossen deutschen Völkerfamilie handelt, wie in diesem Kriege, da muss man sich, meine ich, schnell aus dem Humanitätsdusel herausreissen, in welchen weichherzige Molusken-Naturen leicht nach vielen Jahren des Friedens gerathen. Dem Geschick unserer grossen Race gegenüber muss die zärtliche Empfindung für eine geliebte Persönlichkeit in den Hintergrund treten. Jeder, er mag ein Gott für seinen kleinen oder grossen Kreis sein, mag sich dann sagen, wie entbehrlich er für das Ganze ist; denn dass kein Mensch unersetzlich ist, und die Welt über alle Leichen ihren ruhigen Gang fortschreitet, ist, wie ich mit jedem Jahre mehr einsehe, nur allzu wahr; mag es aber noch so trivial sein, es liegt darin die Bürgschaft eines noch langen Völkerlebens; überall Überfluss an geistiger Thätigkeit und geistiger Arbeit! Nur in der Kindheit und dem Greisenalter der Völker kommt ein bedeutendes Individuum zu aussergewöhnlichem Einfluss auf das Geschick des Staates.«[151]
Auch die Wissenschaft wird angesichts des Elends der Wundinfektionen von der individuellen Humanität und Ethik getrennt, der Fortschritt auf technische Errungenschaften reduziert: »Leider geht der Fortschritt unserer Wissenschaft wie der Fortschritt der Strategie über Haufen von Leichen! doch das Bewusstsein des Fortschreitens belebt uns in trüben Stunden, in welchen wir bekümmert das Haupt über unserer Ohnmacht sinken lassen!«[152]
Immer wieder ruft sich Billroth zurück »Zur Sache!«,[153] aber wissenschaftliche Arbeit, Behandlung organisatorischer Fragen der Kriegschirurgie und politische Reflexion stimmen durchaus überein. Kritik an der Unfähigkeit und Eitelkeit von Kriegschirurgen, sogenannten ärztlichen Franc-Tireurs, das Chaos und der Streit der Hilfsvereine un-

tereinander und mit dem Militär, der Widerstand der süddeutschen Organisationen gegen die zentrale Leitung aus Berlin lassen ihn nach der »unbedingten Subordination« rufen, in der man »in Preussen erzogen« sei:
»Diese Art von Cäsarismus scheint mir zur Aufrechterhaltung der einheitlichen Macht unbedingt nothwendig, denn der Kampf um's Dasein und um die Herrschaft wird so wenig unter den Völkern, wie unter den Thierarten aufhören. Das Leben des Einzelnen, wie das der Völker ist ein fortwährender Wachsthums- und Zerstörungsprocess; der Gestorbene wird im günstigen Fall zum Dünger für die Neugeborenen; ist dies in geistiger Beziehung der Fall, so mag man den Toten glücklich preisen. Diesen Kreislauf nennen wir die Unsterblichkeit der Materie oder der Seele, es wird wohl Alles eins sein! – Man mag sich drehen und wenden, wie man will, es gibt schliesslich nur das Naturrecht; Intelligenz und Reichthum sind an die Stelle der Körperkraft getreten, sie sind die modernen Waffen; der Kampf wird nie aufhören, er ist ein einfaches Resultat der Entwicklung und des Lebens. Nichts führt im gewöhnlichen Leben häufiger zum Krieg zwischen einzelnen Personen, als wenn Einer gescheidter und fleissiger ist als der Andere; ebenso ist es im Jahrtausende langen Leben der Völker.«[154]
Billroths Argumentation, in eine Vielzahl kriegschirurgischer Erfahrungen und Erkenntnisse verwoben, ist wohl die radikalste Position, die sich unter den Ärzten 1870/71 antreffen läßt. Sie ist in sich stimmig, durchaus realistisch, sobald man den Krieg und die politischen Verhältnisse einmal akzeptiert hat; im Vergleich zu anderen Autoren ist sie deutlich unverblümt[155], kaum in sich widersprüchlich und mit der gesamten Entwicklung der politischen Ideen Billroths in großer Übereinstimmung.[156] Keineswegs war sie eine plötzliche und nur augenblickliche Eruption. »Ich bin da auf eines meiner Lieblingsthemas gerathen, mit dessen Besprechung ich leider schon oft träumende Menschen geärgert habe.«[157] Die Benützung der Darwinschen Formel vom »Kampf um's Dasein« mag noch keineswegs eine konsequente Anwendung der Darwinschen Theorie auf die Gesellschaft sein, sondern Überhöhung nationalistischer Anschauungen mit »naturwissenschaftlichem« Beiwerk, sie steht auch im Widerspruch zu anderen darwinistisch inspirierten Zeitgenossen[158], aber eine Spur für die zukünftige Entwicklung des »Geistes« gibt sie allemal an.
In ausländischen medizinischen Zeitschriften wurde diese Argumentation Billroths einer scharfen Kritik unterzogen: »Professor Billroth ... verkennt jedes individuelle Recht, sobald von dem Interesse seines Volkes die Rede ist. Aber wir dürfen fragen: ›Von welchem

Nutzen ist ein Volk, wenn die Individuen, aus denen es besteht, reine Sklaven dieses Volksthumes sind? Und wenn Niemand unersetzbar ist, warum sollen wir uns kümmern um ein Volk, dessen Theile nicht unersetzbar sind?‹ Wie wir die Sache ansehen, so giebt es individuelle Rechte, die nie zu Gunsten des Ganzen ausser Augen gelassen werden dürfen, und das Ganze kann nur unter der Bedingung gedeihen, dass die Rechte des Einzelnen ganz und vollständig geachtet werden. Wir trauern, Deutschland von dieser Philosophie des perinde ac cadaver vergiftet zu sehen!«[159]
Die »Berliner Klinische Wochenschrift« bezeichnete diese Kritik als ein »lächerliches Curiosum«, das »weder die deutsche Nation noch speciell unseren hochgeehrten Collegen, gegen den es gerichtet ist, zu beleidigen vermag«.[160]

3.7 Zusammenfassung

Ökonomisch etabliert und politisch geschlagen haben sich die deutschen Ärzte 1870/71 dem gesellschaftlichen und politischen Bündnis von Bürgertum und Junkerschaft angepaßt. Die humanistischen Traditionen einer Verbindung von medizinischer und sozialer Reform brachen damit endgültig auseinander. Angesichts des Krieges mußten die traditionellen Argumentationen und ihre Zentralbegriffe umgebaut werden. Der Fortschritt reduzierte sich auf den Fortschritt der wissenschaftlichen Erkenntnisse und den Fortschritt der Nation in ihrer Einheit. Die Humanität zerfiel in eine individualisierte Hilfe am Einzelnen und eine antihumanistische Härte gegenüber dem Volk als Ganzem, die letztlich gerade die Wertschätzung des Individuums im Kern in Frage stellte. Politik, Wissenschaft und Medizin verloren ihre enge Verbindung. Eine Flucht in die sachliche, wissenschaftliche Arbeit für die »Allgemeinheit« setzte ein. Politik als Lob der Nation und Huldigung an die herrschenden Mächte sowie als begrenzte Standes- und Wissenschaftspolitik blieben von der zerstörten Gesamtkonzeption übrig. Wissenschaft begründete nicht mehr grundsätzliche Kritik am Bestehenden, sondern rechtfertigte das Ergebnis der politischen Gesamtentwicklung. Der Arzt als neutraler Fachmann der Humanität im Krieg akzeptierte von vornherein die Definition seines Arbeitsfeldes durch die herrschenden Mächte und letztlich die Unterordnung unter die militärisch-staatliche Gewaltausübung.[161] Die eingefahrenen Ideologien der fortschrittsfreundlichen Naturwissenschaftlichkeit durften sich gegen die nicht so leicht in die Nation integrierbaren

Randgruppen der Katholiken[162] und Juden[163] richten. Nur eine verschwindende Minderheit unter den Ärzten widersetzte sich auf der Grundlage ihrer früheren Anschauungen der Einbindung in den Krieg und dem mit ihm einhergehenden Wechsel der Ideologien, obwohl selbst die ärztlichen Pazifisten von den allgemein verbreiteten Vorstellungen der Stärke, Kraft und »Männlichkeit« beeinflußt waren.

Anmerkungen

1 Johann Jacoby (1805–1877), praktischer Arzt in Königsberg und demokratischer Politiker, Mitglied des Frankfurter Vorparlaments von 1848, der preußischen und 1849 der deutschen Nationalversammlung (äußerste Linke) sowie des Stuttgarter Rumpfparlaments, Flucht in die Schweiz, 1849 vom Hochverrat freigesprochen, Politiker der Fortschrittspartei seit 1861, der Deutschen Volkspartei seit 1868, 1870 wegen Rede gegen die Annexion Elsaß-Lothringens inhaftiert, seit 1872 Mitglied der Sozialdemokratischen Partei.

2 Jacoby, Johann: *Briefwechsel 1850–1877.* Hrsg. Edmund Silberner, Bonn 1978, S. 422. Vgl. ebenso J. Jacoby: *Über die Verfassung des Norddeutschen Bundes. Rede im preußischen Abgeordnetenhause am 6. Mai 1867.* In: ders.: *Gesammelte Schriften und Reden.* Hamburg 1877², Bd. 2, S. 316f.

3 Rudolf Virchow (1821–1902), Prof. der pathologischen Anatomie, 1847 in Berlin habilitiert, 1848 mit Rudolf Leubuscher Herausgeber der »Medizinischen Reform«, 1849 Professor in Würzburg, 1856 in Berlin. Politiker der Fortschrittspartei im preußischen Abgeordnetenhaus seit 1862, zugleich deren Mitbegründer, 1880–1893 Reichstagsmitglied (Freisinnige Volkspartei).

4 Virchow, Rudolf: Der Armenarzt. *Med. Reform*, Berlin, No. 18 vom 3. November 1848. Nachdruck Hildesheim–New York 1975, S. 125.

5 Du Bois-Reymond, Emil: Der deutsche Krieg. In: ders.: *Reden in zwei Bänden.* Bd. 1, 1912², S. 418.

6 Theodor Billroth (1829–1894), Chirurg, 1856 in Berlin habilitiert, 1860 Prof. der Chirurgie in Zürich, 1867 in Wien, leitete 1870 die Kriegslazarette in Weissenburg (Elsaß) und Mannheim, Freund von Johannes Brahms, 1871/72 an der Gründung der »Deutschen Zeitung« (Organ des deutschnationalen Flügels der österreichischen Liberalen) beteiligt.

7 Theodor Billroth an Prof. Wilhelm Lübke in Stuttgart vom 24. Juni 1871, in: *Briefe von Th. Billroth.* Hrsg. v. G. Fischer. Hannover–Leipzig 1897⁴, S. 141f.

8 So Erna Lesky über die *Briefe von Th. Billroth* (vgl. Anm. 7) und dessen *Chirurgische Briefe aus den Kriegslazarethen in Weissenburg und Mannheim* (vgl. Anm. 142). In: Erna Lesky: *Die Wiener medizinische Schule im 19. Jahrhundert.* Graz–Köln 1973², S. 344.

9 Huerkamp, Claudia: Ärzte und Professionalisierung in Deutschland. Überlegungen zum Wandel des Arztberufs im 19. Jahrhundert. *In: Geschichte und Gesellschaft, Zschr. Hist. Sozialwissenschaft.* 6 (1980), S. 349–382.

10 Die Promotionen der Universitäten waren vielfach käuflich erwerbbar gewesen; die medizinische Versorgung der großen Masse der Landbevölkerung lag in den Händen einer »schillernden Schar von Heilkünstlern mit teilweise recht zweifelhafter Befähigung, teilweise aber sicher auch mit großem Geschick und Erfahrung und der Kenntnis von Heilkräutern und Volksmitteln beruhenden Heilerfolgen: fahrende Operateure, ... Bruchschneider, Zahnreißer, Knocheneinrenker, ›weise Frauen‹, heilkundige Schäfer und Quacksalber aus vielen anderen Berufen.« (Huerkamp [wie Anm. 9], S. 351.) Für diese Praktiker gab es keinerlei Zulassungsvoraussetzungen.

11 Der Berufseid beinhaltete z. B. das Gelöbnis »Sr. Königlichen Majestät von Preußen, meinem allergnädigsten Herrn, unterthänig, treu und gehorsam« zu sein (Huerkamp [wie Anm. 9], S. 362).

12 Der Interpretationsspielraum der zuständigen Polizei führt zu einer derartigen Rechtsunsicherheit, daß die Ärzte von »Kurierzwang« sprachen.

13 Nach 1825 gab es nur noch die promovierten Ärzte (reine Mediker bzw. Medikochirurgen), die Wundärzte I. und die Wundärzte II. Klasse.

14 Huerkamp (wie Anm. 9), S. 355.

15 Für die Wundärzte I. Klasse war nun die Sekundarreife des Gymnasiums oder ein ähnlicher Abschluß Eingangsvoraussetzung zur medizinisch-chirurgischen Lehranstalt. Vorher hatte die Lehre bei einem Meister der Wundarzneikunst genügt.

16 1836/37 strebten von 254 Kandidaten 177 die Approbation als Medikochirurg an, 6 die als »medicus purus« und 77 die als Wundarzt 1. Klasse. Rust, J. N.: *Die Medizinalverfassung Preußens wie sie war und wie sie ist.* Berlin 1838, S. 135.

17 Schmidt, Hermann Joseph: *Die Reform der Medizinalverfassung Preußens.* Berlin 1846.

18 Finkenrath, Kurt: *Die Medizinalreform. Die Geschichte der ersten deutschen ärztlichen Standesbewegung von 1800–1850.* (Studien zur Geschichte der Medizin, hg. v. Karl Sudhoff und Henry E. Sigerist Heft 17). Leipzig 1929; Ackerknecht, Erwin H.: Beiträge zur Geschichte der Medizinalreform von 1848. *Sudhoffs Arch. Gesch. Med.* 25 (1932), S. 61–109, 113–183. Genschorek, Wolfgang: *Die medizinische Reformbewegung während der bürgerlich-demokratischen Revolution 1848/49 im Königreich Sachsen.* Diss. Leipzig 1973. Bleker, Johanna: Die Medizinalreformbewegung von 1848/49. Zur Geschichte des ärztlichen Standes im 19. Jahrhundert. *Dtsch. Ärztebl. – Ärztliche Mitteilungen* 73 (1976), S. 2901–2905, 2982–2988.

19 Über die Märzrevolution 1848 sagte Rudolf Virchow, sie sei »der große Kampf der Kritik gegen die Autorität, der Naturwissenschaft gegen das Dogma, des ewigen Rechts gegen die Satzungen der menschlichen Will-

kür.« (R. Virchow: *Gesammelte Abhandlungen auf dem Gebiet der öffentlichen Medicin und der Seuchenlehre*. Bd. 1, Berlin 1879, S. 9). Nach Hermann Eberhard Richter förderte die klassische Gymnasialbildung Phantasie, poetische Anschauung und Autoritätsglauben und mache den angehenden Arzt für seinen späteren Beruf untauglich (H. E. Richter: Zur Gymnasialreform [1847]. In: ders., *Kleinere Schriften gesammelt für meine Freunde, Erstes Bändchen. Zur Medicinalreform*. Dresden 1865, S. 70f). Der naturwissenschaftliche Unterricht dagegen fördere Kritik, Beobachtungsgabe, selbständige Denktätigkeit und den gesunden Menschenverstand (R. Virchow: Der Staat und die Ärzte [1849]. In: ders.: *Gesammelte Abhandlungen*... Bd. 1, Berlin 1879, S. 54).

20 Huerkamp (wie Anm. 9), S. 360.

21 Finkenrath (wie Anm. 18), S. 57f.; Ackerknecht, (wie Anm. 18), S. 76 bis 84.

22 Hermann Eberhard Richter (1808–1876), Professor der allgemeinen und speciellen Therapie in Dresden, Medizinalreformer und Standespolitiker, 1837–1849 Professor in Dresden, 1849 wegen Hochverrat verurteilt, 1850 freigesprochen und auf Wartegeld gesetzt, ab 1850 mit A. Winter Herausgeber von »*Schmidt's Jahrbücher der in- und ausländischen Gesamten Medizin*«, seit 1864 in der neuen Medizinalreform engagiert, 1872 Anreger und Gründer des deutschen Ärztevereinsbundes.

23 *Schmidt's Jahrbücher* 129 (1866), S. 269.

24 Verordnung, die Errichtung eines Landes-Medicinalcollegiums betreffend, sowie Geschäftsregulativ für Begründung eines hülfsärztlichen Externats vom 12. April 1865. Vgl. *Schmidt's Jahrbücher* 129 (1866), S. 271–276.

25 *Schmidt's Jahrbücher* 126 (1865), S. 387.

26 *Schmidt's Jahrbücher* 128 (1865), S. 269; 136 (1867), S. 389; 140 (1868), S. 142; 144 (1869), S. 269; 152 (1871), S. 378f. und Deutsche Medicinalreform. Thesen. In: *Schmidt's Jahrbücher* 137 (1868), S. 279f. bzw. 138 (1868), S. 387f.

27 Richter, H. E.: Zur deutschen Medicinalreform. Die neuesten Schriften über deutsche Medicinalreform. In: *Schmidt's Jahrbücher* 139 (1868), S. 258–271; ders.: Zur deutschen Medicinalreform. Zweiter Artikel. Ebd. 143 (1869), S. 225–245; ders.: Zur deutschen Medicinalreform. Dritter Bericht. Ebd. 154 (1872), S. 321–346.

28 Petition der Berliner medicinischen Gesellschaft, die Gewerbe-Ordnung betreffend, abgedruckt in der Beilage zur No. 15 zur *Berliner klin. Wschr.* 6 (1869). Huerkamp (wie Anm. 9), S. 363f.

29 Bereits beim Erlaß des Gesetzes über die Freizügigkeit vom 1. November 1867 hatten die Ärzte versucht, »ihre Freizügigkeit (im Norddeutschen Bund, M. H.) speziell hineinzubringen«, waren aber auf die zu erlassende Gewerbeordnung verwiesen worden. Marx, Christoph: *Die Entwicklung des ärztlichen Standes seit den ersten Dezennien des 19. Jahrhunderts*. Berlin 1906, S. 33.

30 Wilhelm Löwe-Calbe (den Beinamen erhielt Löwe nach seinem Wahlkreis Calbe) (1814–1887), Arzt und Politiker, 1848 Mitglied der Frankfurter Nationalversammlung (linker Flügel), 1849 Präsident des Rumpfparlaments in Stuttgart, Flucht in die Schweiz, dann nach London, 1853 Arzt in New York, dort u. a. Gründung des »German Dispensary«, 1861 amnestiert und nach Deutschland zurückgekehrt, Mitglied der Berliner Stadtverordnetenversammlung, ab 1863 Mitglied des preußischen Abgeordnetenhauses für die Fortschrittspartei, 1867–1881 Mitglied des Reichstages; sprach sich für die preußisch-kleindeutsche Lösung nach 1866 aus, unterzeichnete ebenso wie Virchow die Zustimmungsadresse der Nationalliberalen Partei an den König vom 30.8.1870; 1874 Austritt aus der Fortschrittspartei, mit regierungsfreundlicher Fraktion Zustimmung zu den Sozialistengesetzen, 1884 Mitglied der Nationalliberalen Partei. Widmete sich vor allem Fragen der öffentlichen Hygiene, u. a. beim Zustandekommen des Reichsimpfgesetzes, des Reichsgesundheitsamtes, der Errichtung eines Lehrstuhles für Hygiene in Preußen etc. Vgl. Zuelzer, W.: Zur Erinnerung an Löwe-Calbe. *Berliner klin. Wschr.* 24 (1887), S. 135f., 155f.; Johann Jacoby: *Briefwechsel 1816–1849.* Hrsg. Edmund Silberner, Bonn 1978, S. 571; und Johann Jacoby: *Briefwechsel 1850–1877* (wie Anm. 2), S. 447.

31 Huerkamp (wie Anm. 9), S. 366; Marx (wie Anm. 29), S. 36.

32 Huerkamp, S. 364–66 weist darauf hin, daß die Forderung keineswegs zum Ziel eines Berufsmonopols als Bestandteil des Professionalisierungsprojekts paßt. Die Kurierfreiheit galt für jedermann, nur der Titel »Arzt« oder gleichlautende Titelbezeichnungen waren gesetzlich geschützt.

33 Fränkel, B.: Zur Gewerbe-Ordnung, *Berliner klin. Wschr.* 6 (1869), S. 211f. und Richter 1872, S. 334f. (wie Anm. 27).

34 Marx (wie Anm. 29), S. 36. Zur ausführlichen Begründung siehe die »Motive zu vorstehenden Abänderungs-Vorschlägen« in der Petition der Berliner medizinischen Gesellschaft (wie Anm. 28).

35 Richter 1869 (wie Anm. 27), S. 244.

36 Wilhelm von Kardorff-Wabnitz (1828–1907), Agrarier und Politiker, 1866–1876 und 1888–1907 im preußischen Landtag, 1868–1906 Reichstagsabgeordneter der in den sechziger Jahren gerade gegründeten Freikonservativen Partei (später Reichspartei), seit 1885 Mitglied des preußischen Staatsrats, seit 1868 für Annäherung an engl. System des Self-Government; in den Gründerjahren von konservativer Seite wegen Verquickung mit wirtschaftlicher Tätigkeit (Central-Bodenkredit AG, Vereinigte Königs- und Laurahütte u. a.) angegriffen. Seit 1874 als Führer der protektionistischen »Freien wirtschaftlichen Vereinigung« für den Schutzzoll eintretend, 1876 Gründer des »Centralverbands deutscher Industrieller«, wurde er seit dem Beschluß der Schutzzölle 1879 der einflußreichste Vertreter einer gemeinsamen Politik von Großindustriellen und Agrariern und ein wichtiger parlamentarischer Berater Bismarcks. 1880–1906 Parteiführer der Freikonservativen, seit 1893 im Bund der Landwirte.

37 Richter 1869 (wie Anm. 27), S. 228.

38 Ackerknecht, Erwin H.: *Rudolf Virchow. Arzt. Politiker. Anthropologe.* Stuttgart 1957, S. 136.

39 Eberhard Dähne: Soziale Schichtung und politisches Verhalten am Beispiel der deutschen Oberschichten vor 1914. In: Wolfgang Abendroth, Kurt Lenk (Hrsg.): *Einführung in die politische Wissenschaft.* München 1982[6], S. 273–298.

40 Ackerknecht 1957 (wie Anm. 38), S. 134–141 über Virchow; Jacoby: *Briefwechsel 1816–1849* (wie Anm. 30), S. 392–636; Finkenrath 1929 und Ackerknecht 1932 (wie Anm. 18).

41 Jacoby: *Briefwechsel 1850–1877* (wie Anm. 2), S. 213f. und 220. »Ihre Person ist in der Vorstellung vieler Epigonen und Unverständiger ein Drohgespenst geworden, und diese Vision wird sich nicht anders zerstreuen als durch persönliches Anschauen und Anhören. Sie sind es doch auch der Partei schuldig, sich nicht mehr und mehr zu einem gefährlichen Mythos werden zu lassen. Kommen Sie nicht, so wird dadurch wahrscheinlich nur einem Pygmäen der Platz eröffnet, denn dann bricht der Parteihader offen aus und die Schwächlichen siegen. Also gürten Sie Ihre Lenden und ergreifen Sie den Wanderstab!« (S. 213f.).

42 Jacoby, Johann: An die Wahlmänner des zweiten Berliner Wahlbezirks. In: Jacoby: *Briefwechsel 1850–1877* (wie Anm. 2), S. 222f.

43 Ackerknecht 1957 (wie Anm. 38), S. 144.

44 151 Abgeordnete der Fraktion Vincke, 50 der Fraktion Mathis bei insgesamt 363 Abgeordneten (darunter 60 Konservativen und 76 Katholiken bzw. Polen).

45 Zur Parteiengeschichte in der Konfliktzeit: Hess, Adalbert: *Das Parlament, das Bismarck widerstrebte. Zur Politik und sozialen Zusammensetzung des preußischen Abgeordnetenhauses der Konfliktszeit (1862–1866).* Köln-Opladen 1964. Fesser, Gerd: Altliberale 1849–1876. In: *Lexikon zur Parteiengeschichte 1789–1945. Die bürgerlichen und kleinbürgerlichen Parteien und Verbände in Deutschland.* Bd. 1, Berlin (Ost) 1983, S. 59–65; Seeber, Gustav: Deutsche Fortschrittspartei 1861–1884. Ebd., Bd. 1, S. 623–648; Fesser, Gerd: Deutscher Nationalverein 1859–1867. Ebd. Bd. 2, Berlin (Ost) 1984, S. 201–215 und ders.: Fraktion Bockum-Dolffs 1862–1870 (Linkes Zentrum). Ebd. Bd. 2, S. 612–614 sowie die ältere Studie von Ludolf Parisius: *Deutschlands politische Parteien und das Ministerium Bismarck. Mit einem Vorwort über die gegenwärtige Kanzlerkrisis.* Berlin 1878.

46 Heinrich Otto Lüning (1818–1868), Arzt und Publizist in Rheda, kleinbürgerlicher Sozialist in den 40er Jahren, Mitglied des deutschen Nationalvereins, 1862–1866 Abgeordneter der Fortschrittspartei, 1866 Nationalliberaler.

47 Nach den Wahlen vom Dez. 1861 besaß die Fortschrittspartei 52, das »Linke Zentrum« 48 bzw. 52, die Altliberalen 94 und die Konservativen nur 15 Abgeordnete.

48 Die Reform sah eine wesentliche Vergrößerung des Heeres und Erhöhung seiner Kampfkraft vor. Die Landwehr, also das einst demokratische Element der preußischen Heeresverfassung von 1815, sollte aus der mobilen Feldarmee herausgenommen und möglichst zurückgedrängt werden. Zusätzlich sollte die Dienstzeit von zwei auf drei Jahre erhöht werden, was vor allem eine politische Indoktrinierung der Soldaten im konservativen Sinn ermöglichen sollte.

49 Programm der Deutschen Fortschrittspartei. In: Jacoby: *Briefwechsel* 1850–1877 (wie Anm. 2), S. 147f.; Seeber (wie Anm. 45), S. 626.

50 In den Wahlen von 1862 errangen Fortschrittspartei (135 Abgeordnete) und »Linkes Zentrum« (96 bzw. 101) erstmals die absolute Mehrheit gegenüber 13 Konservativen.

51 Ackerknecht (wie Anm. 38), S. 145.

52 Virchow hatte die Adressvorlage an den König, die die ungesetzlichen Handlungen der Regierung tadelte, eingebracht.

53 Die Wahl des preußischen Abgeordnetenhauses am Tag der Schlacht von Königgrätz ergab 142 konservative Mandate sowie 26 des »Rechten Zentrums« gegenüber 83 der Fortschrittspartei und 65 des »Linken Zentrums«.

54 Vgl. Anm. 30 zu Löwe-Calbe und Anm. 46 zu Heinrich Otto Lüning.

55 Die Steuerverweigerung wurde vor allem von Johann Jacoby propagiert.

56 Engels, Friedrich: *Die preußische Militärfrage und die deutsche Arbeiterpartei*. 1865.

57 Eine Mahnung, sich in medicinischen Schriften des Gebrauchs der Fremdwörter und undeutscher Construktionen zu enthalten; von Dr. Eduard Zeis zu Dresden. *Schmidt's Jahrbücher* 126 (1865), S. 263. Wohl in Übereinstimmung mit Hermann Eberhard Richter (wie Anm. 22).

58 Ackerknecht (wie Anm. 38), S. 129.

59 Richter 1869 (wie Anm. 27), S. 230f..

60 *Schmidt's Jahrbücher* 140 (1868), S. 131 (Bericht über die 42. Versammlung deutscher Naturforscher und Ärzte).

61 ebd. S. 131

62 *Schmidt's Jahrbücher* 144 (1869), S. 137 (Bericht über die 43. Versammlung deutscher Naturforscher und Ärzte).

63 ebd. S. 269.

64 Richter 1869 (wie Anm. 27), S. 230. Dieser Bericht erschien vor der Naturforscherversammlung. Zum Resolutionskonflikt vgl. auch: Wasserfuhr, Hermann: Resolutionen oder Nicht-Resolutionen. Bemerkungen zu dem von den Herren Prof. Zenker und Genossen in der Dresdener Versammlung deutscher Ärzte und Naturforscher gestellten Anträge. *Dtsch. Vjschr. öff. Gesd.pfl.* 1 (1869), S. 126–134. Varrentrapp, Georg: *Zur Frage der Räthlichkeit der Abstimmungen in einigen Sektionen der Versammlung deutscher Naturforscher und Ärzte*. Berlin 1869; Möller, J. u. Schiefferdecker, W.: Die Königsberger Sanitäts-Commission vor dem

Forum der Section für Hygiene in Rostock. *Berliner klin. Wschr.* 8 (1871), S. 557f.

65 Zu Dohrn vgl. Abschnitt 3.4.1, Anm. 72; zu Varrentrapp vgl. Abschnitt 3.4.3, Anm. 110.

66 Auf dem 1. Internationalen Medicinischen Kongress 1867 in Paris war die Interpellation des Holländers Dr. van Lohe, sich auch mit professionellen Verhältnissen des ärztlichen Standes auseinanderzusetzen, abgewehrt worden; Bericht in *Schmidt's Jahrbücher* 136 (1867), S. 142. Auf dem 2. Internationalen Medicinischen Kongress 20.9.–4.10.1869 in Turin wurden zwar unter Programmpunkt [g] »Die Rechte und Pflichten der Aerzte nach den Gesetzgebungen der verschiedenen Länder und die nöthigen Verbesserungen derselben« (*Schmidt's Jahrbücher* 142 [1869], S. 388) behandelt, gleichzeitig bestimmten die Statuten aber in Artikel 3: »Der Congress wird ausschließlich ärztlich und wissenschaftlich sein. Die Religion, die Politik und die Philosophie sind ausgeschlossen.« (*Berliner klin. Wschr.* 6 [1869], S. 275f. und *Dtsch. Vjschr. öff. Gesd.pfl.* 1 [1869], S. 588).

67 Jacoby: *Briefwechsel 1850–1877* (wie Anm. 2), S. 432f.

68 Wenn du den Frieden willst, schaffe die Freiheit.

69 Die wesentlichen Organisator(inn)en waren Amand Goegg (1820–1897), der 1848 Finanzminister der badischen Revolutionsregierung gewesen war, sowie seine französische Frau Marie Pouchoulin (1826–1899), Gründerin und Vorsitzende des Internationalen Frauenbundes. Michael Bakunin (1814–1876) war bis September 1868 Mitglied.

70 Die allermeisten zeitgenössischen wie auch heutigen deutschsprachigen Lexika sehen die Internationale Friedens- und Freiheitsliga fälschlicherweise als französische Organisation an.

71 Ludwig Büchner (1824–1899), Arzt und Philosoph, 1854 Habilitation in Tübingen, wegen seines Werkes »*Kraft und Stoff*« 1855 suspendiert, seither Arzt in Darmstadt und freier Schriftsteller. 1881 Gründer des Freidenkerbundes.

72 Anton Dohrn (1840–1909), Arzt und Zoologe, seit 1860 mit Jacoby bekannt, 1868 bei Haeckel in Jena für Zoologie habilitiert, seit 1870 Gründer und Leiter der Zoologischen Station in Neapel.

73 *Rede des Abgeordneten Dr. Johann Jacoby, gehalten in der Wahlmännerversammlung des zweiten Berliner Wahlbezirks am 13. November 1863.* Leipzig 1863, S. 11, 15. Zitiert nach Jacoby: *Briefwechsel 1850–1877* (wie Anm. 2), S. 301. Jacoby wurde dafür zu sechs Monaten Haft verurteilt, die er vom 26.8.1865 bis Februar 1866 in Königsberg zu verbüßen hatte.

74 Resolutionsentwurf über die Kriegsfrage vom 12. April 1866, in: Jacoby: *Briefwechsel 1850–1877* (wie Anm. 2), S. 368. Jacoby erhielt dafür vom Stadtgericht Königsberg drei Monate Gefängnis, fiel aber unter die allgemeine Amnestie vom 20. September 1866. Die Versammlung fand unter dem Vorsitz von Dr. Ferdinand Falkson (1820–1890; Schriftsteller, Arzt

und liberaler Politiker in Königsberg, bis 1866 eng mit Jacoby befreundet, Vorstandsmitglied des Königsberger Handwerkervereins, Stadtverordneter, führendes Mitglied der Fortschrittspartei, ab 1866 der Nationalliberalen Partei) statt.

75 Nur vier Abgeordnete stimmten gegen die servile Adresse des Abgeordnetenhauses; vgl. den Bericht im *Écho de Liège* vom 26. August, zitiert in Jacoby: *Briefwechsel 1850–1877* (wie Anm. 2), S. 393.

76 Jacoby: *Briefwechsel 1850–1877*, S. 391, S. 394–398 (Volksvereine in Mannheim, Hannover, Heidelberg, Stuttgart, Pforzheim, Elbingen, Winnenden, Leipzig, Schwäbisch-Gmünd und Heidenheim).

77 ebd. S. 391 f. (Berliner Arbeiterverein); 400 f. (Deutsche Arbeitervereine in der Schweiz und Arbeiterbildungsverein in Heilbronn).

78 ebd. S. 394 (Zürcher Adresse) bzw. 393 (*Écho de Liège*).

79 Louis-Antoine Garnier-Pagès an Jacoby am 23. 3. 1867 und 23. 4. 1867, ebd. S. 420 f. und 424 f. Internationale Friedens- und Freiheitsliga, ebd. S. 432 und 438 f. (Ludwig Simon, Emile Acollas). Auch die Vertreter der Ligue international et permanente pour la paix (vgl. Abschnitt 3.4.3) wandten sich an Jacoby (ebd., S. 435 f. Fréderic Passy).

80 ebd. 504, 506 f. (Jacoby lehnte dies als »einen Luxus« in »demokratischen Versammlungen« ab).

81 Wesentlich andere praktisch-ärztliche Probleme ergaben sich aus Jacobys Haltung: Wie läßt sich kontinuierliche Versorgung von Patienten bei immer wiederkehrenden politischen Haftstrafen aufrecht erhalten? Jacoby stellte 15. 2. 1866 den Antrag auf zweistündigen Arresturlaub, um eine Patientin und nahe Verwandte nach dem Tod ihres Mannes zu besuchen, da er es für seine Pflicht hielt, »der 76jährigen Frau als Arzt Beistand zu leisten, um mögliche Gefahr für ihren Gesundheitszustand abzuwenden«. Eine Beurlaubung wurde nicht gewährt, dagegen entschied der Kriminalsenat des Ostpreußischen Tribunals, es sei »nur ... eine unter den obwaltenden Verhältnissen nicht zurückzuweisende Maßregel, wenn dem Bittsteller der fr(agliche) Krankenbesuch unter schonender und Aufregung bei der Patientin vermeidender Begleitung eines Gefängnisbeamten ... gestattet wird« Jacoby: *Briefwechsel 1850–1877* (wie Anm. 2), S. 356 f. und 360.

82 Der Hauptteil von Jacobys Briefwechsel in den Jahren 1867 bis 1870 bezieht sich auf die Deutsche Volkspartei, die letztlich nur in Württemberg bis ins 20. Jahrhundert eine stärkere Verankerung hatte.

83 Mayer, Gustav: *Radikalismus, Sozialismus und bürgerliche Demokratie*. Frankfurt am Main 1969.

84 Jacoby: *Briefwechsel 1850–1877* (wie Anm. 2), S. 518.

85 ebd. S. 524. Jacoby wurde dafür vom 20. 9. 1870 bis 26. 10. 1870 auf der Feste Boyen bei Lötzen interniert.

86 Jożef Ludwik Hauke, genannt Bosak (1834–1871), polnischer General, bis 1862 in der russischen Armee, Teilnehmer des polnischen Aufstandes von 1863/64, seit 1867 in Carouge bei Genf, Mitglied des Zentralkomitees

der Internationalen Friedens- und Freiheitsliga. Veröffentlichte 1869: *La Grève. Précédée d'une lettre du Dr. Jean Jacoby, député au parlement prussien. Brochure populaire*. Genf 1869, in der er den allgemeinen Streik als wirksame Waffe im Kampf für den achtstündigen Arbeitstag und die Demokratie darstellte. 1870 stellte er sich der Regierung der französischen Republik zur Verfügung, kommandierte eine Brigade in den Vogesen und fiel im Januar 1871 bei Dijon.

87 Freischärler im Krieg von 1870/71 auf französischer Seite, nach der Genfer Konvention als bewaffnete Nicht-Kombattanten eingestuft.

88 Neben Jacoby wurden u. a. die Arbeiterführer Bebel und Liebknecht verhaftet. Vgl. auch Jacoby: *Briefwechsel 1850–1877* (wie Anm. 2), S. 541, über weitere inhaftierte Demokraten.

89 *Kurzer Abriß der deutschen Militärgeschichte*. Hrsg. v. einem Autorenkollektiv unter Leitung v. Gerhard Förster. Berlin (Ost) 1974, S. 160 und 162.

90 Vgl. Virchow, Rudolf: Nach dem Kriege. *Arch. path. Anat.*, Berlin 53 (1871), S. 4.

91 Die Niederschlagung des Commune-Aufstandes forderte nochmals 17000 bis 20000 Tote, bis 1875 folgten 46000 Prozesse mit 26 Hinrichtungen und unzähligen Deportationen.

92 August Forel an seine Mutter vom 15. Juli 1870, im Besitz des »Fonds Auguste Forel« des medizinhistorischen Instituts der Universität Zürich, zitiert nach Walser, Hans H.: Die Aerzte und der Krieg am Beispiel des deutsch-französischen Krieges von 1870/71. *Clio Medica* 2 (1967), S. 112. Jetzt auch in: *August Forel: Briefe. Correspondance 1864–1927*. Hrsg. v. Hans Walser. Bern–Stuttgart 1968, S. 77. Forel war damals noch Medizinstudent.

93 Virchow 1871 (wie Anm. 90), S. 27.

94 Jacoby arbeitete weiter in der Internationalen Friedens- und Freiheitsliga mit und wurde am 7. 9. 1873 Mitglied ihres Zentralkomitees. Die französischen Demokraten und Sozialisten erlitten durch die Vernichtung der Commune einen fürchterlichen Aderlaß, den sie erst nach dem Regime des Generals Boulanger unter dem Republikaner Pierre Waldeck-Rousseau nach und nach überwinden konnten. *Meyers Konversationslexikon* schrieb 1876 (3. Auflage, Bd. 7, S. 197): »Die internationale Friedensliga breitete sich nicht sehr aus; sie hält ihre alljährlichen Kongresse in Genf, wo aber (vgl. die Briefe und Manifeste Victor Hugo's) mehr der Krieg als der Frieden gepredigt wird.«

95 Theodor Billroth an Prof. His in Basel vom 21. Mai 1871. In: *Briefe von Theodor Billroth* (wie Anm. 7), S. 139f.

96 Naunyn, Bernhard: *Erinnerungen, Gedanken und Meinungen,* München 1925, S. 273. Bernhard Naunyn (1839–1925), Internist und Begründer des »Archivs für experimentelle Pathologie und Pharmakologie« 1872ff. (Naunyn-Schmiedebergs Archiv), ab 1869 Professor in Dorpat, Bern, Königsberg, seit 1888 in Straßburg.

97 Eduard Reich (1836–1919), Arzt, Hygieniker und Publizist, Studium in Olmütz und Brünn, 1857 physiologisch-chemisches Laboratorium Jena (Assistent), private Studien 1857 in Marburg, 1859 in Göttingen; 1860 Dozent für Hygiene, Bern; wegen revolutionärer Betätigung gegen Österreich-Ungarn in ein Hochverratsverfahren verwickelt, mußte August 1861 Bern verlassen; danach in Straßburg bzw. in Gotha, 1865 in Olmütz; 1866 verhaftet (wegen politischer Abhandlung); 1869–1873 Bibliothekar der Herzoglichen Bibliothek in Gotha; danach in verschiedenen Orten an der Ostsee (Rostock, Glücksburg, Kiel), seit 1893 in Belgien als freier Schriftsteller lebend; 1914 als Ausländer nach Holland ausgewiesen.

98 Rosen, George: Was ist soziale Medizin? Analyse der Entstehung einer Idee (1947). In: Erna Lesky (Hrsg.): *Sozialmedizin. Entwicklung und Selbstverständnis*. Darmstadt 1977, S. 317–320.

99 Reich, Eduard: *System der Hygiene*, 1. Bd., 2. Hälfte (Sociale Hygiene). Leipzig 1870, S. 275.

100 ebd. S. 275.

101 ebd. S. 276.

102 Reich, E.: *Über die Entartung des Menschen, ihre Ursachen und Verhütung*. Erlangen 1868.

103 Reich (wie Anm. 99), S. 352.

104 Reich, E.: *Arbeit und Lebensnoth aus dem Gesichtspunkte der Gesundheitspflege und des Humanismus betrachtet*. Berlin 1881, S. 270.

105 ebd. S. 273.

106 In der Pazifismusliteratur wird sie oft mit der oben erwähnten Ligue internationale pour la liberté et la paix verwechselt. Vielfach gilt sie als rein französische Organisation, da sich die französische Gruppe 1872 in »Société française des amis de la paix« umbenannte. Vgl. *Pierers Konversations-Lexikon*, Bd. 5, Stuttgart 1890[7], S. 1506 (Artikel: Friede) und *Meyers Großes Konversations-Lexikon*, Bd. 7, Leipzig-Wien 1909[6], S. 106 (Artikel: Friede).

107 Frédéric Passy (1822–1912), französischer Nationalökonom, Freihandelsapostel, Sekretär der Liga, 1901 Nobelpreisträger.

108 Jean Dollfus (1800–1887), Textilindustrieller und Politiker, seit 1820 im Textilkonzern der Familien Dollfus, Mieg & Co., Vertreter einer liberalen Handelspolitik in Frankreich, wie auch im Deutschen Reich nach 1871, stand in freundschaftlichem Verkehr mit den freihändlerischen Pazifisten M. Chevalier und Richard Cobden. 1863–69 Bürgermeister, 1877 in den Reichstag gewählt, forderte 1881 die freiwillige Rückgabe Elsaß-Lothringens an Frankreich, Gegner des Schutzzolls. Initiator sozialpolitischer Aktivitäten in Mühlhausen.

109 Justus von Liebig (1803–1873), Chemiker, 1824 a. o. Prof. der Chemie in Gießen, 1852 Prof. in München. 1822–24 Arbeit in Paris und Kontakt zu den berühmten französischen Chemikern. »Nicht unerwähnt darf es aber bleiben, daß er sich durch die politische Strömung des Jahres 1870–71 nicht verleiten ließ in die chauvinistische Kriegstrompete zu blasen, son-

dern daß er damals, die Aufgabe des Gelehrten in solcher Zeit richtig erkennend, in einer ausführlichen Rede vor der bairischen Akademie alles hervorhob, was die gelösten Bande internationalen Verkehrs wieder anknüpfen konnte und gerade da besonders betonte, wie viel wir Deutsche überhaupt, und er im Speciellen, von den Franzosen gelernt haben.« (*Allgemeine Deutsche Biographie*, Bd. 18, 1883, S. 592.)

110 Georg Varrentrapp (1809–1886), Arzt und Hygieniker, Studium in Heidelberg, nach Relegierung aus politischen Gründen 1828 in Straßburg, Paris und Würzburg, 1832 Assistent seines Vaters am Hospital zum Heiligen Geist in Frankfurt, 1842–1872 Oberarzt ebenda, gründete 1834 die »Armenklinik«, organisierte 1846 die 1. internationale Versammlung für Gefängnisreform in Frankfurt, 1848 Schriftführer des Vorparlaments, widmete sich nach 1848 der Hygiene, initiierte 1867 die Section Hygiene der Naturforscherversammlung, 1869 die Gründung der Deutschen Vierteljahresschrift für öffentliche Gesundheitspflege, 1873 des Deutschen Vereins für öffentliche Gesundheitspflege. 1870/71 Leiter des Lazaretts des freiwilligen Hilfsvereins in Frankfurt, 1880 a. o. Mitglied des kaiserlichen Gesundheitsamtes. 1842–1884 Mitglied der gesetzgebenden, später der Stadtverordnetenversammlung in Frankfurt. Über die Mitgliedschaft Varrentrapps in der Liga ist bei A. Spiess: Georg Varrentrapp. *Dtsch. Vjschr. öff. Gesd.pfl.* 18 (1886), Heft 2, S. III–XXIV; Wasserfuhr: Dr. Georg Varrentrapp. *Berliner klin. Wschr.* 23 (1886), S. 213f. und in der *Allgemeinen Deutschen Biographie*, Bd. 39, 1895, S. 500–502 nichts zu finden. Dagegen Guilhaumon (wie Anm. 112), Umschlag.

111 Vorwort zu Guilhaumon (vgl. Anm. 112).

112 Guilhaumon, M. F.: *La Guerre et les Epidémies d'après les mémoires de la société des Sciences Médicales de Metz (=Bibliothèque de la Paix. Publiée par les soins de la Ligue Internationale et Permanente de la Paix.* 3. Lieferung). Paris 1868.

113 ebd. S. 14.

114 ebd. S. 90.

115 ebd. S. 94f.

116 *Dtsch. Vjschr. öff. Gesd.pfl.* 1 (1869), S. 463f. In den vermischten Notizen zur Kindersterblichkeit findet sich 1870 folgende Meldung: »Nach einem Bericht, welchen Herr West, Sekretär der englischen Botschaft in Paris, über den Handel und die allgemeine Statistik Frankreichs an die englische Regierung erstattet hat, haben die Kriege des zweiten Kaiserreichs 80000 Tote in der Krim, 65000 in China und Mexiko, 60000 in Italien, summa 205000 Menschenleben gekostet!« (Ebd. 2 (1870), S. 155). Die menschlichen Kriegsverluste des späteren Kriegsgegners wurden hier also aufmerksam beobachtet.

117 Wasserfuhr, Hermann: Vier Monate auf einem Sanitätszug. *Dtsch. Vjschr. öff. Gesd.pfl.* 3 (1871), S. 197.

118 Reclam, Carl: Die Gesundheitspflege und ihre Aufgaben. *Dtsch. Vjschr.*

öff. Gesd.pfl. 1 (1869), S. 1–5. Zum Schlusse des ersten Jahrgangs, ebd. S. 639–641 schreibt »die Redaction« (C. Reclam): »Leistungsgrösse des Staates in Krieg und Frieden, bedingt durch die Leistungen der Bevölkerung auf geistigem und materiellem Gebiete, hängen schließlich doch von der gesunden Kernhaftigkeit aller Einzelnen ab.« (S. 639). Sicherung und Steigerung der Leistungsfähigkeit waren für Reclam die zentralen Ziele der öffentlichen Gesundheitspflege.

119 Virchow nahm vom 22.–27. April 1869 als Delegierter der Victoria-Nationalstiftung an der (2.) internationalen Conferenz der Vereine zur Pflege im Feld verwundeter und erkrankter Krieger teil.

120 Stenographische Berichte über die Verhandlungen des Reichstages VI. Legislaturperiode, IV. Session 1886/87, S. 386. Zitiert nach: Winter, Kurt: *Rudolf Virchow*. Leipzig–Jena 1956, S. 126f.

121 Virchow, Rudolf: Der Krieg und die Wissenschaft. *Arch. path. Anat.*, Berlin 51 (1870), S. 2. Das Heft erschien am 22. September 1870.

122 ebd. S. 3.

123 ebd. S. 4.

124 ebd. S. 6.

125 ebd. S. 5.

126 Virchow, Rudolf: Kriegstyphus und Ruhr. *Arch. path. Anat.*, Berlin 52 (1871), S. 1. Das Heft erschien am 16. Januar 1871.

127 Vgl. Anmerkung 112.

128 Virchow (wie Anm. 126), S. 3.

129 ebd. S 4.

130 Virchow (wie Anm. 90), S. 13–16.

131 Diesterweg, Alexander: *Die National-Deutsche Medicin im Gegensatze zur Französischen. Die celluläre Hämatophysiologie in ihren Kämpfen für die Einheit des menschlichen Wesens*. Berlin 1873.

132 Vgl. oben Abschnitt 3.3, Anmerkung 58.

133 Virchow (wie Anm. 90), S. 18.

134 ebd. S. 20.

135 ebd. S. 20.

136 ebd. S. 2 bzw. S. 8.

137 ebd. S. 7 f. bzw. 11 (Paul de Jouvencel), S. 13 – 16 (Chauvin), S. 17 (Gibert).

138 ebd. S. 21: »Möchten die vorstehenden Bemerkungen dazu beitragen, den Weg zur Versöhnung zu ebnen! Sie sind ehrlich und offen, und sie werden vielleicht deswegen hie und da verletzen. Aber man gelangt zu keiner wahren Versöhnung ohne offene Verständigung, ...«.

139 ebd. S. 25–27.

140 ebd. S. 7; Virchow zitiert hier Carl Stark: *Die psychische Degeneration des französischen Volkes, ihr psychologischer Charakter, ihre Symptome und Ursachen*. Stuttgart 1871; vgl. auch die Rezension des Starkschen Buches durch Hermann Eberhard Richter: *Schmidt's Jahrbücher* 155 (1871), S. 248–250 mit der antisemitischen Sentenz: »Der bei ihnen (den Franzo-

sen M.H.) endemisch, jetzt zur Epidemie gesteigerte Wahn, das erste Volk der Erde zu sein, entspricht ganz dem Wahn der Juden, das auserwählte Volk Gottes zu sein: welcher Wahn damals endlich so heftig ward, dass der milde Titus gezwungen war, Jerusalem zu zerstören und die Juden in alle Welt zu zerstreuen, – weil nicht anders mit solchen Leuten fertig zu werden war!«.

141 ebd. S. 7.

142 Theodor Billroth an Prof. Lübke in Stuttgart vom 24. Juni 1871 (wie Anm. 7), S. 141. Billroth, Theodor: Chirurgische Briefe aus den Feld-Larethen in Weissenburg und Mannheim. *Berliner klin. Wschr.* 7 und 8 1870/71), hier 8 (1871), S. 508 (vom 31. Mai 1871). Erstaunlicherweise hat die reichhaltige Billroth-Literatur sowohl den Billrothschen Nationalismus, als auch seine sozial-darwinistischen Passagen in den »Chirurgischen Briefen« weitgehend übersehen. Auf den Nationalismus gehen nur ein: George Rosen: Billroth in 1870. *Surgery* 72 (1972), S. 337–344 und K. L. Schober: Theodor Billroth und seine norddeutsche Heimat. *Wiss. Zschr. der Ernst-Moritz-Arndt-Universität Greifswald, Med. Reihe,* 31 (1982), S. 9–12. Wolfgang Genschorek: *Wegbereiter der Chirurgie. Johann Friedrich Dieffenbach. Theodor Billroth.* Leipzig 1982, S. 181 spielt den Sachverhalt eher herunter.

143 Billroths Großvater war mit Ernst Moritz Arndt befreundet. Zur Biographie siehe Anmerkung 6.

144 Billroth, Chirurgische Briefe 8 (1871), (wie Anm. 142), S. 508.

145 Theodor Billroth an Prof. Baum in Göttingen vom 18. 5. 1859 (wie Anm. 7), S. 35f. Andererseits erhoffte er vom Kriege ganz allgemein auch einen Aufschwung für seine Karriere. Vgl. Theodor Billroth an Prof. Esmarch in Kiel vom 13. 7. 1859, in: Christian Andree: *Rudolf Virchow, Theodor Billroth. Leben und Werk* (Ausstellungskatalog der Stiftung Pommern, Kiel). Kiel 1979, S. 122f.

146 Theodor Billroth an Prof. Lübke in Stuttgart vom 25. Juli 1866 (wie Anm. 7), S. 74; Billroth, Chirurgische Briefe 7 (1870). (wie Anm. 142), S. 513, vom 23. August 1870.

147 Billroth war österreichischer Staatsbürger; Österreich-Ungarn blieb im Krieg 1870/71 neutral; andere österreichische Ärzte wie Jaromir von Mundy und Mosetig-Moorhof arbeiteten auf der französischen Seite.

148 Billroth: Chirurgische Briefe 8 (1871) (wie Anm. 142), S. 508, vom 31. Mai 1871.

149 ebd. 7 (1870), S. 526, vom 27. August 1870.

150 ebd. 7 (1870), S. 528, vom 17. September 1870.

151 ebd. S. 528.

152 ebd. 8 (1871), S. 2, vom 6. November 1870.

153 ebd. S. 2; ähnlich Billroth: Chirurgische Briefe 8 (1871), S. 308. Nach einem politisch-kritischen Exkurs über den naturwissenschaftlichen Materialisten und Pazifisten Carl Vogt: »Ja, wohin bin ich da gerathen? Heiliger Jericek und Schaefflecek! Ich verlor ganz den Weg; auch in meinem Hirn

mag's viele Verwerfungen geben; ja ich will's hoffen! – Nun wieder ganz Gyps!«

154 Billroth: Chirurgische Briefe 7 (1870), S. 528, vom 17. September 1870. Dieser Abschnitt erhielt den Übertitel »Krieg und Darwinismus«, ebd. S. 527.

155 In einer Vielzahl von Briefstellen sagt Billroth: »Es ist doch so!«, »Wir denken doch so!«, »Wie sie (dies) leugnen können, begreife ich nicht?«; Billroth: Chirurgische Briefe 8 (1871), S. 508; (wie Anm. 7), S. 141.

156 Genschoreks Darstellung (vgl. Anm. 142) kann nur als Geschichtsklitterung bezeichnet werden, die aus einem erfolgreichen Chirurgen auch einen »bürgerlich-progressiven« Politiker der DDR-Traditionspflege zu machen versucht, was Billroth sicher nicht war. Andere Autoren haben darüber wenigstens geschwiegen.

157 Billroth: Chirurgische Briefe 7 (1870), S. 528, vom 17. September 1870.

158 Carneri, Bruno: *Sittlichkeit und Darwinismus. Drei Bücher Ethik*. Wien–Leipzig 1870, kommt in seinem Vorwort zu gerade entgegengesetzten Auffassungen (geschrieben am 30. September 1870). In der 2. Auflage von 1903 auf S. V und VI abgedruckt.

159 Brief von F. A. Hartsen an die *Medical times and gazette,* abgedruckt unter dem Titel »Prof. Billroth: Krankheit der öffentlichen Meinung in Deutschland.« am 21. Januar 1871; nach Auszügen in: *Berliner klin. Wschr.* 8 (1871), S. 71.

160 Einleitung der Redaktion der *Berliner klin. Wschr.* zum Abdruck des Briefes von F. A. Hartsen.

161 Billroth: Chirurgische Briefe 7 (1870), S. 528; Wasserfuhr (wie Anm. 117), S. 180, allerdings für ärztliche Befehlsgewalt in den militärmedizinischen Einrichtungen.

162 Virchow 1870 (wie Anm. 121), S. 4; begrüßt hier ebenso wie schon 1865 die Niederlage des Katholizismus und »Romanismus« bzw. der katholischen Mächte Österreich, Frankreich und des Kirchenstaats. Ebenso Carneri, (wie Anm. 158), S. V, aber mit der Bemerkung die Opfer dafür seien zu hoch. Im »Kulturkampf« verbündete sich dann Virchow selbst mit Bismarck.

163 Richter (wie Anm. 140). Eine Vorahnung des kommenden Antisemitismus findet sich im Brief von Guido Weiß an Johann Jacoby vom 29. 8. 1870 (Jacoby: *Briefwechsel 1850–1877*, (wie Anm. 2), S. 523): »meinen Sie nicht, daß nach vollbrachten Schlachten ein bißchen Judenhatz das Ganze würdig krönen würde, ...«. Billroth äußerte 1876: »man vergißt oft ganz, daß die Juden eine scharf ausgeprägte Nation sind, und daß ein Jude ebenso wenig wie ein Perser, oder Franzose, oder Neuseeländer, oder Afrikaner je ein Deutscher werden kann; was man jüdische Deutsche heißt, sind doch eben nur zufällig deutsch redende, zufällig in Deutschland erzogene Juden, selbst wenn sie schöner und besser in deutscher Sprache dichten und denken, als manche Germanen vom reinsten Wasser.« Theodor Billroth: *Über das Lehren und Lernen der medicinischen Wissenschaf-*

ten an den Universitäten deutscher Nation. Wien 1876, S. 152f. Auch wenn Billroth dies später abzuschwächen versuchte, hatten die Äußerungen ihre schädlichen Nachwirkungen. Vgl. dazu Carsten, Francis L.: *Faschismus in Österreich. Von Schönerer zu Hitler*. München 1977, S. 11; Fuchs, Albert: *Geistige Strömungen in Österreich 1867–1918*. Wien 1978², S. 176f. Genschorek (wie Anm. 142), S. 191–197, verurteilt alle Kritik an Billroths Schrift als »reaktionär« und geht auf die antisemitischen Passagen gar nicht ein. Andree (wie Anm. 145) S. 135, spricht lediglich von »Mißverständnissen«. Erna Lesky (wie Anm. 8), S. 299f und 445, übergeht diesen Sachverhalt ebenfalls, ohne aber Schlußfolgerungen wie Genschorek zu ziehen.

III. Im Dienst der Vaterländischen Sache – Deutsche Medizin im Ersten Weltkrieg

Heinz-Peter Schmiedebach

4. Sozialdarwinismus, Biologismus, Pazifismus – Ärztestimmen zum Ersten Weltkrieg

4.1

Die Haltung der Ärzte im wilhelminischen Deutschland zum Ersten Weltkrieg war, von wenigen Ausnahmen abgesehen, durch eine rückhaltlose Kriegsbegeisterung charakterisiert, die offenbar Zivil- und Militärärzte, Praktiker und Universitätslehrer in gleicher Weise erfaßt hatte. Dabei existierten zwischen den Ärzten und den übrigen Gruppierungen des Bildungsbürgertums, dem Offizierskorps, der Beamtenschaft, der Finanz-, Handels- und Industriebourgeoisie in politisch-ideologischer Hinsicht und in der grundsätzlichen Einstellung zum Krieg keine eklatanten Unterschiede. Ihnen gemeinsam war die Billigung oder Unterstützung des wirtschaftlichen Expansionsstrebens Deutschlands und ein zum Chauvinismus verkommenes Nationalgefühl.[1]

Dennoch gab es auch eine aus dem ärztlichen Denken hergeleitete Bejahung des Ersten Weltkrieges, die mit aus Naturwissenschaft und Biologie entnommenen Argumenten begründet wurde. Dieses in allen ärztlichen Spezialdisziplinen anzutreffende biologistische Gedankengut trug mit zu einem in der Ärzteschaft weit verbreiteten Denkmuster bei. Zudem hatte sich die Ärzteschaft mit dem Beginn des 20. Jahrhunderts ihre berufsgruppenspezifische Autonomie erkämpft und eine »politisch-gesellschaftliche Handlungsfähigkeit durch verbandsmäßigen Zusammenschluß«[2] erreicht, die die Ärzteschaft zu einer anerkannten Expertengruppe emporhob und sie besonders in sozial- und gesundheitspolitischen Fragen mit einer vereinten Meinung auftreten ließ. All dies berechtigt trotz unterschiedlicher Einkommen und Funktionen dazu, von einer politisch-ideologisch geeinten Ärzteschaft zu sprechen, und unter Berücksichtigung der neugewonnenen gesellschaftlichen Autorität dieses Standes die im Zusammenhang mit dem Ersten Weltkrieg entfalteten ärztlichen Überlegungen und propagandistischen Aktivitäten genauer zu beleuchten.

Bevor die Ansichten einzelner profilierter Ärzte zum Krieg dargelegt werden, ist es notwendig, kurz die wesentliche Entwicklung auf dem wissenschaftlichen Gebiet und im sozial- und standespolitischen Bereich und deren gegenseitige Durchdringung zu skizzieren, da diese Vorgänge maßgeblich die politischen und ideologischen Positionen innerhalb der deutschen Ärzteschaft beeinflußt hatten und den Hintergrund zum historischen Verständnis der ärztlichen Kriegshaltung liefern.

4.2

In der zweiten Hälfte des 19. Jahrhunderts war das Bekenntnis zur naturwissenschaftlichen Medizin mit all ihren gegenständlichen und methodischen Implikationen die zentrale Grundvoraussetzung, um innerhalb der medizinischen Diskussion überhaupt Gehör finden zu können. Die Verbesserung der Mikroskope und Färbemethoden im Zusammenhang mit dem Fortschritt in der optischen und chemischen Industrie führten nicht nur zur Entdeckung bisher verborgener mikroanatomischer Strukturen, sondern förderte auch die Kenntnis zur Biologie der Mikroorganismen, der Bakterien und sonstiger einzelliger Lebewesen. Schon ab der Mitte des letzten Jahrhunderts haftete der Vorstellung, daß epidemische Krankheiten durch eine Ansteckung übertragen werden und dabei Mikroorganismen eine Rolle spielen, nichts Neues mehr an.[3]
Bedeutsame bakteriologische Erregernachweise erfolgten in den 70er und 80er Jahren; auf diesem neuerworbenen Wissen bauten die verschiedenen Formen der Immunisierung durch Impfungen auf, wodurch zu Beginn des 20. Jahrhunderts der Aufschwung in der Serumdiagnostik in die Wege geleitet wurde.
Die Tatsache, daß zum ersten Mal die Ursachen zahlreicher epidemischer Krankheiten bekannt wurden und sich scheinbar grenzenlose Möglichkeiten für Therapie und Vorsorge ergaben, erhöhte die Bedeutung der Ärzte für die öffentliche Gesundheitspolitik außerordentlich. Die 1874 erfolgte Gründung des Reichsgesundheitsamtes ist Ausdruck der staatlichen Hochschätzung der öffentlichen Hygiene und ihrer Verbesserung durch bakteriologische Forschungen. Zwar war der Gedanke der öffentlichen Gesundheitspflege bereits im aufgeklärten Absolutismus verbreitet, doch bildeten die Fortschritte in der Bakteriologie eine neue naturwissenschaftlich-objektive Grundlage der Hygiene. Das Bemühen, den Arzt zum obersten Hüter über die

»Volksgesundheit« zu machen, erhielt hierdurch eine rationale, vom Geruch einer herrschaftlichen Willkürmaßnahme freie Berechtigung. Der mit dem Ausbau der Gesundheitspflege neu entstandene Arzttyp des nicht mehr den Einzelpatienten behandelnden, dennoch ärztlich ausgebildeten Gesundheitsadministrators fungierte jetzt nicht mehr als Vollstrecker des Willens eines absolutistischen Staatsoberhauptes, sondern sah sich in der Rolle des »unpolitischen«, auf naturwissenschaftlicher Basis operierenden, lediglich dem Volksganzen verpflichteten Beamten.

Parallel zu diesem Prozeß wurde der Biologismus zur Grundlage einer auch über die Ärzteschaft hinausreichenden Weltanschauung, die einer sozialbiologistischen Organismusthese vom Staat als sozialem Organismus den Weg bereitete.[4] Diese Betrachtungsweise, die eine starke Verbreitung durch das 1859 von Charles Darwin veröffentlichte Werk »Über die Entstehung der Arten durch natürliche Zuchtwahl (Natural Selection) oder die Erhaltung der begünstigten Rassen im Kampfe ums Dasein (Struggle for Life)« erhielt, stellte eine Analogie zwischen Zelle und Bürger, zwischen Zellenstaat und Staatsorganismus her. Indem politische Begriffe in einem biologischen Kontext und umgekehrt biologische Termini zur Erklärung einer politisch-gesellschaftlichen Realität benutzt wurden, erfuhr die »bürgerlich-soziale Gesellschaftsordnung« auf diese Weise eine »naturwissenschaftlich-naturgesetzliche Weihe«.[5]

Aus der Übertragung der evolutionistischen Selektionsvorgänge aus dem Tier- und Pflanzenbereich und durch den Gebrauch eines biologisch-naturwissenschaftlichen Rassebegriffs zur Beschreibung und Abgrenzung menschlicher Gemeinschaften wurden sozial-darwinistische und rassistische Ideen gefördert, die als scheinbar objektive naturwissenschaftliche Erkenntnis bald Eingang in die gesundheits- und bevölkerungspolitische Diskussion fanden. Der Versuch, die Verbreitung »wertvoller Erbmasse« eines Volkes oder einer Rasse zu fördern, dagegen die »minderwertige« zu reduzieren, wurde im Rahmen der Aufgaben der öffentlichen Gesundheitspflege, der Hygiene, erörtert und führte zum Entstehen der »Rassenhygiene«. 1905 wurde in Berlin die »Gesellschaft für Rassenhygiene« gegründet. Zu den Aufgaben der praktischen Rassenhygiene gehörte unter anderem die Bekämpfung des Zwei-Kinder-Systems, die Aufrichtung des Mutterideals, das Verhindern der Fortpflanzung »Minderwertiger« durch Isolierung, Eheverbot und ähnliche Mittel und die Erhaltung der kriegerischen Wehrhaftigkeit.[6] Streng in sozialdarwinistischem Sinne wurde der Schutz sozialer Randgruppen, der Schwachen, Geistes- und Erbkran-

ken und sogenannter »Minderwertiger« (Prostituierte, Diebe etc.) als in Wahrheit unmenschlich charakterisiert, weil er der Mehrheit eines Volkes oder einer Rasse schade. Denn durch Sozialmaßnahmen werde das kranke und »minderwertige Element« gefördert und der natürliche Selektionsprozeß behindert. Der Krieg wurde grundsätzlich als ein naturgesetzlicher Selektionsvorgang verstanden, der im Rahmen des zwischen Völkern und Rassen ablaufenden Kampfes ums Dasein seinen Platz haben müsse. Erst unter dem Eindruck der massenvernichtenden Materialschlachten mit der Tötung der »gesündesten und besten Kämpfer« kam es zu einer Diskussion über die »kontraselektorische« Wirkung des modernen Krieges und einer teilweisen Relativierung seiner »natürlichen« Funktion.
Die Ärzteschaft, zugleich wichtiger Ideologieproduzent und Propagandist dieser Ideen, konnte ihre diesbezügliche gesellschaftliche Wirkung um so besser entfalten, als es ihr gelungen war, sich zu Anfang des 20. Jahrhunderts in verschiedenen standespolitischen und wirtschaftlichen Interessenverbänden zusammenzuschließen. War einerseits das sich im 19. Jahrhundert herausbildende Spezialistentum und die befürchtete Konkurrenz zwischen Allgemeinärzten und Spezialisten[7] sicherlich ein Antrieb zum Zusammenschluß in einem vereinigten nationalen Standesverband, so spielten doch zwei andere Motive in diesem Kontext eine wichtigere Rolle:

1. Der Wunsch, auf alle staatlichen Maßnahmen bezüglich des Ärztestands und der Gesundheitspolitik Einfluß zu nehmen und
2. die Sorge um die materielle Existenz des ärztlichen Standes, die seit den 1880er Jahren immer wieder beklagt wurde.

Für diese materielle Bedrohung wurden mehrere Gründe angeführt. Zum einen machte man die mit der Gültigkeit der Gewerbeordnung im Deutschen Reich seit 1871 mögliche Konkurrenz zwischen Ärzten und nichtmedizinischem Heilpersonal verantwortlich. Mit der Gewerbeordnung nämlich war die Heilkunde zu einem Gewerbe erklärt worden, das für jedermann freigegeben war; lediglich der Titel »Arzt« war staatlich geschützt und an ein Universitätsstudium gebunden. Ob diese Konkurrenz tatsächlich die oft als recht bedrohlich dargestellten Ausmaße angenommen hatte, ist fraglich. Immerhin waren im Jahre 1897 in Berlin bei einer Einwohnerzahl von 1753775 2196 Ärzte und 476 nichtärztliche Heilpersonen registriert;[8] außerdem erging 1896 ein Urteil des preußischen Oberverwaltungsgerichtes, wonach die von Naturheilkundigen ausgestellten Erwerbsunfähigkeitsbescheinigungen den ärztlichen Zeugnissen gleichgestellt wurden.[9]

Sehr viel bedeutsamer war jedoch der Konflikt mit den Krankenkassen. Seit der 1883 erfolgten Einführung der Krankenversicherung für Arbeiter im Rahmen der Bismarckschen Sozialbefriedungspolitik hatten die Krankenkassen als Träger der Versicherung die ärztliche Versorgung dieser Versicherten sicherzustellen. Mit der Zunahme der Krankenversicherten von 4,3 Millionen (1885) auf 15,6 Millionen (1914)[10] ging eine überproportionale Erhöhung der Kosten für ärztliche Tätigkeit von 9 Millionen Mark (1885) auf 116,9 Millionen Mark (1914) einher.[11] Dabei wuchs die Zahl der Ärzte von 15824 (1887) auf 34136 (1913).[12] Trotz dieser Erhöhung der Summe für ärztliche Honorare konnten die Kassen, unter anderem wegen der abnehmenden Zahl der Privatpatienten und dem sich daraus ergebenden Angewiesensein auf eine Kassenarztstelle und aufgrund der innerärztlichen Konkurrenz, oftmals eine Senkung der Honorare erzwingen.[13]
Im Zuge dieser Auseinandersetzungen wurde in Leipzig im Jahre 1901 auf Initiative des Arztes Hartmann »Der Verband der Ärzte Deutschlands zur Wahrung ihrer wirtschaftlichen Interessen« ins Leben gerufen, durch dessen Eingriffe bis zum Jahre 1905 eine Vermehrung des jährlichen Einkommens der Kassenärzte von 8 Millionen Mark erkämpft wurde.[14] Gegen Ende des Jahres 1913 kam es in Verhandlungen zwischen den Kassen und dem Leipziger Verband, der 1910 bereits 94% aller Ärzte organisiert hatte, zu einer Eskalation mit der Androhung massiver ärztlicher Kampfmaßnahmen, die nur durch das vermittelnde Eingreifen der Reichsregierung abgewendet werden konnten.[15]
Bereits 1873 war es zur Gründung des »Deutschen Ärztevereins-Bundes« gekommen, der über die rein materiellen Belange hinaus die Förderung der ärztlichen Wissenschaft, die Interessenvertretung des ärztlichen Standes, die fakultative Mitwirkung an der Medizinalgesetzgebung und die Etablierung einer staatlich anerkannten Interessenvertretung zum Ziel hatte. 1887 wurde für jede der zwölf Provinzen Preußens eine Ärztekammer zugelassen, die Gelegenheit haben sollte, sich zu Fragen der öffentlichen Gesundheitspflege in Gutachten zu äußern. 1892 wurde den Vertretern der Ärztekammern in den Provinzialmedizinalkollegien und in der wissenschaftlichen Deputation für das Medizinalwesen volles Stimmrecht eingeräumt, und 1896 erfolgte die gesetzliche Anerkennung des von den Ärztekammern eingerichteten Ärztekammerausschusses. Dieser Ausschuß arbeitete eng mit dem Minister der Medizinalangelegenheiten zusammen; seine Aufgaben bestanden unter anderem darin, die vom Ministerium erarbeiteten gesundheitspolitischen Vorlagen zu beraten und an die

Ärztekammern weiterzugeben, wie er auch umgekehrt die Ergebnisse der Beratungen und die Beschlüsse der Kammern dem Minister mitzuteilen hatte.[16]
Um die Jahrhundertwende war der Prozeß der Anerkennung der wissenschaftlich legitimierten Medizin zu einem Abschluß gekommen. Die gesellschaftliche Position der Ärzteschaft war gefestigt und der politische Einfluß der Standesverbände institutionalisiert. Durch die Verknüpfung standespolitischer und wirtschaftlicher Interessen mit gesundheitspolitischem Engagement war es den Ärzten gelungen, sich nicht nur einen »behaglichen Wohlstand« zu erkämpfen,[17] sondern sich auch eine Beteiligung an der strukturellen und inhaltlichen Gestaltung des Gesundheitswesens zu sichern. Über die Standesvertretungen wirkten sie bei sozial- und gesundheitspolitischen gesetzgeberischen Maßnahmen mit, trugen gleichzeitig wesentlich zur Ausführung dieser Gesetze bei und waren, soweit sie in den Gesundheitsbehörden wirkten, zudem noch kontrollierende und anordnende Instanz. Der Ärztestand verallgemeinerte auf diese Weise bürgerliche Normen bezüglich der Einstellung zur Gesundheit, Krankheit und wissenschaftlicher Orientierung der Medizin[18] und ebnete den Weg für die gesellschaftliche Akzeptanz biologistischer, sozialdarwinistischer und rassenhygienischer Vorstellungen.
Dabei fühlte sich die Mehrheit der deutschen Ärzte über Parteistreitereien erhaben und verstand sich als »unpolitisch«, nur der Erforschung der biologischen und naturwissenschaftlichen Wahrheit[19] und dem gemeinsamen vaterländischen Ganzen verpflichtet, als dessen höchste Verkörperung der Kaiser betrachtet wurde. Die Feindschaft gegenüber der Sozialdemokratie erhielt durch den Konflikt mit den Krankenkassen eine permanente Stabilisierung, da entsprechend den Beitragsverpflichtungen die Arbeiterseite zwei Drittel des Vorstandes der Kassen besetzen durfte[20] und diese Vorstandssitze oftmals von Mitgliedern der Sozialdemokratie eingenommen wurden. Durch die Vorstellung von der natürlichen Ungleichheit des Menschen erfuhr die innere Ständestruktur des wilhelminischen Militär- und Obrigkeitsstaates eine Rechtfertigung. Mit dem Hinweis auf das erfolgreiche Bestehen des natürlichen Kampfes ums Dasein wurde der aggressive Militarismus als konstituierende Größe bejaht.[21]
Trotz dieses relativ gefestigten wirtschaftlichen Status und des gestiegenen gesellschaftlichen Ansehens gab es verschiedene Umstände, die nach wie vor als Bedrohung innerhalb der Ärzteschaft empfunden wurden und zu einer Verunsicherung beitrugen. Zum einen war gerade durch die gewachsene Attraktivität des Arztberufes die Zahl der

Ärzte angestiegen, was auch in Anbetracht des nicht grundsätzlich gelösten Konflikts mit den Krankenkassen verstärkte Konkurrenzängste auslöste und den Verlust des gerade Erkämpften befürchten ließ. Zudem hatte die gewaltige Ausdehnung der Krankenversicherungen und zunehmendes Spezialistentum einen Wandel in der ärztlichen Tätigkeit und eine Erschütterung des alten Ideals vom Hausarzt bewirkt. Die ärztliche Tätigkeit wurde als endgültig der »kapitalistischen Verwertung« unterworfen aufgefaßt und laute Klage darüber geführt, daß viele Arbeiter und Angestellte die ärztlichen Leistungen wie eine ihnen zustehende Dienstleistung in Anspruch nehmen würden.[22]
Die Auflösung der tradierten Arzt-Patient-Beziehung wurde dabei ebenso als Phänomen eines allgemeinen gesellschaftlichen Verfalls begriffen wie die seit 1888 festzustellende anwachsende Erkrankungshäufigkeit der Versicherten. Diesen Tatbestand, der teilweise mit einer übergroßen Weichheit der Krankenkassen gegenüber den Versicherten in Verbindung gebracht[23] wurde, interpretierten viele Ärzte als alarmierendes Zeichen der biologischen Degeneration des Volkskörpers, die zudem noch durch die »Keimgifte« Alkohol und Syphilis verstärkt werde. Eine bedeutsame Gefährdung der »wertvollen Bestandteile der Erbmasse« sah man in der stetig zurückgehenden Kinderzahl akademischer Familien.
Anders als die traditionellen Gruppen des Bildungsbürgertums, die durch die gegen Ende des 19. Jahrhunderts eintretende Minderschätzung der Geisteswissenschaften, die Abwertung der humanistischen Bildung und den Verlust ihrer Führungsrolle destabilisiert wurden,[24] konnten die Ärzte von der Aufwertung des naturwissenschaftlich-technischen Wissens profitieren und ihre gesellschaftliche Position ausbauen. Dennoch förderte die als bedrohlich empfundene Zunahme der Ärztezahl, der Wandel in der ärztlichen Tätigkeit und die vermeintliche biologisch-kulturelle Degeneration des deutschen Volkes die Entstehung eines Krisenempfindens, das demjenigen anderer Gruppen des gebildeten Mittelstandes durchaus ähnlich war. Damit war die grundsätzliche Übereinstimmung gegeben, dem Kriegsgeschehen eine, wenn auch je nach Standeszugehörigkeit und politischer Position unterschiedlich hergeleitete, sinnstiftende Funktion zuzusprechen.[25]

4.3

Die spezifisch ärztliche und medizinische Ausformung und Begründung der Kriegsbejahung soll im folgenden am Beispiel von zwei Arztpersönlichkeiten näher dargestellt werden. Der Hygieneprofessor Max von Gruber (1853–1927) und der Professor der Pathologie Ludwig Aschoff (1866–1942) standen politisch in unterschiedlichen Lagern. Während von Gruber dem extrem rechten und reaktionären Spektrum zuzuordnen war, engagierte sich Aschoff bei den Nationalliberalen. In ihrer grundsätzlichen Begrüßung des Ersten Weltkriegs trafen sich ihre Anschauungen jedoch, wenn auch verschiedenartige Prioritäten und Interessen der beiden Forscher in unterschiedlichen Argumentationsschwerpunkten ihren Ausdruck finden. Zusammengenommen sind ihre Ansichten für die Mehrheit der damaligen Ärzte durchaus repräsentativ.

4.3.1

Der in Wien geborene Hygieniker von Gruber wurde erstmals 1887 Ordinarius in Graz und ging dann über Wien nach München, wo er 1902 den Lehrstuhl übernahm, und ab 1911 als Mitherausgeber des »Handbuchs der Hygiene« fungierte. Er war Mitglied der alldeutschen Propagandainstitution »Unabhängiger Ausschuß für den deutschen Frieden« und in der Leitung des 1916 gegründeten Münchner »Volks-Ausschuß für die rasche Niederkämpfung Englands«, hinter dessen scheinbar uneigennützigem Eintreten für den Siegfrieden sich der Wunsch nach einem verschärften U-Boot-Krieg und der Sturz des als gemäßigt geltenden Reichskanzlers Bethmann Hollweg verbargen.[26]

Das annektionistisch-aggressive auf eine Vormachtstellung Deutschlands zielende Engagement des »radikal-völkisch-konservativ rechts« gesonnenen Mannes, der 1917 als den eigentlichen furchtbaren Feind das »englisch-amerikanische Geldkönigtum«[27] benannte, war eingebettet in eine umfassende biologistische und rassenhygienische Sichtweise, deren naturwissenschaftliche Elemente von einer religiösen Verklärung durchzogen waren. Reste medizinisch-hygienischer Rationalität, bevölkerungspolitisch-rassenhygienische Ideen, Mystifizierung des Deutschtums und romantischer Idealismus verschmolzen bei ihm zu einem irrationalen Gedankenkonglomerat:

»Was uns in jenen hehren Tagen des August von 1914 so deutlich zum Bewußtsein kam, war dies: Ein höheres Lebendiges lebt und strebt verborgen in uns; ein Lebendiges, das durch die stete Neugeburt von sterblichen Gebilden mit einer feindlichen Welt rastlos um unsterbliches Leben ringen muß. Unermüdlich muß es sich in neue Individuen schaffen; Heimstätten und Brutstätten für sich selbst. Die Individuen sind seine Geschöpfe zugleich aber auch seine Träger und Erhalter. Unzählig sind die pflanzlichen und tierischen Gestalten, in denen es lebt; unzählig die Gene in jedem dieser Gebilde, die Bausteine, mit denen es baut. In unermüdbarem Schaffens- und Gestaltensdrang bildet es immer neue Kombinationen der Gene, die ihm die unerschöpflich mannigfaltige Natur zu Gebote stellt, damit das jedesmal beste, bestangepaßte, lebensfähigste, harmonische Gebilde, der in seiner Art edelste Genotypus entstehe, der vollkommenste Phänotypus zur Entfaltung gelange und gedeihe und die Individuen um so vollkommener und sicherer neue Knospen des Lebendigen für die Zukunft treiben, seinen Keim von Generation zu Generation hinüberleiten können... Zum Bewußtsein erwacht, finden wir in uns den Traum vom vollentfalteten, an Natur und Menschenreich bestangepaßten, vollkommenen Phänotypus unserer Art. Dieser Traum ist es, der uns antreibt, bewußt mitzuhelfen, um ihn zur Wirklichkeit zu machen; in uns, in unseren Kindern, in unseren Volksgenossen. Nicht, daß wir Unvollkommene leben, ist das wichtige, sondern daß der Deutsche sich verwirkliche, erscheine, sich betätige und fortlebe.«[28]

Dieser schwärmerische Hygieniker, der die Gegensätze zwischen Individuum und Ganzem, zwischen Mensch und Natur in ein »höheres Lebendiges« aufzulösen trachtete, offenbarte in seinen konkreten rassenhygienischen Ansichten eine zutiefst menschenverachtende und antihumanitäre Seite. Schon 1907 hatte von Gruber davon gesprochen, die »ekle Brut der Perversen und Homosexuellen« zu zertreten.[29] Um die Vormachtstellung Deutschlands zu erreichen und die Degeneration zu stoppen, sei nach innen die Fortpflanzung »Minderwertiger« zu verhindern und nach außen durch die Okkupation fremder Länder neuer Lebensraum und neue Nahrungsquellen zu erobern, um so eine materielle Basis zur Lösung des zentralen Problems, der Hebung der Geburtenziffer der »Wertvollen« zu bekommen. Natürliches Mittel hierzu sei ein Krieg. Wenn er auch zugestand, daß der Erste Weltkrieg eine Auslese »allerschlimmster Art« darstelle, weil er gerade die »Gesündesten, Kräftigsten, Kühnsten, Unternehmensten, Pflichttreuesten, Opferfähigsten, die geborenen Führer und Vorkämpfer« am stärksten gefährde, so habe man diese Verluste jedoch als unvermeidliche anzusehen. Denn gerade der »erfolgreiche Krieg« sei das beste Mittel, die Zukunft eines Volkes zu sichern. Die Vermeh-

rungsfähigkeit des Menschen habe solche Ausmaße, daß die Lücke, die der Krieg gerissen habe, mit Leichtigkeit aufgefüllt werden könne. Besonders die Tüchtigen und Gesunden müßten zu einer »ausgiebigen Fortpflanzung« veranlaßt werden, da die Abnahme der Vermehrung des Volkes ein »weitaus schlimmeres Übel als der Krieg« bedeute.[30]
In Anlehnung an mittelalterliche Feudalverhältnisse propagierte er die »innere Kolonisation«, die Vergabe des annektierten Landes an bäuerliche Siedler aus Deutschland, wobei »das Land gewissermaßen nur als Lehen vergeben werden soll, die Siedlerfamilie dauernd die Lehenspflicht übernimmt, dem Staate reichlich gesunde Kinder zu liefern, und das Lehen verliert, wenn sie diese Pflicht nicht erfüllen will oder nicht erfüllen kann«.[31] Da er die Annexion aus bevölkerungspolitischen Gründen zur biologischen Notwendigkeit erklärte, wehrte er sich auch heftigst gegen alle Friedensbemühungen, die expansionistische Eroberungen zu gefährden drohten: Ein »Scheidemann-Frieden« würde das deutsche Volk »um Hab und Gut bringen.«[32]
In Zusammenhang mit der auf sozialdarwinistischen und rassenhygienischen Vorstellungen gründenden völkischen-biologischen Ganzheitsethik war der Krieg als Naturgröße nicht nur ein in Kauf zu nehmendes Ereignis, sondern wies sogar in doppelter Hinsicht einen therapeutischen Wert im Kampf gegen den Geburtenrückgang auf: Zum einen konnte er über die Eroberung neuen Landes und neuer Nahrungsquellen Voraussetzungen für eine sorglose Fortpflanzung schaffen, zum anderen wirkten die Kriegsereignisse selbst als »härteste Probe auf Lebensfähigkeit und Lebenstüchtigkeit«, und waren damit ein scharfer »Sporn zur Tüchtigkeit«, also direkt gegen alle sozialen Verfallsphänomene gerichtet.[33]
In der Person Max von Grubers verschmolzen in selten klarer Weise eugenisch-rassenhygienische Gedanken mit bevölkerungspolitischen und außenpolitischen Optionen zu einem oberflächlichen, von einer vermeintlichen biologischen Naturgesetzmäßigkeit her konstruierten Argumentationsgerüst, das nicht nur der gesellschaftlichen Struktur des wilhelminischen Deutschlands, sondern auch seiner aggressiven politischen und wirtschaftlichen Expansion eine mit wissenschaftlicher Autorität versehene Legitimation verschaffte, die ausgesprochen gut zu dem Kriegszielprogramm der deutschen Industrie paßte.[34]

4.3.2

Ludwig Aschoff, in Berlin geboren, arbeitete als Assistent in Straßburg und Göttingen, wo er sich 1894 für pathologische Anatomie habilitierte. Nach einem dreijährigen Aufenthalt in Marburg wechselte er 1906 nach Freiburg. Er stand in seinen kriegspolitischen Zielen dem im Juli 1917 auf Betreiben des Kronprinzen und der obersten Heeresleitung gestürzten Reichskanzler Bethmann Hollweg nahe. Dieser war 1917 für eine Einführung des gleichen Wahlrechts in Preußen eingetreten, wollte Frankreich zwar in wirtschaftliche Abhängigkeit Deutschlands bringen, Belgien zu einem Vasallenstaat und Luxemburg zu einem deutschen Bundesstaat machen, galt aber in Anbetracht der sonstigen weitreichenden Annexionswünsche als gemäßigt.[35]

Aschoff befürwortete ein Einbinden der Sozialdemokratie in die Regierung,[36] verwahrte sich gegen direkte Annexionen von Kurland, Estland, Livland, Polen und Belgien, wünschte aber diese Gebiete zu »selbständigen Schutzstaaten des Deutschen Reiches«[37] unter Führung Deutschlands und mit militärischer Bündnispflicht zu machen. Er schätzte die weitgehenden annexionistischen Pläne der Alldeutschen als Fehler ein und bedauerte es, daß kein Staatsmann den Generalstabschef Ludendorff in die dem Militär gebührende Schranke verwiesen habe;[38] zudem weigerte er sich, die politischen Verhältnisse in der Heimat für die Niederlage an der Front verantwortlich zu machen.[39]

Obwohl auch Ludwig Aschoff durchaus mit dem Terminus »Kampf ums Dasein« operierte, dem biologischen Denken nicht ablehnend gegenüberstand, Analogien zwischen Staatskörper und organischer Natur herstellte,[40] sind für sein Denken, trotz antisemitischer Vorurteile[41] rassenhygienische Inhalte in keiner Weise so bestimmend wie für Max von Gruber. Seine grundsätzliche Sichtweise des Krieges, wie er sie in einer Rede anläßlich der Übernahme des Prorektorats der Universität Freiburg vom 8. Mai 1915 darlegte, war vom Standpunkt der Pathologie, der Lehre vom Leiden, her konstruiert.

Er rechtfertigte die Notwendigkeit eines Krieges von zwei Seiten her: Einmal betonte er das Verdienst um den Fortschritt der medizinischen Wissenschaft, insbesondere um die Kenntnis und Bekämpfung der Infektionskrankheiten und Seuchen, wobei er ausdrücklich die Bedeutung der pathologischen Sektion hervorhob, die neben der Kenntnis der Todesursachen der Schwerverletzten auch »eine möglichst umfangreiche statistische Unterlage für die körperliche Gesamtbeschaf-

fenheit unserer männlichen Bevölkerung zwischen dem zwanzigsten und vierzigsten Lebensjahr« schaffen könne.[42] Zum zweiten verglich er den Krieg mit der Krankheit und führte anhand zahlreicher Beispiele aus, daß die beim Entzündungsprozeß im Rahmen einer Infektionskrankheit ablaufenden Teilvorgänge im Organismus den Abwehrbemühungen eines Volkes entsprechen würden, das einen seine Existenz bedrohenden Eindringling unschädlich zu machen habe.
Dabei sei die dem eigentlichen Kampfgeschehen vorausgehende Mobilmachung dem Inkubationsstadium analog, die weißen Blutkörperchen der Infanterie vergleichbar. »Diese Zellen entstammen im wesentlichen den altbekannten Depots der Blutbildungsstätten, unter denen beim erwachsenen Menschen die verschiedenen Knochen mit ihrem Knochenmark als Hauptgarnisonsstädte in Betracht kommen. Wie leicht und schnell diese Mobilmachung der Leukocytentruppen vor sich geht, kann man am besten daraus ersehen, daß schon eine leichte Reizung des großen Telegraphensystems der Eingeweide, d. h. des Sympathicus durch das Adrenalin genügt, um sofort Truppen vom Knochenmark in die Blutwege übertreten zu lassen.«[43]
Der Gebrauch der verharmlosenden Metapher eines um seine Gesundheit und Integrität kämpfenden Organismus machte es leicht möglich, die schmerzlichen Opfer als unwichtig abzutun und ausschließlich den Nutzen des Gesamtkörpers, das Wohl des Volksganzen zum Maßstab allen Handelns zu erheben. Dabei suggerierte der Vergleich des Krieges mit den allgemein entzündlichen Abwehrreaktionen eines Organismus gegen eingedrungene bakterielle Erreger zugleich den defensiven Charakter des Vorgangs, womit der Krieg als Verteidigungskrieg charakterisiert und damit auch moralisch legitimiert war.
Auch Aschoff problematisierte die durch den Krieg hervorgerufene Bevölkerungsdezimierung; doch wollte er der Sorge um den dadurch gefährdeten Bestand des Volkes nicht nachgeben oder gar in einer Annektion neuen Landes eine Lösung sehen. Vielmehr bemühte er sich, dem »pessimistischen Zweifel« mit »idealistischem Glauben« zu begegnen, den er mit folgender Überlegung zu fundieren suchte: »Wir dürfen über das Sterbliche das Unsterbliche nicht vergessen. Der siegreiche Wille, mit dem unsere Helden ihr Leben dem Vaterland zum Opfer brachten, ist nicht mit ihnen ins Grab gesunken: In ihrem Heldentod sehen wir nur wie in einem Brennpunkt all die großen sittlichen und körperlichen Kräfte aufleuchten, die wir als ein unverlierbares Geschenk der Erbmasse unseres Volkes ehren, hüten und heilighalten sollen. Die Erinnerung an ihre Taten wird diese Kräfte auch dort wek-

ken, wo sie noch schlummern, bei den Knaben und Mädchen und den ungeborenen Geschlechtern.«[44]

Aschoff, der deutlich erkannte, daß die Kriegsbegeisterung Ausdruck einer den Verstand verdrängenden Gefühlserhebung war, zeigte sich von dieser »Flut des Empfindens« stark erfaßt. Durch seine asthmatische Erkrankung jedoch eingeschränkt, litt er anfangs sehr darunter, diesem »Gefühl der Selbstopferung« nicht nachgeben zu dürfen: »Es ist mir ein schreckliches Gefühl zu wissen, daß mein körperliches Leiden mich unfähig macht, ins Feld zu ziehen.«[45] Absolut bestimmend für seine Tätigkeit im Kriege war jedoch sein stark ausgeprägtes Pflichtbewußtsein gegenüber dem Volk, dem Vaterland und der Wissenschaft. Mit verschiedenen Unterbrechungen war Aschoff als Armeepathologe beim Feldsanitätschef tätig und nutzte diese Gelegenheit, um in enger Zusammenarbeit mit den Feldinternisten und -chirurgen die Wichtigkeit der Pathologie auch im Kriege zu demonstrieren. Im Herbst 1915 berichtete er in einem Brief über seine sehr umfassende Beschäftigung mit dem Tetanus und der Schockproblematik und freute sich über die positive Resonanz auf sein Tun: »Ich bin förmlich erstaunt über dieses große Interesse, was ich gar nicht erwartet hatte. Aber ich sehe auch, was ein Pathologe im Feld nützen kann und wie verfehlt es ist, zu behaupten, für Sektionen wäre im Felde keine Zeit. Ich bin jetzt so ausgerüstet, daß ich zu jeder Zeit und an jedem Ort die Leichenöffnung vornehmen kann. Und wie belehrend ist wieder jede einzelne für mich und für die Kliniker. Auch heute wieder hatte ich das Glück, durch die Sektion einen folgenschweren Irrtum aufzuklären. Mehr kann ich nicht verlangen...«[46]

Der Krieg bot Aschoff Gelegenheit, nach zwei Seiten hin medizinisch zu wirken: Erstens war er wissenschaftlich tätig, beschäftigte sich mit seiner kriegspathologischen Sammlung, über deren »wertvolle« Stücke und »glänzende« Materialien er sich mehrmals begeistert äußerte.[47] Er nahm jede Gelegenheit wahr, um sein Wissen zu vergrößern, so z. B. als er 1917 in der Nähe von Bukarest in einem kleinen Dorf die dort mit einem endemischen Kropf belasteten Bewohner untersuchte – »ich ging sofort ins Dorf und packte jeden Menschen, der mir begegnete, an den Hals« –, um das Verhältnis von Kretinismus und Kropf zu klären;[48] zum anderen führte er praktische feldsanitätsdienstliche Aufgaben aus, wie die Organisation der gegen die Diphtherie gerichteten Serumbehandlung im Jahre 1917. Aschoff erreichte dadurch einen zweifachen Erfolg: Mit Hilfe dieser sanitätsärztlichen Aufgaben konnte auch der Asthmatiker Aschoff zu einem vollwertigen Mitglied der deutschen Armee werden und damit den subjektiven Eindruck seiner Minderwertigkeit überwinden: »Nun weiß ich doch, daß ich Soldat und verantwortlich für etwas bin«, schrieb er im Zusammenhang mit seiner Aufgabe der Serumbehandlung der Diphtherie.[49]

Außerdem gelang es ihm, die Stellung der Feldpathologie zu stärken und damit auch zum Fortschritt der pathologischen Wissenschaft insgesamt beizutragen. 1916 konnte er folgende Vorschläge bei von Schjerning, dem Leiter des gesamten militärischen Gesundheitswesens im großen Hauptquartier, durchsetzen:

»1. Die Armeepathologen unterstehen nicht mehr den Lazaretten, sondern direkt dem Etappen- bzw. dem Armeearzt. Das bedeutet große Bewegungsfreiheit, auch wegen Urlaub. Wir stehen jetzt den Armeehygienikern ungefähr gleich und besser als die Beratenden Chirurgen der Armeekorps, die noch den Korpsarzt über sich haben.
2. Alle Anforderungen gehen direkt an das Etappensanitätsbüro, wo für uns Pathologen alle Hilfsmittel bereitgestellt werden.
3. Jeder Armeepathologe erhält, wenn irgend möglich, einen Prosekturgehilfen, einen Prosekturschreiber, einen Prosekturassistenten.
4. Jeder Armeepathologe erhält, wenn irgend möglich, Wagen und Pferde ...«[50]

Obwohl Aschoff gegen Ende des Krieges die »grenzenlose Hilflosigkeit des Arztes« in Anbetracht der riesigen Materialschlachten und der dadurch in Massen anfallenden Verletzten deprimiert feststellte und seine Briefe deutlich gedämpfter klangen, führte dies bei ihm zu keinen den Krieg infrage stellenden Überlegungen. Eine generelle Ablehnung war wegen der »Naturbedingtheit« des Krieges und seiner – trotz aller Mißerfolge unbestrittenen – die medizinische Erkenntnis fördernden Funktion nicht zu leisten, eine Infragestellung der Ursachen, Anlässe und Ziele des Ersten Weltkrieges verbot die Liebe, Pflicht und Treue gegenüber Volk und Vaterland. Nach wie vor stellte sich dieser Krieg für Aschoff als der »ruhmvollste« dar, »der je geführt wurde«; eine öffentliche Frage nach der Schuld, die er in den »weitgehenden Plänen der Alldeutschen« sah, dürfe nicht gestellt werden. Das Volk müsse den Heerführern großen Dank entgegenbringen, und obwohl das System des »konservativen Aristokratismus« versagt habe, sei unbedingt die Monarchie zu retten und dem Kaiser die Treue zu halten; der Kaiser war für Aschoff die Inkarnation alles Deutschen, die als einzige Kraft dem Feinde Widerstand entgegensetzen konnte:

Ohne Monarchie sei Deutschland »erst recht ein willenloses Werkzeug in den Händen unserer Feinde«. Schließlich erblickte Aschoff auch in der Niederlage eine sinnstiftende Wirkung: Das Volk habe sich wohl des großen Erfolges nicht würdig erwiesen, zu wenig »Selbstzucht und Bescheidenheit« an den Tag gelegt; ein siegreicher Krieg »hätte uns wohl moralisch ganz entartet«. Die nun kommende »eiserne Rute« solle das deutsche Volk wieder zur Besinnung bringen. Von dieser Rute dürfe man sich aber nicht erschlagen lassen, sondern müsse sich seiner guten Kräfte bewußt bleiben und zum Prediger »wahren Deutschtums« werden.[51]

Eingebettet in eine nationalistische bis chauvinistische Identifikation mit Volk, Staat und Kaiser sind zusammenfassend folgende aus einem spezifisch medizinisch-biologistischen Denken herrührende Motivationen für eine positive Einschätzung des Ersten Weltkrieges feststellbar: 1. Basierend auf einer rassenhygienischen und sozialdarwinistischen Ideologie entstanden gesundheits- und bevölkerungspolitische Konzepte, die Selektion nach innen und aggressive Expansion nach außen verlangten. 2. Die Auffassung, daß der Krieg für die Weiterentwicklung der medizinischen Wissenschaft fruchtbar sei, wurde oft mit dem Bemühen kombiniert, die kriegs- und damit staatsrelevante Funktion des eigenen Faches besonders zu demonstrieren, um so eine über den Krieg hinausreichende materielle und ideelle Unterstützung zu erfahren. 3. Schließlich sprach man dem Kriegsgeschehen selbst – teilweise auch der Niederlage – gar einen »therapeutischen« oder sinnstiftenden, die vermeintliche organische und kulturelle Degeneration des deutschen Volkes aufhaltenden Gehalt zu.

Dabei vermittelte das auf der Organismusanalogie fußende Gesellschaftsmodell die Vorstellung eines einheitlichen organischen Staates, dessen einzelne Bürger und Gruppen, soweit sie nicht sowieso aufgrund ihrer »Minderwertigkeit« zu isolieren und auszugrenzen waren, lediglich durch ihre arbeitsteilige Funktion unterschieden werden konnten. Durch dieses Bild eines harmonisch funktionierenden Ganzen war der Zugang zu einer kritischen Analyse der wirtschaftlichen, politischen und sozialen Unterschiede und der daraus resultierenden Interessengegensätze zwischen den verschiedenen gesellschaftlichen Gruppen stark erschwert, wodurch eine unkritische Identifikation mit dem Staat und seiner expansionistischen Politik gefördert wurde. Faktisch war diese ideale Harmonie bis zum August 1914 nicht gegeben, doch schien der Kriegsbeginn mit seiner Allparteienkoalition dieses Wunschbild zu verwirklichen und die organische Einheit von Staat und Volk zu bestätigen.

Zwar wurde im Verlauf des Krieges das menschliche Elend als bedrükkend erlebt, doch waren die am Bild des »Volkskörpers« und seinem Wohl orientierten Ärzte nicht imstande, eine Infragestellung des Krieges zu leisten. Weder das massenhaft auftretende menschliche Leid noch die ärztliche Hilflosigkeit oder die beabsichtigte Unterjochung der Nachbarstaaten Deutschlands bewirkten bei diesen Ärzten eine Antikriegsreflexion.

4.4

Pazifistische Ansichten von Ärzten im Zusammenhang mit dem Ersten Weltkrieg waren ausgesprochen selten und trugen den Charakter von elitären Minderheitsmeinungen. Ihre Entstehung war oftmals eng verknüpft mit sozialen und politisch-pazifistischen Bewegungen in Deutschland und Europa. So zählte zum Beispiel der Berliner Ernst Joel (1893–1929), der noch kurz vor seinem Tod in den »Verein sozialistischer Ärzte« eingetreten war und 1926 als Arzt die erste »Fürsorgeanstalt für Alkoholkranke und andere Giftsüchtige« in Berlin-Tiergarten gegründet hatte, zu der bürgerlichen Jugendbewegung, die in den ersten Jahren des 20. Jahrhunderts einen starken Aufschwung verzeichnen konnte. Entsprechend ihren idealistischen Grundsätzen und ihrem gesamtgesellschaftlichen Führungsanspruch bei der geistigen und sozialen Erneuerung der Menschheit, argumentierte auch Joel als Student im Jahre 1915 in der bald verbotenen Studentenzeitung »Der Aufbruch« von der Warte des elitären, geistig und kulturell Gebildeten gegen den Krieg. Durchsetzt war seine Haltung zudem mit einer humanitär-sozialen Komponente. Er polemisierte gegen den primitiven Hurrapatriotismus und die geistige Verrohung, die gerade in studentischen Korporationen und akademischen Feldpostbriefen zum Ausdruck kam, und stellte die Kulturtradition deutscher und antiker Klassiker dagegen, in der Krieg und Despotismus gebrandmarkt wurden.[52]

4.4.1

Der Schweizer Psychiater August Forel (1848–1931) war bereits vor Ausbruch des Ersten Weltkrieges dem organisierten Pazifismus verbunden und fand während des Krieges den Weg zu einem »ethischen Sozialismus«. Als Anhänger des Darwinschen Evolutionsgedankens und getragen von der Überzeugung, daß soziales Elend und Degeneration durch ethische und soziale Erziehung der Jugend überwunden

werden könnte, kämpfte er schon vor dem Ersten Weltkrieg für die kulturelle Evolution der Menschheit und gegen Psyche und Soma schädigende Einflüsse wie den Alkoholismus.
Konsequent internationalistisch gesonnen, veröffentlichte er seine Ideen zur Weltverbrüderung und Menschheitsentwicklung 1915 in seiner Broschüre über die »Vereinigten Staaten der Erde«, in der er neben vielen sozialhumanitären Forderungen auch Abrüstungsvorschläge machte.[53]
Erste Kontakte Forels zur Friedensbewegung sind zu Beginn des 20. Jahrhunderts nachweisbar. In der »Friedens-Warte« von 1905 schrieb er eine kurze Notiz zum Krieg vom »Standpunkt der sozialen Psychologie« aus. Hierin verwahrte er sich stark gegen die These, daß Kriegsvorbereitung und kriegerische Betätigung an sich Ausdruck einer kranken Psyche seien. Vielmehr sah er den Krieg im Zusammenhang mit den von unseren »barbarischen Ahnen« überlieferten »Instinkten des Raubtieres«, die über die »sozialen Instinkte« dominieren konnten und führte über die weiteren Ursachen des Krieges aus: »So lange jedoch die Menschen als Instrumente und Kanonenfutter in den Händen mehr oder weniger despotischer Regierungen sein würden, können die heutigen Schlächtereien noch nicht aufhören... Man sollte endlich begreifen, daß der Vater des Krieges der sogenannte Patriotismus ist, der die Nation, in welcher man geboren ist, in Gegensatz zu den anderen stellt; ferner, daß man ihn heute nicht mehr als Tugend, sondern als Laster betrachten und durch das Gefühl und die Pflicht der menschlichen Solidarität, vor allem durch die Pflicht ersetzen sollte, glücklichere und bessere Nachkommen zu erzeugen und zu züchten als wir es sind.«[54]
Die sich im Laufe des Krieges verstärkenden Beziehungen zu verschiedenen Persönlichkeiten aus dem sozialistischen Lager und die revolutionären Erhebungen am Ende des Krieges ließen ihn seine Meinung zu den Ursachen des Krieges ändern. Nannte er noch 1905 Despotismus und Patriotismus als wesentlichste Faktoren, betonte er 1919 mehr die sozialen und wirtschaftlichen Zusammenhänge. Er sprach vom »sozialen Krieg«, dem »Krieg des Finanzkapitals gegen die Arbeit« und vom »Krieg der Diebe gegen die Bestohlenen«.[55] Es schien ihm wahrscheinlich, daß »eine starke kapitalistische monarchistische und militärische Reaktion noch einmal zum Kriege oder zur internationalen Anarchie zurückführen könne. Diese könnte die internationale soziale Reform wohl um einige Dezennien verzögern, aber nie und nimmer ihren endgültigen Sieg verhindern.«[56]
Weder bei Joel noch bei Forel hatten spezielle ärztliche oder berufs-

ethische Überlegungen einen die pazifistische Haltung motivierenden Effekt. Beide zeigten dagegen als ideologische Grundhaltung einen »kosmopolitischen Kulturhumanismus«, von dem die pazifistische Anschauung abgeleitet wurde. Ähnliches galt für Georg Friedrich Nicolai (1874–1964), dessen Schicksal und Engagement im folgenden etwas ausführlicher dargestellt werden soll.

4.4.2

Nicolais Vater, Gustav Lewinstein, ehemaliger Privatdozent für Chemie an der Universität Heidelberg, später politischer Journalist und unversöhnlicher Bismarck-Gegner, hatte sich als Jude bei seiner Heirat mit seiner christlichen Frau zwar taufen lassen, aber seinen Namen beibehalten. Der Sohn Georg war protestantisch erzogen worden und nahm im Alter von 23 Jahren mit Erlaubnis des Vaters den Namen Georg Friedrich Nicolai an. Der Vater Lewinstein war aktiver Teilnehmer an der Märzrevolution 1848 gewesen, blieb auch späterhin überzeugter Demokrat und stand dem neuen Deutschen Reich von 1871 ablehnend gegenüber. Im Verfassungsstreit zwischen 1862 und 1866, als die liberale Mehrheit im Preußischen Abgeordnetenhaus sich weigerte, die Ausgaben für eine beabsichtigte Heeresverstärkung zu gewähren, hielt Lewinstein mit einer kleinen Minderheit an dieser ablehnenden Haltung auch dann noch fest, als Bismarck 1866 nach dem Sieg über Österreich die Verabschiedung des sogenannten »Indemnitätsgesetzes« erreichte, mit dem die verfassungswidrigen Steuern rückwirkend sanktioniert wurden, womit die Kapitulation der Liberalen besiegelt war.[57] Diese schon vom Vater vertretene Einstellung, den Rechtsstaat höher zu schätzen als die Opportunitätserwägung der gerade Herrschenden, war für Nicolai ein in seinen späteren Schriften und Aktivitäten immer wieder vorzufindender zentraler Grundsatz. 1900 legte er seine medizinischen Staatsexamen in Berlin ab, habilitierte sich 1907 und wurde 1909 zum Titularprofessor ernannt. Als Experte auf dem Gebiet der Elektrokardiographie veröffentlichte er ein Jahr später zusammen mit Friedrich Kraus die grundlegende Studie »Das Elektrokardiogramm des gesunden und kranken Menschen«.

Bis zum Kriege hatte Nicolai in der Öffentlichkeit pazifistische Auffassungen nicht vertreten.[58] Als aber am 11.10.1914 das sogenannte »Manifest der 93« erschienen war, in dem deutsche Künstler, Wissenschaftler, Philosophen und Mediziner den Militarismus Deutschlands verherrlichten, die Kriegsschuld des Deutschen Reiches bestritten

und leugneten, daß das deutsche Heer die Neutralität Belgiens verletzt habe, verfaßte er zusammen mit Albert Einstein, Otto Buek und Wilhelm Förster einen »Aufruf an die Europäer«. In diesem Aufruf wurde der bornierte nationale Standpunkt gerade der geistig und kulturell Schaffenden angegriffen und auf die kulturelle Gemeinschaftlichkeit der europäischen Völker hingewiesen, die nun durch den Krieg zerstört zu werden drohte. Dem europäischen Willen sollte ein möglichst weitreichender Widerhall verschafft werden, um die Einheit Europas voranzutreiben. Dabei waren die durch den Krieg in Bewegung gebrachten politischen Veränderungen in diesem Sinne zu nützen: »Denn der heute tobende Kampf wird kaum einen Sieger, sondern wahrscheinlich nur Besiegte zurücklassen. Darum scheint es nicht nur gut, sondern bitter nötig, daß gebildete Männer aller Staaten ihren Einfluß dahin aufbieten, daß – wie auch der heute noch ungewisse Ausgang des Krieges sein mag – die Bedingungen des Friedens nicht die Quelle künftiger Kriege werden, daß vielmehr die Tatsache, daß durch diesen Krieg alle europäischen Verhältnisse in einen gleichsam labilen und plastischen Zustand geraten sind, dazu benutzt werde, um aus Europa eine organische Einheit zu schaffen.«[59]
Trotz seiner Distanz zu dem bornierten Patriotismus und seinem Bekenntnis zur kulturellen und politischen Einheit Europas, stellte sich der Mediziner Nicolai, der sich nach einem »größeren Vaterland Europa« sehnte, aber sein »Mutterland« Deutschland niemals glaubte vergessen zu können,[60] als Zivilarzt freiwillig der Militärverwaltung zur Verfügung. Diese Zivilärzte waren im Offiziersrang tätig, besaßen aber keine Befehlsgewalt über die Mannschaften und trugen zur Dokumentierung dieses Umstandes keine Achselstücke. Ethische Konflikte ergaben sich für den pazifistischen Arzt aus dieser Bereitstellung nicht. Er brachte die ärztliche Tätigkeit des Zivilarztes in keinerlei Zusammenhang mit der Funktion des Militärapparates und der Kriegsmaschinerie. Auch nach Kriegsende hielt er an seiner Meinung fest, daß ein Arzt »die doppelte Pflicht« habe zu helfen, »wenn so viel mehr Menschen leiden als in gewöhnlicher Zeit«.[61] Er betrachtete sein Arztsein geradezu als einen Glücksfall, im Krieg wirken zu können, ohne Partei ergreifen und militärisch engagiert sein zu müssen. »Ich bin Arzt und hatte daher das einzigartige Glück, bei Ausbruch des Krieges nicht umlernen zu müssen; ... wir Ärzte aber fahren ganz einfach fort, Kranke zu heilen und zerbrochene Leiber zusammenzuflicken, uns ist auch nach geltendem Kriegsrecht der Feind kein Feind, sondern nur Objekt unserer Berufsarbeit. Für den Arzt existiert kein Krieg, braucht wenigstens kein Krieg zu existieren.«[62]

Diese Vorstellung von einer über allen äußeren, politischen und militärischen Umständen schwebenden ärztlichen Tätigkeit verhinderte zwar eine tiefere Reflexion über die z. B. kriegsverlängernde Funktion der medizinischen Versorgung, doch sie trug zweifellos mit dazu bei, ihm in seinem kompromißlosen Kampf gegen die »Dummheit« der Militärs die nötige Sicherheit und Selbstüberzeugung zu verschaffen. Nicht das Dilemma des im Kriege hilflosen oder funktionalisierten Arztes radikalisierte seine pazifistische Meinung. Ausschließlich das Verhalten engstirniger Militärs und Politiker, denen er vorwarf, »Verfassung und Recht« durch Willkür ersetzt zu haben, zwang ihn 1918 zur Flucht aus Deutschland.
Zunächst jedoch wurde Nicolai seiner medizinischen Qualifikation gemäß zu einem der Chefärzte des neuerbauten Lazaretts auf dem Tempelhofer Feld in Berlin ernannt. Die Tätigkeit ließ ihm noch Zeit, nebenher seiner Lehrverpflichtung an der Universität nachzukommen. Als er außer seinen medizinischen Kollegs aber in einer zusätzlichen Lehrveranstaltung die Frage des Krieges und die mit dem Darwinismus in Zusammenhang stehenden Probleme abhandeln wollte, wobei nach seiner Veröffentlichung des »Aufrufs an die Europäer« über die Tendenz dieses Seminars in der Öffentlichkeit keine Zweifel vorhanden gewesen sein dürften, wurde er ganz unerwartet aus der leitenden Stellung heraus als Assistenzarzt in das Seuchenlazarett nach Graudenz versetzt. Nicolai konnte sich hier, obwohl er bald vom dortigen Generalarzt zum Konsultierenden Arzt für Herzkrankheiten im ganzen Bereich des 17. Armeekorps ernannt wurde, seinem Buch über die »Biologie des Krieges« widmen. Nach der Versenkung der »Lusitania« erklärte Nicolai öffentlich, daß er die »Verletzung der belgischen Neutralität, die Verwendung giftiger Gase und die Torpedierung von Handelsschiffen« für »eine sittliche Verfehlung« und »eine bodenlose Dummheit« halte, »an deren Folge das Deutsche Reich früher oder später noch zugrunde gehen müsse«.[63] Seine Weigerung, diese Bemerkung zu widerrufen, brachte ihm eine Versetzung in die Tuchler Heide ein, von wo er aber aufgrund einer Beschwerde und wegen einer akuten Erkrankung bald wieder nach Berlin gehen durfte.
Hier begann er mit der Fortführung des schon erwähnten Kollegs, das er aber sofort wieder abbrechen mußte, da ihn die Versetzung nach Danzig erreichte, wo ihn der dortige Generalarzt vereidigen wollte, um ihn besser kontrollieren zu können. Nicolai verweigerte diesen für Zivilärzte nicht obligaten Fahneneid mit dem Hinweis, daß er eine Zustimmung zum Krieg bedeute, er aber unter keinen Umständen einer Regierung, die Belgiens Neutralität verletzt habe, Giftgase ge-

brauche und Handelsschiffe torpediere demonstrativ den Eid der Treue und des Gehorsams leisten wolle.
Die Militärs reagierten auf diese erneute Weigerung mit seiner Degradierung zum gemeinen Soldaten. Nicolai wurde in der Folge als Militärkrankenwärter mit mehr oder weniger sinnvollen Tätigkeiten eingesetzt. Nach verschiedenen Demütigungen und Versuchen, ihn zum Dienst mit der Waffe zu zwingen, obwohl er nie gesetzlich eingezogener Soldat war, und nachdem mehrere Proteste ohne Erfolg blieben, entschloß sich Nicolai 1918 zur Flucht nach Dänemark.
Nach Kriegsende kehrte er wieder nach Deutschland zurück und wurde 1919 in den Vorstand der Deutschen Friedensgesellschaft gewählt, aus dem er aber bald wegen sachlicher Differenzen austrat. Zudem war er zum Außerordentlichen Professor an der Berliner Universität ernannt worden. Seine Vorlesungen wurden jedoch durch rechte Studenten gestört, außerdem äußerte der Senat der Berliner Universität in einem Urteil vom 5. März 1920, daß Nicolai des Lehrstuhls unwürdig sei.[64] Zwar erkannte der preußische sozialdemokratische Unterrichtsminister Konrad Haenisch die Stellungnahme des Senats nicht an, doch wurde Nicolai von seiten der Universität ein geregelter Unterricht nicht ermöglicht. 1922 verließ er schließlich Deutschland, um einem Ruf an die argentinische Universität Cordoba zu folgen. Bis zu seinem Tod 1964 verbrachte er den Rest seines Lebens außerhalb Deutschlands, besonders in Argentinien und Chile, unterbrochen durch längere Aufenthalte in Spanien, Bolivien und den USA.
Eine zentrale Bedeutung innerhalb der pazifistischen Betätigung Nicolais spielte sein Buch über die »Biologie des Krieges«, das nach seinem Erscheinen in der Schweiz in Deutschland verboten worden war. In diesem Werk versuchte Nicolai eine umfassende Einschätzung des modernen Krieges aus der Sicht des »Naturforschers«, indem er sowohl den historischen Wandel in Funktion und Art des Krieges reflektierte als auch die soziokulturellen, politischen Implikationen berücksichtigte und die individuellen biologischen Voraussetzungen einbezog. Getragen war nach seinen eigenen Worten das Buch von der »Idee der Humanität«: »Es ist die Tatsache, daß es nur ein Genus humanum gibt, und daß dies menschliche Geschlecht nachweislich einen Organismus bildet.«[65]
Obwohl Nicolai anknüpfend an die Darwinsche Lehre sich bemühte, Begriffe wie »Kampf ums Dasein« und »Selektion« in einer der menschlichen Species entsprechenden Weise zu modifizieren und sich vor allzu platten Analogien zwischen Tier und Mensch hütete, war er doch – trotz seiner historisch-philosophischen Einschübe – an vielen

Stellen der grundsätzlichen Denkweise und Diktion des zeitgenössischen Biologismus verhaftet.

Er fußte damit auf der gleichen gedanklichen Grundlage wie Max von Gruber und Ludwig Aschoff, gelangte jedoch aufgrund seiner kosmopolitischen Denkweise zu anderen Schlußfolgerungen. Während z. B. von Gruber in reduzierter materialistisch-biologistischer Art vermeintliche Gemeinschaftsinteressen des Volkskörpers über das Individualschicksal stellte (der Krieg sollte trotz vieler Opfer durch die Annektion fremden Ackerlandes die notwendigen materiellen Voraussetzungen für eine biologische Vergrößerung schaffen), versuchte Nicolai, seine idealistischen Vorstellungen vom »Sieg der Menschheitsidee über das Individualbewußtsein«, vom Sieg des »Altruismus über den Egoismus« mit Argumenten aus der biologischen Evolution zu untermauern.[66]

Seine konkreten Einwände gegen den modernen Krieg zeigen, wie stark Nicolai dem Selektionsgedanken und den Darwinschen Vorstellungen zum Kampf ums Dasein verhaftet war, wobei er diese durchaus als das vorwärtstreibende Prinzip der kulturellen und sozialen Entwicklung der Menschheit akzeptierte. Bei seiner Ablehnung des Krieges wegen der »kontraselektorischen« Wirkung bediente er sich jedoch einer Sprache, die seine elitäre Distanz gegenüber den nicht voll in die Gesellschaft Integrierten nicht verbergen konnte und seinen Humanismus mehr als einen kulturellen denn als einen den sozial Schwachen verpflichteten auswies.

Die negative Auslese des modernen Krieges verhindere – so Nicolai – »jeden biologischen Nutzen«. Er schütze »die Blinden, die Taubstummen, die Idioten, die Buckligen, die Skrofulösen, die Blödsinnigen, die Impotenten, die Paralytiker, die Epileptiker, die Zwerge, die Mißgeburten. – All dieser Rückstand und Abhub der menschlichen Rasse kann ruhig sein, gegen ihn pfeifen keine Kugeln, und während die jungen, tapferen, starken Männer auf dem Schlachtfeld vermodern, kann er zu Hause sitzen und seine Geschwüre pflegen.«[67] Auch die »moralisch Minderwertigen« wie die »Feiglinge« blieben am Leben. »Der Krieg bildet also für sie geradezu eine Lebensversicherung, denn diese körperlich und geistige ›Krüppelgarde‹, die sich im freien Konkurrenzkampf des Friedens gegen ihre tüchtigeren Mitbewerber kaum behaupten könnte, bekommt nun die fettesten Stellen und wird hoch bezahlt.«[68]

In seinen Ausführungen zum Darwinschen »Struggle for Life« wandte er sich dagegen, »Struggle« mit Krieg synonym zu setzen. Vielmehr müsse sich das Prinzip des Kampfes ums Dasein darauf konzentrieren,

»durch freie Geistestätigkeit möglichst große Energiemengen der Menschheit dienstbar zu machen. Wo ein Kampf hier zu hilft, ist er berechtigt, d. h. liegt er in der Entwicklungslinie der Menschheit. Wo ein Kampf nicht dazu führt (oder es gar hindert), ist er unberechtigt, d. h. entfernt er die Menschheit von ihrem Entwicklungsgange zur Höhe.«[69]

Grundsätzlich behindere der moderne Krieg diesen Entwicklungsgang und sei deshalb »rückständig« zu nennen. Er verheize »billiges Menschenmaterial«, nur damit der »internationale Trust der Kriegsindustrien« dabei Riesensummen verdiene, sei dabei »unproduktiv«, weil die Not und der Hunger jede Erfindungsgabe hemme und das Wirtschaftsleben störe, und erwecke zudem eine »grobe Barbarenmoral« bei den Soldaten. »Während unsere moderne Sittlichkeit, ebenso wie die der alten Griechen und Römer, sich auf Persönlichkeiten mitaufbaut, die in freiwilliger Tat sich einem Gesetz unterordnet, kennt der Wilde nur eine aus dem Zusammenhangsgefühl herausgewachsene Anpassung, eine gleichsam kollektive Sittlichkeit, die ihm Moral ersetzen muß.«[70]

Auch falscher nationaler Patriotismus, der zur Schwärmerei geworden ist, hemme die Menschheitsentwicklung. Damit habe der Patriotismus seine Rolle als Kulturfaktor, die er für die Deutschen aus der Zeit vor 1848 noch gespielt habe, verloren. Heute sei der europäische Patriotismus das notwendige Bindeglied, das die Menschen »dem endgültigen Patriotismus der Menschheit« näher bringen könne.[71]

Zudem sei der Krieg in einem untrennbaren Zusammenhang mit der Entwicklung des Eigentums zu sehen. Ziel sei es, die Ausbeutung des Menschen durchzusetzen, »entweder dadurch, daß man bereits aufgespeicherte Arbeitsleistung in Beschlag nimmt, oder dadurch, daß man seine künftige Arbeitsleistung für sich zu verwenden sucht«. Jeder, der also für den Krieg eintrete, müsse deshalb auch für die Sklaverei eintreten, da in der Trias Kapitalismus, Krieg und Sklaverei keines vom anderen zu trennen sei.[72]

Grundsätzlich sei eine Humanisierung des Krieges, wie sie z. B. durch die Genfer Konvention und ähnliche Abkommen festgelegt werde, nicht möglich, da der Krieg das Prinzip der Macht an die Stelle des Rechts setzen muß. Wie auch der Erste Weltkrieg bewiesen habe, sind Verträge in Kriegszeiten nichts anderes als ein Fetzen Papier. Die Spielerei mit der Humanität würde auch deshalb so gefährlich, weil sie die Vorstellung wecken könne, daß der Krieg mit der Humanität verbindbar sei und der Mensch so an einen »Zustand des Schreckens« gewöhnt werden könne.[73]

Von der allgemeinen Aussage, daß Krieg für jedes moralische Empfinden eine Unsittlichkeit bedeute, rückte Nicolai in zwei Ausnahmefällen jedoch ab: Zum einen gestand er zu, daß die Bewohner eines Landes sich gegen eindringende Feinde verteidigen sollten. Um aber in einem solchen Falle nicht der Manipulation von Militärs und Regierungen aufzusitzen, fordere er die allgemeine Wehrpflicht, das Volksheer, in welchem Entscheidungen des Volkes gewährleistet und damit die Überwindung des Militarismus angelegt sei.[74]
Zum zweiten billigte er der Gesellschaft das Recht zu, sich nach innen zur Wehr zu setzen, wobei er meinte, daß die »notwendige Unterdrükkung, respektive Ausrottung von Verbrechern, die, wenn es sich dabei um den Kampf gegen größere Gruppen handelt, äußerlich die Form des Krieges annehmen« könnte.[75]
Nicolais pazifistisches Engagement war aus einer liberal-demokratisch internationalistischen Gesinnung geboren und durch die Kriegspolitik des Deutschen Reiches und durch Nicolais Konfrontation mit der militärischen Bürokratie radikalisiert worden. Seine ärztliche Tätigkeit im Kriege, die Wiederherstellung von Verwundeten für die Durchführung einer von ihm abgelehnten Politik, konnte jedoch in keiner Weise einen ethisch-politischen Konflikt provozieren. Im Gegenteil glaubte er, daß für den Arzt wegen seiner im Krieg wie in Friedenszeiten gleichen Tätigkeit ein Krieg nicht zu existieren brauche. Als man ihn zum Militärkrankenwärter degradiert hatte und ihm die Ausübung des ärztlichen Berufes nicht mehr gestattete, griff er diese Entscheidung gerade von der immanenten Rationalität und Logik der Militärs her an: Er hielt es entweder für ein »Zeichen von Pflichtvergessenheit oder aber (für) ein Zeichen von Dummheit..., in Zeiten, in denen man die Ärzte so bitter nötig braucht, wie augenblicklich in Deutschland, einem Arzt die Ausübung seines Berufes unmöglich zu machen«.[76]
Allerdings stimmte Nicolai nicht mit den Ansichten vieler seiner Kollegen überein, die der Medizin die Möglichkeit zubilligten, dem Krieg ein humanes Gesicht zu verleihen.

4.5

Die kriegsbejahende Haltung deutscher Ärzte basierte auf einem Patriotismus, der teilweise in Form eines aggressiv-überheblichen Chauvinismus die expansiven und annexionistischen Ziele der Kriegspolitik des Kaiserreichs aktiv unterstützte und kompromißlos einklagte. Gefestigt wurde diese Haltung durch spezifische, aus dem ärztlich-naturwissenschaftlichen Denken resultierende Aspekte. Hier sind insbesondere rassenhygienische Ideen anzuführen, die den Krieg als ein gegen die soziale und körperliche »Degeneration« gerichtetes Instrument begriffen und die Annexion fremden Ackerlandes als legitimes Mittel propagierten, um auf dieser Grundlage die Vermehrung von sogenannten »rassisch wertvollen« Menschen zu fördern. Auch die Vorstellung, daß der Krieg Motor und Prüfstein für den wissenschaftlichen Fortschritt der Medizin darstelle – oft verbunden mit der entsprechenden Aufwertung von einzelnen Fachrichtungen oder Personen – förderte die positive Einstellung zu dem Krieg sehr stark.

Weder bei den Befürwortern noch bei den pazifistischen Ärzten war ein aus der Hilflosigkeit und Funktionalisierung der ärztlichen Tätigkeit im Felde entstehender Konflikt auszumachen. Offensichtlich war die Meinung allgemein verbreitet, daß der kriegsmedizinischen Versorgung eine durch berufsethische Überlegungen nicht ins Wanken zu bringende Wichtigkeit und Neutralität zukomme. Lediglich der Illusion, daß die Medizin den Krieg humaner gestalten könne, erteilte Nicolai eine Abfuhr.

Verurteilung und Ablehnung des Krieges gründeten vielmehr in der Opposition gegen die Politik des wilhelminischen Staates und in allgemein humanitären und sozialethischen Überzeugungen, in der politischen und moralischen Verdammung von Militarismus, Chauvinismus und Willkürherrschaft, die gegen Ende des Krieges mehr und mehr mit sozialistischen Inhalten verknüpft wurden.

Biologistische Überzeugungen allein führten nicht notwendigerweise zur Bejahung des Krieges, wenn auch die Befürworter ausschließlich mit einem reduzierten biologistisch-materialistischen Kategoriensystem argumentierten. Umgekehrt schlossen auch pazifistische Ansichten keineswegs biologistisches Gedankengut aus. Die Akzeptanz biologistischer Thesen schien geradezu eine conditio sine qua non des sich als Naturforscher verstehenden Arztes. Gegenüber soziologischen oder sozialökonomischen Erklärungen voller Ablehnung bemühte man scheinbar objektive naturwissenschaftliche Begriffe wie Art, Rasse, Population, Selektion und Evolution zum Verständnis gesellschaftlicher und politischer Phänomene. Nicht die widerstreitenden Interessen verschiedener gesellschaftlicher Klassen oder Schichten innerhalb einer Nation waren von Interesse, sondern die nach naturgesetzlichen Kriterien abgrenzbaren Gemeinschaften. Je nach politischer und ethischer Grundhaltung war jedoch das Interpretationsraster, nach dem diese allgemeingültigen Termini zu Aussagen und Meinungen ver-

bunden wurden, verschieden. So wurde der Biologismus dazu benutzt, sowohl Argumente für wie auch gegen den Krieg zu liefern.
Der nationalistisch gesonnene Arzt stellte die germanische Rasse und das deutsche Volk, das er im übrigen mit Staat und Kaiser in eins setzte, in das Zentrum seiner Überlegungen, während der kosmopolitisch offene die menschliche Rasse bzw. Species Mensch zur relevanten Bezugsgröße seines Denkens machte. Entsprechend unterschiedlich war der Gebrauch des »Kampf ums Dasein« als Evolutionsprinzip. Von Gruber erblickte im Krieg geradezu die höchste Verkörperung dieses Prinzips und betonte die naturgesetzliche Notwendigkeit des Siegens und Besiegtwerdens, des Herrschens und Beherrschtwerdens. Nicolai dagegen wies auf die »kontraselektorische« Wirkung des Krieges hin, die jeglichen »biologischen Nutzen« verhindere und stellte heraus, daß nur derjenige Kampf seine Berechtigung habe, der der Menschheit »möglichst große Energiemengen« dienstbar mache und so den Entwicklungsgang der Menschheit zur kulturellen Höhe und Veredelung fördere.
Innerhalb der Ärzteschaft, die im Wilhelminismus einen gewissen bürgerlichen Wohlstand hatte erwerben können und deren soziales Ansehen gestiegen war, erwies sich die Kombination von Chauvinismus mit rassenhygienisch-bevölkerungspolitischem Denken als besonders aggressiv und kriegsbejahend. Auch die Verbindung von Patriotismus mit der Überzeugung des kriegsbedingten medizinischen Fortschritts und der Wunsch nach wissenschaftlicher Anerkennung für Fach oder Person war stark genug, um nicht die geringsten Zweifel am Ersten Weltkrieg aufkommen zu lassen. Dagegen bekannten sich Ärzte, die Militarismus und Patriotismus ablehnten und sich kosmopolitischem Denken verpflichtet fühlten, trotz ihrer biologistischen Denkart von Anfang an gegen diesen Krieg und zeigten sich in der letzten Kriegsphase und in der Nachkriegszeit sozialistischem und linksbürgerlichem Gedankengut aufgeschlossen.

Anmerkungen

1 Vgl. Jeschal, Godwin: *Politik und Wissenschaft deutscher Ärzte im Ersten Weltkrieg* (=Würzburger medizinhistorische Forschungen, Bd. 13). Pattensen 1977, S. 17–22.

2 Vgl. Spree, Reinhard: *Soziale Ungleichheit vor Krankheit und Tod. Zur Sozialgeschichte des Gesundheitsbereichs im Dt. Kaiserreich* (= Kleine Vandenhoeck-Reihe; 1471). Göttingen 1981, S. 138–156.

3 Vgl. Ackerknecht, Erwin H.: *Geschichte der Medizin*. Stuttgart 1979, S. 163.

4 Vgl. Schlechta, Karl: Der Trend des Biologismus zur Weltanschauung im 19. Jahrhundert. In: *Biologismus im 19. Jahrhundert*, hrsg. von Gunter Mann (= Studien zur Medizingeschichte des 19. Jahrhunderts, Bd. 5). Stuttgart 1973, S. 1–9. Siehe zu diesem Komplex auch: Weindling, Paul: Theories of the Cell State in Imperial Germany. In: *Biology, Medicine and Society 1840–1940*, ed. by Charles Webster. Cambridge University Press 1981, S. 99–155.

5 Vgl. Marten, Heinz-Georg: *Sozialbiologismus*. Frankfurt–New York 1983, S. 143.

6 Vgl. Mann, Gunter: Rassenhygiene – Sozialdarwinismus. In: *Biologismus im 19. Jahrhundert*, hrsg. v. Gunter Mann (wie Anm. 4) S. 85.

7 Vgl. Marx, Christoph: *Die Entwicklung des ärztlichen Standes seit den ersten Dezennien des 19. Jahrhunderts*. Berlin 1906, S. 27f.

8 ebd. S. 143.

9 ebd. S. 50f.

10 Hadrich, Julius: *Die Arztfrage in der deutschen Sozialversicherung. Ihre soziologischen und wirtschaftlichen Probleme*. Berlin 1955, S. 69.

11 ebd. S. 75.

12 Vgl. ebd. S. 137 und Spree (wie Anm. 2) S. 99.

13 Vgl. Thiele, Wilhelm: Zum Verhältnis von Ärzteschaft und Krankenkassen. In: *Entwicklung und Struktur des Gesundheitswesens. Argumente für eine soziale Medizin* (= Argument-Sonderbände 4). Berlin 1974, S. 30f.

14 Marx (wie Anm. 7) S. 118.

15 Vgl. Hadrich (wie Anm. 10) S. 176f. u. Thiele (wie Anm. 13) S. 37–42.

16 Marx (wie Anm. 7) S. 72–77.

17 Henning, Hansjoachim: *Das westdeutsche Bürgertum in der Epoche der Hochindustrialisierung 1860–1914. Soziales Verhalten und soziale Strukturen*, Teil I: *Das Bildungsbürgertum in den preussischen Westprovinzen* (Historische Forschungen im Auftrag der Historischen Kommission der Akademie der Wissenschaften und der Literatur, Bd. VI). Wiesbaden 1972, S. 461.

18 Vgl. Spree (wie Anm. 2) S. 156–162.

19 Vgl. Seidler, Eduard: Der politische Standort des Arztes im Zweiten Kaiserreich. In: *Medizin, Naturwissenschaft, Technik und das Zweite Kaiserreich*, hrsg. v. Gunter Mann und Rolf Winau (Studien zur Medizingeschichte des 19. Jahrhunderts, Bd. 8). Göttingen 1977, S. 92.

20 Marx (wie Anm. 7) S. 48.

21 Vgl. Parlow, Siegfried: Bemerkungen über den Militarismus-Begriff und Vorstellungen zum Krieg bei Ärzten während des 1. Weltkriegs. In: *Der Arzt in der politischen Entscheidung* (Wiss. Beiträge der Martin-Luther-Universität Halle Wittenberg, bearb. u. hrsg. v. Ernst Luther und Burckard Thaler 1967/1 [A 4]). Halle (Saale) 1967, S. 36.

22 Vgl. Jeschal (wie Anm. 1) S. 19f.

23 Vgl. Hadrich (wie Anm. 10) S. 195.
24 Vgl. Vondung, Klaus: Zur Lage der Gebildeten in der wilhelminischen Zeit. In: *Das wilhelminische Bildungsbürgertum. Zur Sozialgeschichte seiner Ideen*, hrsg. v. Klaus Vondung (Kleine Vandenhoeck-Reihe 1420). Göttingen 1976, S. 30.
25 Vgl. Ringer, Fritz K.: *Die Gelehrten. Der Niedergang der deutschen Mandarine 1890–1933*. Stuttgart 1983, S. 169–185 und Vondung (wie Anm. 24) S. 153–171.
26 Vgl. Jeschal (wie Anm. 1) S. 30 und Schwabe, Klaus: *Wissenschaft und Kriegsmoral. Die deutschen Hochschullehrer und die politischen Grundfragen des Ersten Weltkriegs*. Göttingen 1969, S. 120.
27 Vgl. Kudlien, Fridolf: Max von Gruber und die frühe Hitlerbewegung. *Medizinhistorisches Journal* 17 (1982) S. 373–389.
28 Eucken, Rudolf und Max von Gruber: *Ethische und hygienische Aufgaben der Gegenwart*. Berlin 1916, S. 44f.
29 Vgl. Jeschal (wie Anm. 1) S. 96.
30 Vgl. Eucken/Gruber (wie Anm. 28) S. 27f.
31 Gruber, Max v.: Rassenhygienische Bevölkerungspolitik auf dem Gebiete des Wohnungs- und Siedlungswesens. *Münch. med. Wschr.* 64 (1917) S. 416.
32 ebd. S. 416.
33 Vgl. Eucken/Gruber (wie Anm. 28) S. 21f.
34 Vgl. Fischer, Fritz: *Griff nach der Weltmacht. Die Kriegszielpolitik des kaiserlichen Deutschlands 1914/18*. Düsseldorf 1967, S. 96f.
35 Vgl. ebd. S. 90–95 u. 334–344.
36 Aschoff, Ludwig: *Ein Gelehrtenleben in Briefen an die Familie*. Freiburg i. Br. 1966, S. 208 u. 276.
37 ebd. S. 255.
38 ebd. S. 273f.
39 ebd. S. 276.
40 Vgl. Aschoff, Ludwig: *Das Leben und der Zellenstaat*. Freiburg 1934, S. 23.
41 Vgl. Aschoff (wie Anm. 36) S. 215 u. 236–241.
42 Vgl. Aschoff, Ludwig: *Krankheit und Krieg. Eine akademische Rede*. Freiburg und Leipzig 1915, S. 5.
43 ebd. S. 15.
44 ebd. S. 33.
45 Aschoff (wie Anm. 36) S. 225.
46 ebd. S. 229.
47 ebd. S. 227 u. 231.
48 ebd. S. 250f.
49 ebd. S. 249.
50 ebd. S. 244.
51 Vgl. ebd. S. 175–178 u. 266-269.
52 Vgl. zu Joel: Pross, Christian: Die jüdischen Ärzte am Krankenhaus Moabit.

In: *nicht mißhandeln. Das Krankenhaus Moabit. 1920–1933 Ein Zentrum jüdischer Ärzte in Berlin. 1933–1945 Verfolgung Widerstand Zerstörung*, hrsg. v. Christian Pross und Rolf Winau (Stätten der Geschichte Berlins, Bd. 5). Berlin 1984, S. 130; Linse, Ulrich: *Die Kommune der deutschen Jugendbewegung: Ein Versuch zur Überwindung des Klassenkampfes aus dem Geiste der bürgerlichen Utopie. Die kommunistische Siedlung Blankenburg bei Donauwörth 1919/20*. München 1973, S. 38–41; Pross, Harry: *Jugend, Eros, Politik. Die Geschichte der deutschen Jugendbewegung*. Bern 1964, S. 20; Joel, Ernst: *Die Jugend vor der sozialen Frage* (Schriften aus der sozialen Jugendbewegung, H. 1). Charlottenburg 1914; Joel, Ernst: Von deutschen Hochschulen. *Der Aufbruch* 1 (1915) S. 46–53 u. S. 96; *Flugblätter an die deutsche Jugend*, hrsg. v. der Berliner Freien Studentenschaft. Jena 1915, S. 1–6.

53 Vgl. Wettley, Annemarie: *August Forel*. Salzburg 1953, S. 140–144.

54 Forel, August: Der Krieg vom Standpunkt der sozialen Psychologie. *Die Friedens-Warte* 12 (1905) S. 65.

55 Vgl. Forel, August: *Rückblick auf mein Leben*. Zürich 1935, S. 277.

56 Vgl. Wettley (wie Anm. 53) S. 144.

57 Vgl. Zuelzer, Wolf: *Der Fall Nicolai*. Frankfurt am Main 1981, S. 66f.

58 Vgl. Wehberg, Hans: *Die Führer der deutschen Friedensbewegung (1890–1923)*. Leipzig o. J., S. 64.

59 Nicolai, Georg Friedrich: *Aufruf an die Europäer. Gesammelte Aufsätze zum Wiederaufbau Europas*. Hrsg. u. eingel. v. Hans Wehberg. Leipzig-Wien-Zürich 1920, S. 23.

60 Nicolai, Georg Friedrich: *Warum ich aus Deutschland ging*. Bümpliz-Bern 1918, S. 3.

61 ebd. S. 12.

62 ebd. S. 11.

63 ebd. S. 16.

64 Vgl. Zuelzer (wie Anm. 57) S. 279–282.

65 Nicolai, Georg Friedrich: *Die Biologie des Krieges*. 2 Bde. Zürich 1919, Bd. 1, S. 5.

66 Vgl. ebd. Bd. 2, S. 515–519.

67 ebd. Bd. 1, S. 81.

68 ebd. Bd. 1, S. 81.

69 ebd. Bd. 1, S. 42.

70 ebd. Bd. 1, S. 197.

71 ebd. Bd. 1, S. 260.

72 ebd. Bd. 1, S. 33f.

73 ebd. Bd. 1, S. 192.

74 ebd. Bd. 1, S. 217–222.

75 Nicolai (wie Anm. 60) S. 39.

76 ebd. S. 20.

Esther Fischer-Homberger

5. Der Erste Weltkrieg und die Krise der ärztlichen Ethik*

Während des Ersten Weltkrieges sind die sogenannten Kriegsneurotiker von ihren Ärzten bekanntlich zuweilen überaus unmenschlich behandelt worden.

Die Kriegsneurose umfaßte alle möglichen hysteriformen Reaktionen, aber auch schwereren Schock (»Granaterschütterung«, »Shell Shock«). Indessen wurden alle Kriegsneurotiker den Hysterikern zugerechnet – wobei die Hysterie als der Simulation sehr nahestehend galt. Entsprechend bestand ihre Behandlung in kaltem Wasser,[1] Strafexerzieren,[2] Urlaubsverweigerung,[3] Erzeugung eines Angstschreis, Heilung durch Schrecken[4] oder Verabfolgung von Schmerzen durch oft »sehr kräftige« elektrische Ströme,[5] die zuweilen zum Tode führten.[6] Wenn die Patienten es dann vorzogen, an die Front zurückzukehren, anstatt sich weiteren Behandlungen zu unterziehen, so wurde dies als Therapieerfolg gewertet.[7] Als ein ausgezeichnetes Mittel gegen die Kriegsneurose, die auch als Zweckneurose bezeichnet wurde, galt es ferner, die Kranken direkt an die Front zu kommandieren.[8] So erstaunt es nicht, daß »einzelne massive Therapeuten ... bei Ausbruch der Revolution 1918 schleunigst die Flucht ergreifen« mußten.[9] In Österreich führte die elektrische Behandlung der Kriegsneurotiker 1920 zum Wagner-Jauregg Prozeß. Ehemalige Militärpatienten hatten gegen ein halbes Dutzend Neuropsychiater einschließlich Julius Wagner von Jauregg (1857–1940) Anklage erhoben. In dem Gutachten, welches Sigmund Freud (1856–1939) bei dieser Gelegenheit abgab, warf er Wagner-Jauregg und seinen Kollegen vor, sie hätten ihre Patienten während des Krieges nicht verteidigt, sondern sich wie Maschinengewehre gegen sie gerichtet.[10]

Diese Situation war unter anderem die Folge einer fundamentalen ärztlich-ethischen Verunsicherung jener Zeit. Die Ärzte des Ersten

* Erstmals englisch in: Proceedings of the XXIII. International Congress of the History of Medicine (London 2.–9. Sept. 1972)

Weltkrieges, die ihre Patienten wie geschildert mißhandelten, haben sich selbst nämlich keineswegs als unethisch erlebt. Sie huldigten vielmehr einer neuen ärztlichen Sittlichkeit, welche das Wohl des gefährdeten Vaterlandes höher einstufte als dasjenige der einzelnen Kranken. Die Abweichung von der traditionellen ärztlichen Ethik, die in jenem Krieg durch ihre massenhaften praktischen Auswirkungen plötzlich weithin sichtbar wurde, war indessen lange vorbereitet.

Schon im 18. Jahrhundert begann sich das ärztliche Interesse stark und systematisch auf die menschliche Gesellschaft als Ganzes zu konzentrieren; wichtigstes und bleibendes Ergebnis jener Entwicklung war die öffentliche Hygiene. Die Medizin der Aufklärung befaßte sich nicht mehr nur mit einzelnen Hilfsbedürftigen, sondern mit ganzen Gruppen; aufgeklärten Ärzten genügte es nicht mehr, einzelne Kranke zu behandeln, sie waren auch bestrebt, die krankmachenden Lebensbedingungen der Gruppen, denen diese jeweils zugehörten, zu verbessern.

So konzipierten sie etwa die Kinderheilkunde, die Militärmedizin oder die Arbeitsmedizin. Die Präventivmedizin war nur die konsequente Erweiterung dieser Bewegung. Es leuchtete ein, daß es einfacher sei, die gesamte Gesellschaft durch präventive Maßnahmen von den Pocken zu befreien, als ungezählte Pockenkranke zu behandeln. Die Variolation und die Jennersche Kuhpockenimpfung sind Früchte der Aufklärung.

Damals kamen ethische Probleme kaum auf. Für den Aufgeklärten war es keine Frage, daß die hygienische Sorge für die gesamte Gesellschaft im Interesse all derer lag, die diese Gesellschaft ausmachten. Freilich brachten hygienische Maßnahmen zuweilen Einschränkungen der individuellen Freiheit mit sich. Aber es schien unvernünftig, sie deswegen abzulehnen. Die gesetzgebende Obrigkeit entziehe in diesen Fällen »ihren Kindern gleichsam nur die Messer..., womit sie sich gefährlich verletzen könnten«, schrieb der hervorragende Johann Peter Frank (1745–1821) dazu.[11] Den Verlust an Bezug zum Vernunftferneren und zum Sinnlichen bedauerte oder befürchtete jene Zeit nicht.

Während der ersten Hälfte des 19. Jahrhunderts blieb die Situation etwa die gleiche. Die Medizinische Reform in Deutschland und das Sanitary Movement in England brachten keine gravierenden ethischen Probleme.[12] Es schien weiterhin klar, daß die öffentliche Hygiene nicht ernsthaft irgendwelchen individuellen Interessen zuwiderlief. Dabei muß man sich vor Augen halten, wie übel es seinerzeit um die Hygiene bestellt war. Verhältnismäßig einfache hygienisch-prophylaktische Maßnahmen konnten enorm wohltuend wirken. Selbst wenn sie in Einzelfällen schadeten – das Risiko der Vaccination zum Beispiel war durchaus bekannt –, fiel dies gegenüber den Vorteilen, die sie insgesamt brachten, nicht ins Gewicht. So überzeugte der Erfolg ihres hygienischen Denkens die Ärzte allmählich davon, daß die Sorge für das gesellschaftliche Ganze ebensosehr ihre ethische Pflicht sei wie die Sorge für den einzelnen.

Dies änderte sich mit dem Aufkommen des Darwinschen Evolutionismus (Charles Darwin, 1809–1882). Denn damit wurde das Überleben des Tüchtigeren und der Untergang des Schwächeren im Lebenskampf als Notwendigkeiten im Dienste der Art erkannt. Im Rahmen dieses Konzeptes schien die Medizin, indem sie Kranken half, plötzlich den Ruin oder doch den Abstieg der Menschheit zu befördern. Denn Krankheit, wie Armut, diente der natürlichen Auslese – sie befiel vor allem die Schwachen, und nur die Tüchtigen unter diesen überwanden sie. Sollte man also nicht um des Gemeinwohls willen die ärztlichen Finger von den Kranken lassen? Sollte nicht gerade die Hygiene vor der widernatürlichen Sorge für die Schwachen warnen?

Alfred Russel Wallace (1823–1913), der etwa zur gleichen Zeit wie Darwin seine Evolutionstheorie entwickelte, war der erste, der diese auf die menschliche Gesellschaft anwendete. In seiner »Entwickelung der menschlichen Racen unter dem Gesetze der natürlichen Zuchtwahl« stellte er fest, daß »der Mensch dem Einflusse jener Gesetze ... welche stetige Veränderung in der Thierwelt hervorgerufen haben«, entkommen sei, und zwar unter anderem infolge seiner moralischen Gefühle.[13] Francis Galton (1822–1911), Darwins Vetter, wendete die Entwicklungslehre ebenfalls auf die menschliche Species an. Durch seine praktischen Schlußfolgerungen wurde er zum Begründer der Eugenik – der Ausdruck stammt von ihm. Darwin hat Wallaces und Galtons Äußerungen 1871 diskutiert: »Wir bauen Zufluchtsstätten für die Schwachsinnigen, für die Krüppel und die Kranken; wir erlassen Armengesetze und unsere Ärzte strengen die grösste Geschicklichkeit an, das Leben eines Jeden bis zum letzten Moment noch zu erhalten. Es ist Grund vorhanden, anzunehmen, dass die Impfung Tausende erhalten hat, welche in Folge ihrer schwachen Constitution früher den Pocken erlegen wären. Hierdurch geschieht es, dass auch die schwächeren Glieder der civilisirten Gesellschaft ihre Art fortpflanzen. Niemand, welcher der Zucht domesticirter Thiere seine Aufmerksamkeit gewidmet hat, wird daran zweifeln, dass dies für die Rasse des Menschen im höchsten Grade schädlich sein muss.«[14]

Interessanterweise haben aber weder Wallace noch Darwin noch Galton erwogen, aufgrund dieser Überlegungen nun die Behandlung der Kranken und Schwachen zu unterbinden. Wallace fand, die geltende Sittlichkeit hebe den Menschen über die ehernen Gesetze der Evolution hinaus und sei deshalb würdig, als Abglanz einer höheren Daseinsform geschützt und gepflegt zu werden.[15] Und Darwin schrieb: »Die Hülfe, welche dem Hülflosen zu widmen wir uns getrieben fühlen, ist... das Resultat des Instincts der Sympathie, welcher ursprünglich als Theil der socialen Instincte erlangt, aber später... zarter gemacht und weiter verbreitet wurde«. Und diese Sympathie könnten wir, selbst »wenn sie durch den Verstand hart bedrängt würde, nicht hemmen, ohne den edelsten Theil unserer Natur herabzusetzen ... Wenn wir absichtlich den Schwachen und Hülflosen vernachlässigen sollten, so könnte es nur geschehen um den Preis einer aus einem vorliegenden überwältigenden Uebel herzuleitenden grossen Wohlthat. Wir müssen daher die ganz zweifellos schlechte Wirkung des Lebenbleibens und der Vermehrung der Schwachen ertragen...«[16] Galton schließlich plädierte für die Förderung eines erstklassigen Nachwuchses; daran, durch seine Eugenik bereits Geborene am Leben zu hindern, dachte auch er nicht.[17]

Aber es gab durchaus Darwinisten, die mit Darwin nicht einig waren, wo es um die sozialen Konsequenzen seines Systemes ging. Thomas H. Huxley (1825–1895) zum Beispiel tadelte seine Zeitgenossen dafür, daß sie im Namen einer veralteten Moral und Rechtlichkeit versuchten, sich der Natur und ihren Gesetzen entgegenzustellen. Sie seien nicht klarsichtig genug, zu erkennen, daß Darwins Lehre eine wissenschaftliche Entdeckung sei, die notwendig eine Revolution der Ethik und des praktischen Lebens nach sich ziehe.[18] Andere von Darwin Inspirierte nahmen denselben Standpunkt ein. So wurde Darwins Lehre zum Darwinismus. Die Eugenik, namentlich in ihrer deutschen Ausformung, wurde aggressiver.

Gegen Ende des 19. Jahrhunderts entstand mit Alfred Ploetz (1860–1940) und Wilhelm Schallmayer (1857–1919) die »Rassenhygiene«. Ihr Weg war bereits durch die Werke des deutschen Darwinisten Ernst Haeckel (1834–1919), des dichterischen Philosophen Friedrich Nietzsche (1844–1900), des Ökonomen und Politikers Alexander Tille (1866–1912) geebnet. Haeckel hatte Schallmayer gefördert, indem er ihm den ersten Preis in einem Wettbewerb »Natur und Staat«, den er selber ausgesetzt hatte, verschaffte. Tille hatte Nietzsches »Also sprach Zarathustra«, die Quelle des Übermenschen, ins Englische übersetzt. Sein eigenes »Buch der Entwicklungsethik« (1895) basierte weitgehend auf Nietzsches Gedanken.[19] Hart kritisierte Tille die Engländer: Sie bleiben »auf dem Boden der Nächstenmoral stehen, statt sich zur Gattungsmoral aufzuschwingen. Es ist einer Reihe deutscher Denker aufbehalten geblieben, diesen Schritt zu thun.«[20] Auch Tille hat ihn getan: »Humanität und Entwicklungslehre treten sich feindlich gegenüber«, schreibt er, »... und siegreich schlägt die Entwicklungslehre die Humanität Feld um Feld zurück«.[21] Tille war kein Mediziner. Hingegen war dies Alfred Ploetz, der dann die neue Denkweise systematisch auf die Medizin übertrug. Als Vehikel des neuen Ideals bot sich die Hygiene an – es war höchstwahrscheinlich Ploetz, der den Namen »Rassenhygiene« prägte.[22]

Ploetz kritisierte die kontraselektorische Tätigkeit seiner ärztlichen Kollegen: »... ›humane Gefühlsduseleien‹ wie Pflege der Kranken, der Blinden, Taubstummen, überhaupt aller Schwachen, hindern oder verzögern nur die Wirksamkeit der natürlichen Zuchtwahl. Besonders für Dinge wie Krankheits- und Arbeitslosen-Versicherung, wie die Hülfe des Arztes, hauptsächlich des Geburtshelfers, wird der strenge Rassenhygieniker nur ein mißbilligendes Achselzucken haben. Der Kampf um's Dasein muß in seiner vollen Schärfe erhalten bleiben, wenn wir uns rasch vervollkommnen sollen, das bleibt sein Dictum. Gegen blutige Revolutionen«, fährt Ploetz fort, werde der Rassenhygieniker »auf's heftigste eifern, als gegen eine unnöthige Zerstörung guter Individuen. Gegen die Kriege wird er weniger etwas haben, da sie eines der Mittel im Kampf um's Dasein der Völker bilden. Nur wird er darauf dringen, dass ... der Nachtheil für die guten Convarianten nicht zu stark wird. Während des Feldzugs wäre es dann gut, die besonders zusammengereihten schlechten Varianten an die Stellen zu bringen, wo man hauptsächlich Kanonenfutter braucht ...«[23] Sein fünftes und letztes Kapitel widmet Ploetz dem »Conflict zwischen Rassen- und Individual-Hygiene«, und seine Lösungsvorschläge gründen auf der »Forderung des Rassenwohls«: »Die Rassenhygiene muss ... das herrschende Princip bleiben, und die Individual-Hygiene sammt ihren socialen und politischen Ausläufern muss sich unterordnen ...«.[24]

Wilhelm Schallmayer findet diese Priorität von der Natur selbst gesetzt, es dränge sich die Beobachtung auf, schreibt er, »dass in der ganzen Natur das individuelle Interesse ausnahmslos dem Interesse der Gattung untergeordnet ist ...« »Die Existenz des Todes überhaupt ist ... eine Einrichtung zu Gunsten der Gattung und auf Kosten des Individuums«.[25] Wie Ploetz beklagt Schallmayer die »Verschlechterungen der Auslese« »durch Kriege und die Wehrorganisation« und »durch die Erfolge der Heilkunde, der Hygiene und der Ernährungs-

technik«.[26] Die Darwinsche Deszendenztheorie führe, schreibt er, »zu der Forderung einer teilweisen Umänderung der gegenwärtig geltenden sittlichen Anschauungen«. Und wie Huxley konstatiert er, daß die entsprechenden praktischen Umwälzungen erst im Kommen seien: »Das 20. Jahrhundert dürfte dazu berufen sein, aus der Descendenztheorie die Nutzanwendung für das praktische Leben zu ziehen.«[27]
Trotzdem fehlte es noch immer an einem guten und praktischen Grund dafür, daß die Ärzte das individuelle Wohl ihrer Patienten allen Ernstes vernachlässigten. Der große Entwurf der Rassenhygiene konnte noch nicht in die Tat umgesetzt werden: die Mehrheit der Ärzte war noch nicht hinreichend motiviert, sich dem neuen Glauben anzuschließen. Der allgemeine Ärger über die traumatischen Neurotiker, die im Anschluß an irgendwelche Unfälle von ihren Versicherungsgeldern lebten, statt für die Allgemeinheit zu arbeiten, mobilisierte dennoch nicht die Kräfte, die es brauchte, Schallmayers Revolution durchzuführen.[28]

Diese Situation änderte sich rasch mit dem Ausbruch des Ersten Weltkrieges. Der Umschwung wurde eingeleitet durch die epidemische Verbreitung der Kriegsneurosen (Granatschock, Shell Shock etc.), die Tausende von deutschen Soldaten kampfunfähig machten. Das klassische Symptom dieser Leiden war das Zittern – man sprach daher auch einfach von den »Kriegszitterern«, aber es wurden auch viele andere Leiden als »Kriegsneurosen« diagnostiziert. Die Kriegsneurose, die historisch von der traumatischen Neurose abstammte, wurde als schwere Gefahr für die Nation betrachtet, und zwar sowohl in militärischer als auch in ökonomischer Hinsicht. Es hätte nämlich den ökonomischen Ruin des Landes bedeutet, wenn alle als Kriegsneurotiker diagnostizierten Männer als entschädigungsberechtigt anerkannt worden wären. Und da jener Krieg ohnehin eine mächtige Aufwertung des Kollektivs gegenüber dem Individuum mit sich brachte, betonte man diesen Aspekt der Kriegsneurose um so mehr.

Natürlich geht mit jedem Krieg der Aufschwung einer »sozialen« Ethik gegenüber einer »individuellen« Ethik einher. Wenn er einen Krieg nicht sogar mit ausgelöst hat, so etabliert er sich doch spätestens während desselben; die auf das Kollektiv zentrierte Ethik verschafft den Kämpfenden das Bewußtsein, das sie benötigen, wenn sie den Krieg verantworten wollen. Aber im Krieg von 1914 bis 1918 kam noch das vorbestehende evolutionistische Gedankengut hinzu. Der Sozialdarwinismus in seinen popularisierten aggressiven Formen spielte – auch Ideologen sind, wenn vielleicht nicht für die Mächtigen, so doch für die breite Gefolgschaft, auf der Macht basiert, handlungs-

bestimmend – zweifellos eine erhebliche Rolle bei der Auslösung und im weiteren Verlauf jenes Krieges.
Wie im Rahmen des evolutionistischen Denkens jeder einzelne seine Existenzberechtigung durch sein Überleben im Kampf ums Dasein nachzuweisen hatte, so äußerte sich, sozialdarwinistisch gesehen, die Daseinsberechtigung der Nationen in ihren kriegerischen Siegen. Für viele Deutsche sollte der Erste Weltkrieg indessen nicht nur die Daseinsberechtigung ihres Vaterlandes nachweisen, sondern auch dessen natürliches Recht auf Expansion und Herrschaft über Schwächere.[29] Und da nun also diese Überlegenheit sich in beidem, im militärischen Sieg und in der Anerkennung der neuen Ethik äußerte (»denn das Volk, das sie zuerst pflegt, wird sich dadurch für die Zukunft einen großen Vorsprung vor anderen Völkern verschaffen«),[30] wurde der Gedanke, es habe sich jeder Deutsche für seine Nation zu opfern, vollends unvermeidlich.
Unter dem Druck dieser politischen, militärischen und konzeptuellen Umstände neigten die Ärzte dazu, ihre angestammte Individualethik nun doch zugunsten der neuen Sozial-Ethik aufzugeben. Sie lernten, sich als Feiglinge und Verräter zu erleben, wenn sie mit ihren armen Patienten Mitleid hatten, und begannen, sich der negativen, ja der widernatürlichen Selektion schuldig zu fühlen, wenn sie nervöse Schwächlinge aus dem Kampf zurückzogen. Mit Adolf Struempell (1853–1925)[31] und Ernst Kretschmer (1888–1964) wollten sie »Erzieher« ihrer Patienten werden. So war es nur konsequent, wenn ihre Therapie zur »durchfahrenden Pädagogik« wurde[32] und oftmals Strafcharakter annahm. Lange vor dem Weltkrieg schon hat der Schweizer Psychiater August Forel (1848–1931) den guten Arzt mit dem guten Offizier verglichen.[33]
So ist die unmenschliche Behandlung, welche die Ärzte ihren Patienten oft angedeihen ließen, nicht einfach als offener Sadismus oder als Folge eines ethischen Zerfalls zu betrachten. Wäre es nur das gewesen, hätten wir wohl kaum die ausführlichen Diskussionen und damit die vielen schriftlichen Quellen zur Verfügung, auf denen die vorliegende Arbeit basiert. Sadismus und sittlicher Zerfall brauchen nicht lange diskutiert zu werden. Hingegen bedarf die Institutionalisierung einer neuen Sittlichkeit ausführlicherer überzeugender Begründung. Tatsächlich müssen die besprochenen Unmenschlichkeiten jener Zeit als Früchte einer ärztlichen Ethik betrachtet werden, die damals zu dominieren begann. Die Krisis der ärztlichen Ethik, die im 19. Jahrhundert eingesetzt hatte, wurde nunmehr offensichtlich.
Eine Krise kann Ende und Anfang sein. Jedenfalls eröffnet sie immer

eine Vielfalt von Entwicklungsperspektiven. Nach dem Krieg nahmen verschiedene Ärzte verschiedene Standpunkte ein. Es kam zu lebhaften Diskussionen über ethische Fragen. Manche blieben bei der Evolutions- oder Sozialethik – ihre Bemühungen, vielleicht ungewollt, aber doch unvermeidlicherweise[34] politisiert, mündeten in die ärztlichen Morde des Zweiten Weltkrieges, wie vor allem vom faschistischen Deutschland bekannt.[35] In der 1917 konstituierten Sowjetunion ist die neue Ethik als die sozialistische bis heute verbindlich geblieben. Der hippokratische Eid gilt im sozialistischen Staat als Ausdruck einer veralteten und unterentwickelten Ethik.

Auch da sollte die Ethik politisiert werden: »Der Arzt hat seine Patienten politisch zu beeinflussen, er muß politischer Agitator sein!« lautete etwa 1961 der Beschluß einer Ärztekonferenz in Ungarn.[36] »Die Interessen des Kollektivs nehmen gegenüber den Interessen des Individuums immer den Vorrang ein.«[37]

Andere, wie Oskar Hertwig (1849–1922),[38] Robert Gaupp (1870–1953)[39] und Ernst Mayer (1883–1952) aus Berlin[40] betrachteten die Krise der ärztlichen Ethik während des Ersten Weltkrieges als eine gefährliche Störung und plädierten nachher für eine Wiederaufnahme der traditionellen Ethik.[41]

In den Diskussionen der Zwischenkriegszeit spielte die traumatische Neurose eine ähnlich wichtige Rolle wie die Kriegsneurose während des Krieges.[42]

Heute bekennen wir uns zumeist zur traditionellen Individualethik, besonders angesichts der deutschen und der sowjetischen Erfahrungen. Aber das alte unselige Entweder-Oder von Individualethik und Kollektivethik könnte in einer neuen Situation neu entstehen, und es ist zweifelhaft, ob diese Erfahrungen dann für eine umsichtige Lösung eine hinreichende Basis werden abgeben können.

Anmerkungen

1 Forster, E.: Hysterische Reaktion und Simulation. *Mschr. Psychiatr. Neurolog.* 42 (1917) S. 317.

2 Wagner: Die Dienstbeschädigung bei nerven- und geisteskranken Soldaten. *Z. Ges. Neurol. Psychiatr.* 37 (1917) S. 235.

3 Förster, O.: (Diskussion an der »Kriegstagung« in München 1916) *Verh. Ges. dt. Nervenärzte* 8, S. 167; Kretschmer, E.: Die Gesetze der willkürlichen Reflexverstärkung in ihrer Bedeutung für das Hysterie- und Simulationsproblem. Z. *Ges. Neurol. Psychiatr.* 39 (1918) S. 372.

4 Muck, O.: Heilungen von schwerer funktioneller Aphonie (Methode: Erzeugung eines Angstschreis durch vorübergehend endolaryngeal herbeige-

führte Kehlkopfstenose). *Feldärztliche Beilage zur Münch. med. Wschr.* 63 (1916) S. 441 (193).

5 Kaufmann, Fritz: Die planmäßige Heilung komplizierter psychogener Bewegungsstörungen bei Soldaten in einer Sitzung. *Feldärztliche Beilage zur Münch. med. Wschr.* 63 (1916) S. 802 (354)–804 (356); Forster (wie Anm. 1) S. 317; Wagner (wie Anm. 2) S. 234–235; Cimbal, Walter: Die Zweck- und Abwehrneurosen als sozialpsychologische Entwicklungsformen der Nervosität. *Z. Ges. Neurol. Psychiatr.* 37 (1917) S. 417–418.

6 Wagner (wie Anm. 2) S. 234–236; siehe auch: Fischer-Homberger, Esther: Der Begriff des freien Willens in der Geschichte der traumatischen Neurose. *Clio Medica* 6 (1971) S. 130–131.

7 Forster (wie Anm. 1) S. 322–323.

8 Naegeli, Otto: *Unfalls- und Begehrungsneurosen.* (Neue Deutsche Chirurgie, Bd. 22) Stuttgart 1917, S. 154–155; Lilienstein (Diskussion an der »Kriegstagung«), *Verh. Ges. dt. Nervenärzte* 1916, S. 178 und 182; Pönitz, Karl: *Die klinische Neuorientierung zum Hysterieproblem unter dem Einflusse der Kriegserfahrungen.* Berlin 1921, S. 24.

9 Kretschmer, Ernst: *Gestalten und Gedanken.* Stuttgart 1963, S. 94.

10 Ellenberger, Henri F.: *The Discovery of the Unconscious.* New York 1970, S. 470, 837–838.

11 Frank, Johann Peter: *System einer vollständigen medicinischen Polizey.* 3. Aufl., Wien 1786, Bd. 1, S. XXIII.

12 Rosen, George: *A History of Public Health.* New York 1958, S. 192ff.; Akkerknecht, Erwin H.: Beiträge zur Geschichte der Medizinalreform von 1848. *Sudh. Arch. Gesch. Med.* 25 (1932) S. 61–183 und: Zur Geschichte der medizinischen Ethik. *Praxis* 53 (1964) S. 578–581.

13 Wallace, Alfred Russel: Die Entwickelung der menschlichen Racen unter dem Gesetze der natürlichen Zuchtwahl (erstmals 1864 publiziert). In: *Beiträge zur Theorie der natürlichen Zuchtwahl*, Deutsche Ausg. v. A. B. Meyer. Erlangen 1870, S. 346–379, speziell S. 356–357, 375 bis 376.

14 Darwin, Charles: *Gesammelte Werke. Aus dem Englischen übersetzt von J. V. Carus.* 5. Bd. (Die Abstammung des Menschen, Bd. 1). Stuttgart 1875, S. 174.

15 Wallace (wie Anm. 13) S. 346–379.

16 Darwin (wie Anm. 14) S. 168–169.

17 Siehe z. B. Galton, Francis: *Inquiries into Human Faculty and its Development.* London 1883, S. 331–337.

18 Huxley, Thomas: Ethik und Entwickelung. *Die Zukunft* 4 (1893) S. 103 bis 110, 167–177.

19 Tille, Alexander: *Von Darwin bis Nietzsche. Ein Buch der Entwicklungsethik.* Leipzig 1895, S. 210ff., 231: ›Nicht nur fort sollst du dich pflanzen, sondern hinauf!‹; S. 234: ›Und wen ihr nicht fliegen lehrt, den lehrt mir – schneller fallen‹ (Nietzsche).

20 ebd. S. 150, VII.

21 ebd. S. 182–183; siehe auch: Tille, Alexander: Charles Darwin und die Ethik. *Die Zukunft* 8 (1894) S. 302–314.
22 Ploetz, Alfred: *Die Tüchtigkeit unserer Rasse und der Schutz der Schwachen. Ein Versuch über Rassenhygiene und ihr Verhältnis zu den humanen Idealen, besonders zum Socialismus*. Berlin 1895, S. 5.
23 ebd. S. 147.
24 ebd. S. 196–239, spez. S. 13, 207.
25 Schallmayer, Wilhelm: *Vererbung und Auslese im Lebenslauf der Völker*. (Natur und Staat 3) Jena 1903, S. 242.
26 ebd. S. 111–121, 146–152, 302–303.
27 ebd. S. IX–X.
28 Fischer-Homberger, Esther: *Die traumatische Neurose. Vom somatischen zum sozialen Leiden*. Bern–Stuttgart–Wien 1975.
29 Struempell, Adolf: *Die Schädigungen der Nerven und des geistigen Lebens durch den Krieg*. Leipzig 1917, S. 3: ›Feldmarschall Hindenburg hat einmal den Ausspruch getan, daß dasjenige Volk den Endsieg erringen werde, welches die besten Nerven habe!‹; s. auch: von Salis, J. R.: *Weltgeschichte der Neuesten Zeit*. 2. Aufl., Zürich 1962, Bd. 2, S. 45; Ellenberger (wie Anm. 10) S. 235.
30 Schallmayer (wie Anm. 25) S. 250.
31 Struempell (wie Anm. 29) S. 4, 15–16, 28.
32 Kretschmer (wie Anm. 3) S. 384; s. auch Forster (wie Anm. 1) S. 312–313, 372, 381.
33 Forel, August: Ueber Ethik. *Die Zukunft* 28 (1899) S. 574–587.
34 Schon der Sozialist Ploetz und die mehr nationalistisch orientierten Autoren Tille und Schallmayer setzten ihre Theorien zur Stützung ihrer politischen Ansichten ein. S. ihre oben erwähnten Werke, ferner: Tille, Alexander: Deutsche Darwinisten als Sozialethiker. *Die Zukunft* 8 (1894) S. 510–521; Ammon, Otto: *Der Darwinismus gegen die Sozialdemokratie. Anthropologische Plaudereien*. Hamburg 1891.
35 S. Dörner, Klaus: Nationalismus und Lebensvernichtung. *Vschr. Zeitges.* 1967, S. 121–152.
36 Schürer, Elisabeth: *Die Intelligenz in der Sowjetunion*. Bern 1970, S. 101–102; Ackerknecht, Erwin H.: Rezension zu: Das hippokratische Ethos. Untersuchungen zu Ethos und Praxis in der deutschen Ärzteschaft. Halle 1967. *Schweiz. Ärzteztg.* 51 (1970) S. 834–835.
37 Révész, Laszlo und Hans-Jörg Pommer: *Der Arzt im Sowjetreich*. Bern 1965, S. 73.
38 Hertwig, Oscar: *Zur Abwehr des ethischen, des sozialen, des politischen Darwinismus*. 2. Aufl., Jena 1921 (1. Ausg. 1918).
39 Gaupp, Robert: *Die künftige Stellung des Arztes im Volke. Ansprache an die Studierenden der Medizin der Universität Tübingen, 23. Oktober 1919*. Tübingen 1919, S. 9.
40 Meyer, Ernst: *Die Krisis des deutschen Aerztestandes. Eine soziologische Untersuchung*. Berlin 1924.

41 Natürlich hat es deutschsprachige Autoren gegeben, die schon während des Krieges oder sogar vorher ähnliches vertraten. S. Moll, Albert: *Die ärztliche Ethik*. Stuttgart 1902, S. 425; Gruber, Max v.: Vererbung, Auslese und Hygiene. *Dt. med. Wschr.* 35 (1909) S. 2052; Bumke, Oswald: *Ueber nervöse Entartung*. Berlin 1912, S. 64–66; Aschaffenburg, Gustav (Diskussion an der »Kriegstagung«), *Verh. Ges. dt. Nervenärzte* 1916, S. 180–181; Strasser, Charlot: Über Unfall- und Militärneurosen. *Corr.-Blatt Schweizer Ärzte* 47 (1917) S. 273–274.

42 Speziell die sogenannte »Herrschende Lehre« von Bonhoeffer und His regte solche Diskussionen an. S. Bonhoeffer, Karl und Wilhelm, His: Beurteilung, Begutachtung und Rechtsprechung bei den sogenannten Unfallneurosen. *Dt. med. Wschr.* 52 (1926) S. 179–186; Riese, Walter (Hrsg.): *Die Unfallneurose*. Stuttgart–Leipzig 1929; Cimbal, Walter: *Die Neurosen des Lebenskampfes*. Berlin–Wien 1931, S. VII.

IV. Diskurs: Frauen, Medizin und Krieg

Herbert Grundhewer

6. Die Kriegskrankenpflege und das Bild der Krankenschwester im 19. und frühen 20. Jahrhundert

Überblickt man die Entwicklung der sogenannten »Humanität im Krieg«, von der »Freiwilligen Hilfe« im Feld bis zur Etablierung der Rot-Kreuz-Organisationen, so fällt auf, daß dieser Bereich im hohen Maße eine Frauensache war und in vieler Hinsicht bis heute geblieben ist. Andererseits wird deutlich, daß die Etablierung der Kriegskrankenpflege entscheidend zur Entwicklung der weltlichen Krankenpflege beitrug. Dabei erfuhr diese Tätigkeit eine Aufwertung und Wertschätzung, die ihr bis dahin gefehlt hatte. Die Eigenschaften, die eine Frau als Kriegskrankenschwester besitzen sollte, wurden zusammen mit dem bürgerlichen Frauenbild des späten 19. Jahrhunderts in das neue Berufsbild »Krankenschwester« integriert.

6.1

Nach dem Auseinanderbrechen des Heiligen Römischen Reiches 1806 blieb ein Bund aus 39 Fürstentümern, Klein- und Kleinststaaten zurück, innerhalb derer Preußen und Österreich um die Vormachtstellung kämpften. Im politischen Rahmen dieses Verbundes fand in der ersten Hälfte des 19. Jahrhunderts der Übergang von der feudalen zur bürgerlich-kapitalistischen Gesellschaft statt, eine Entwicklung, die auch mit »Industrieller Revolution« bezeichnet wird. Prägend für diesen Übergang waren insbesondere zwei Dinge: einmal die rasche technisch-industrielle Entwicklung, die in Deutschland – viel später als in den übrigen europäischen Staaten – ab 1840 den Durchbruch zur kapitalistischen Warenproduktion brachte.[1] Zum anderen nahm die Bevölkerung sehr rasch zu, in Deutschland wuchs sie zwischen 1800 und 1850 von 24,5 Millionen auf 35,4 Millionen, also um fast 40 %.[2] Das damit verbundene hohe Angebot an Arbeitskräften führte zu einem harten Konkurrenzkampf auf dem Arbeitsmarkt, bei dem die Frauen unterlegen waren.[3]

Die Industrialisierung hatte für die Frauen, abhängig von ihrer sozialen Position, ganz unterschiedliche Folgen. Die meisten Frauen der Unterschichten blieben nach wie vor in der Landwirtschaft beschäftigt. In den noch lange bestehenden feudalen Strukturen überdauerten auf dem Land alte bäuerliche Familienformen. In den Städten waren die Mehrzahl der Frauen als Dienstmädchen oder in Heimarbeit beschäftigt. Die Zahl der Fabrikarbeiterinnen war noch gering.[4]
Mit dem aufsteigenden Bürgertum entstand eine neue Mittel- und Oberschicht, in deren Familien die Frauen zum erstenmal nur noch auf die Haushaltsführung beschränkt wurden. Als Statussymbol galt das Halten von Dienstboten, so daß den Frauen, zumindest in den Oberschichten, nur noch Leitung und Organisation des Haushaltes übrigblieb. Zum Verständnis des Frauenbildes in der Krankenpflege ist es notwendig, genauer auf diese bürgerlichen Familien und ihre Ideologie einzugehen.

6.2

Für das aufsteigende Bürgertum hatte die große Haushaltsfamilie des Feudalismus,[5] auch nachdem sie mit der Auflösung des Feudalstaates ihre gesellschaftliche und ökonomische Grundlage verloren hatte, weiterhin Vorbildfunktion. Sie überlebte in der Illusion der Großfamilie, der der Hausherr als Herrscher vorstand. Während jedoch diese Familienform durch einen einheitlichen Ort von Warenproduktion und Konsumption gekennzeichnet war,[6] fand in der bürgerlichen Gesellschaft die Warenproduktion außerhalb der Haushalte statt; zur Aufgabe der Familie wurde nun die Reproduktion der Arbeitskräfte.[7]
Dies führte zu einem tiefgreifenden Wandel im Selbstverständnis und in der Rollenverteilung innerhalb der Familien.
Einhergehend mit der Verlagerung der Warenproduktion nach draußen begann man, in den bürgerlichen Familien zwischen privat und öffentlich zu unterscheiden. Man grenzte sich zusehends nach außen ab, die Familie wurde zum Rückzugsort in der rauhen gesellschaftlichen Wirklichkeit.[8] Parallel zu dieser Isolierung der Familien wurde nun die Unterscheidung des Innen- und des Außenlebens für die einzelnen Individuen wichtig, der Gemütsbereich, die Seele, rückte in den Mittelpunkt des Interesses.[9] Die Einstellung zu den Kindern wandelte sich ebenfalls. Ariés spricht in diesem Zusammenhang von der »Entdeckung der Kindheit«,[10] in den bürgerlichen Familien entstanden als geschichtlich neues Phänomen enge persönliche und

emotionale Bindungen zu den Kindern, aber auch größere Abhängigkeiten.[11]

Dieser Aufteilung der Wirklichkeit in Produktions- und Reproduktionsbereich, privat und öffentlich, innen und außen, entsprach die strikte Geschlechtsrollendifferenzierung. Gemäß der übernommenen Ideologie der feudalen Großfamilie wurde der Tätigkeits- und Lebensbereich der Frauen ganz auf den Haushalt eingeschränkt.[12] Aufgrund gesellschaftlicher und rechtlicher Bestimmungen blieb ihnen jegliche Ausbildung sowie der Zutritt zu oder gar die Verfügungsgewalt über die Produktionsmittel, auf denen die bürgerliche Macht beruhte, verwehrt.[13] Sie waren damit in bisher ungekanntem Maße von ihren Ehemännern ökonomisch abhängig.[14] Während der Mann zum Bürger bzw. Lohnarbeiter »befreit« wurde, wurde parallel dazu die Bindung der Frauen an Familie und Haushalt intensiviert.[15] Dabei fielen den Frauen in den Familien ganz neue Funktionen zu. Der Haushalt war nicht mehr wie (idealtypisch) bisher ein Ort der Arbeit, das hieß der Warenproduktion, sondern ein Ort der Erholung, der Reproduktion, für die die Frauen verantwortlich waren. Sie wurde ausdrücklich als Nicht-Arbeit bezeichnet, Hausarbeit galt von Anfang an als unproduktiv, d. h. dort wurden keine Waren hergestellt.[16] Die Frau war zuständig für die Gestaltung des Schutzraumes Familie, den Gefühlsbereich, mit Wärme und Zuwendung hatte sie sich um das Innenleben von Ehemann und Kindern zu kümmern, also um die Idylle des »gemütlichen Zuhause«.[17]

Damit einhergehend entstand die bürgerliche Weiblichkeitsideologie. Die gegensätzlichen gesellschaftlichen Rollen von Mann und Frau wurden als naturgegeben und allgemeingültig dargestellt. Aus der biologischen Fortpflanzungsfunktion der Frau wurde ihre Rolle der bürgerlichen Hausfrau als einzig mögliche, von der Natur vorgegebene Bestimmung abgeleitet.[18] Entsprechend wurde die bürgerliche Familienreform – wie auch die bürgerlich-kapitalistische Gesellschaft – als natur- und gottgewollte, schon immer existierende Lebensform dargestellt. Zu den natürlichen Charaktereigenschaften der Frauen zählten von nun an Selbstlosigkeit, Passivität, Emotionalität, Schwäche und Gehorsam, während die Männer Aktivität, Rationalität und Aggressivität verkörperten, Eigenschaften, die für einen Aufstieg in der kapitalistischen Gesellschaft notwendig waren.

Die bürgerliche Familienideologie hatte im Laufe der Zeit wechselnde Funktionen. Zunächst besaß sie eine deutliche Stoßrichtung gegen den Adel: dessen frivoler und verderbter Lebensweise wurde die Idylle des bürgerlichen Heimes und der tugendhaften Ehefrau entgegengehalten.[19] In diesem Konflikt wurden jedoch ebenfalls auf äußerst ambivalente Weise Statusmerkmale des Adels übernommen, wie es sich auch für die Krankenpflege zeigen läßt.[20] Später wurde die Ideologie der Familie vor allem gegenüber den Frauen und dem Proletariat als Herrschaftsmittel eingesetzt. Vor dem Hintergrund dieser gesellschaftlichen Entwicklung wurde während des 19. Jahrhunderts die Krankenpflege zu einem Beruf geformt, in dem die besonderen weiblichen Fähigkeiten – Hausfrau- und Mutter-Sein – institutionalisiert wurden.

6.3

Noch zu Beginn des Jahrhunderts waren die Pflegerinnen in den Spitälern als Prostituierte und Trunksüchtige verschrien. Esse, der Direktor der Berliner Charité, erklärte 1874: »Ich erinnere mich noch sehr wohl, daß man vor länger als 30 Jahren nicht nur der Krankenpflege scheu war, sondern auch von den Stätten, wo sie geübt wurde, fern blieb, daß man sich scheute, in eine öffentliche Krankenanstalt zu gehen, weil sie so schlecht waren, wie die Pflege in ihnen. Das hat nun in der neuesten Zeit abgenommen und zwar dadurch, daß die gebildeten Klassen sich der Sache annahmen.«[21]

Einhergehend mit den Entwicklungen in der naturwissenschaftlichen Medizin, die ihren Schwerpunkt auf die klinische Krankenbeobachtung legte, veränderten sich die Spitäler. Von den Ärzten wurde zu dieser grundlegenden Neuorganisation ein gut ausgebildetes Hilfspersonal verlangt. Zur Anwendung neuer Techniken, wie z. B. der Asepsis in der Chirurgie, oder aber zur Umsetzung von Erkenntnissen neuer Fachdisziplinen war ein fachlich qualifiziertes Pflegepersonal nötig, das nicht mehr wie bisher nur als Aufseher tätig war.

Zunächst konnte man dabei nur auf die traditionsreichen katholischen Ordensgemeinschaften zurückgreifen. Napoleon ließ 1807 die Ordenspflege durch die »Barmherzigen Schwestern« wieder zu. In den darauffolgenden Jahren breitete sich die katholische Pflege rasch mit staatlicher und städtischer Unterstützung aus. Die Frauen lebten in strenger Ordensregel in hierarchisch strukturierten Mutterhäusern unter Führung einer Oberin zusammen, Lebensunterhalt und Altersversorgung waren dort gesichert. Ähnliche Bestrebungen in der evangelischen Kirche führten einige Jahre später zur Entwicklung der protestantischen Diakonissenpflege, die analog zu den katholischen Orden strukturiert wurde. Erstmals fand hier eine Ausbildung in der

Krankenpflege statt, die von Anfang an einem Arzt unterstellt war. Pflegen wurde als Mission zur Verbreitung des Gottesreiches verstanden, religiöses Denken, karitative Haltung, Aufopferung und Gehorsam bestimmten das Bild der kirchlichen Pflegerin.[22]

Der hohe Bedarf an Krankenpflegepersonal konnte jedoch allein durch die konfessionellen Schwesternschaften nicht gedeckt werden. In dieser Situation wurde auf Frauen aus der Freiwilligen Kriegskrankenpflege zurückgegriffen.[23]

Während der verschiedenen Kriege des 19. Jahrhunderts entstanden in allen deutschen Staaten Frauenvereine, die im Krieg Erste Hilfe leisteten, in der Krankenpflege arbeiteten und mit Geld- und Materialsammlungen die Soldaten im Feld unterstützten.[24] Wie schon 1813 mit dem Aufruf neun deutscher Prinzessinnen an die deutschen Frauen gingen diese Vereine in der Regel auf Betreiben von Frauen aus dem Adel zurück. Der Altruismus und die Vaterlandsliebe der adeligen Frauen waren für die in diesen Vereinen organisierten bürgerlichen Frauen Statussymbol und Vorbild, dem sie nacheiferten. Bis in die Gegenwart wurden vorzugsweise Frauen mit Adelstiteln zu Schirmherrinnen und Leiterinnen des Roten Kreuzes gewählt. Damit fällt stets ein Abglanz ihres gesellschaftlichen Ansehens auf die Krankenschwestern, gewissermaßen als Ersatz für die sonst dazu notwendige standesgemäße Heirat. In der Mitte des 19. Jahrhunderts wurde jedoch die Einstellung dem Adel gegenüber deutlich ambivalenter: während die bürgerlichen Frauen weiterhin an dessen Statussymbolen festhielten, betonten sie andererseits ihre tugendhafte Selbsthingabe angesichts der verwerflichen und unverbindlichen Lebensweise des Adels.[25]

In der Mitte des Jahrhunderts organisierten sich die bürgerlichen Frauen über die Kriegszeit hinaus zu »Vaterländischen Frauenvereinen«, die überall regen Zulauf hatten. Sie setzten sich zum Ziel, einerseits den Kriegsfall durch spezielle Ausbildung in Krankenpflege und Erster Hilfe, Material- und Geldsammlungen etc. vorzubereiten und im Krieg freiwillige Hilfe zu leisten und andererseits in Friedenszeiten in der Krankenpflege und Armenfürsorge tätig zu werden.

Aus diesen Frauenvereinen gingen nichtkonfessionelle Schwesternschaften hervor, die wie die kirchlichen als Mutterhäuser mit Tochtergründungen konzipiert waren. Sie arbeiteten entsprechend der Idee der Frauenvereine sowohl in der Friedens- als auch in der Kriegskrankenpflege. Sämtliche Organisationen wurden später unter dem Roten Kreuz zusammengefaßt. Damit war die erste nichtkonfessionelle Krankenpflege entstanden.

Das Selbstverständnis dieser Frauen hatte sich gegenüber dem der Ordensschwestern gewandelt: Während jene ihren Dienst als freiwilliges Opfer für Gott begriffen, war für diese die Pflege zu einem allgemeinen Gebot der menschlichen Nächstenliebe geworden. Mitleid, Selbsthingabe und Wärme waren Tugenden, mit denen die Frauen sich selbst verwirklichten. Über allem stand der Dienst am Vaterland; damit hielt ein reaktionäres, nationalistisches Denken Einzug in die Krankenpflege.
Sehr bald übertrafen die Frauenverbände und Schwesternschaften des Roten Kreuzes die kirchlichen Organisationen an Einfluß und Mitgliederzahl. Den alleinstehenden Frauen der Mittelschicht bot die Organisationsform der Mutterhäuser zunächst eine Reihe von Vorteilen: sie konnten hier einer öffentlich anerkannten Tätigkeit nachgehen, eine Tätigkeit, die zudem noch als ihre einzige, natürlich-weibliche Bestimmung gefeiert wurde. In den Mutterhäusern erhielten sie eine Ausbildung, der Lebensunterhalt und die Altersversorgung waren gesichert.[26] Die eigentliche Bedeutung der Mutterhausorganisation liegt jedoch in der Einführung und Institutionalisierung einer fast unbegrenzten Ausbeutung der Arbeitskraft in der Krankenpflege. Durch das System der Gestellungsverträge[27] war den einzelnen Schwestern jegliche Möglichkeit genommen, frei über ihre Arbeitskraft zu verfügen, etwa bei der Wahl des Arbeitsplatzes. Krankenpflege wurde als nie endender Liebesdienst verstanden. Entsprechend dieser Auffassung gab es weder Freizeit noch Urlaub, den Schwestern wurde kein Lohn, sondern bestenfalls ein kleines Taschengeld gezahlt. Ein Austritt aus dem Mutterhaus war mit erheblichen Nachteilen verbunden, die Frau verlor damit sowohl ihren Arbeitsplatz als auch jegliche finanziellen Ansprüche gegenüber der Organisation.
Im Innern waren die Mutterhäuser paramilitärisch-hierarchisch aufgebaut, die Macht der Oberin über die einzelne Schwester war fast unbegrenzt. Mit einer Reihe gesetzlicher und tariflicher Bestimmungen gelang es den Mutterhausverbänden des Roten Kreuzes, ihre Verfügungsgewalt über die einzelne Schwester sowie ihren gesellschaftlichen Macht- und Einflußbereich bis in die 60er Jahre unseres Jahrhunderts weiter auszubauen und damit ein Vordringen unorganisierter, »wilder« Krankenschwestern und auch eine Übernahme sonst üblicher arbeitsrechtlicher Bestimmungen zu verhindern.[28] Darin liegt einer der Gründe, weshalb der Krankenschwester sehr lange ein Selbstverständnis als Arbeitnehmerin, die sich entsprechender Forderungen bewußt ist und sie zu stellen vermag, fremd war. Weiterhin war für die Krankenpflegeverbände des Roten Kreuzes der ständige Bezug zum Krieg

kennzeichnend. Die Schwesternschaften waren dazu verpflichtet, den Ernstfall durch entsprechende Ausbildung und Materialbeschaffung vorzubereiten, die einzelnen Schwestern waren sämtlich in Mobilisierungs- und Einsatzplänen erfaßt.
Gegen Ende des 19. Jahrhunderts entstand die freiberufliche Krankenpflege, die unabhängig von den kirchlichen und Rot-Kreuz-Organisationen war. Diese Frauen, lange Zeit nur eine Minderzahl, schlossen sich in einer Berufsorganisation der Krankenpflegerinnen Deutschlands zusammen, die im wesentlichen gewerkschaftliche Funktionen übernahm und eine staatliche Ausbildung und angemessene Bezahlung forderte.[29]
Dank der Kriegskrankenpflege war der Beruf im Laufe des letzten Jahrhunderts von einem christlich-karitativen Liebesdienst zu einer öffentlichen Aufgabe geworden. Im Folgenden soll die ideologische Umwertung beschrieben werden, die die zunächst verachtete Tätigkeit zu einem erstrebenswerten Ziel für Frauen der Mittelschicht und typischen Frauenberuf machte.[30]

6.4

In einem weitverbreiteten Unterrichtsbuch der Kriegskrankenpflege von 1913 findet sich gleich zu Beginn eine ausführliche Beschreibung der idealen Krankenschwester, die der Autor folgendermaßen auftreten läßt:
»Sie trat menschenfreundlich und furchtlos den Kranken gegenüber, war nicht so sehr durch Wissen als denn durch sittlichen inneren Halt gekennzeichnet. Fügsamkeit, peinlichste Sauberkeit und Ordnungssinn bestimmten nicht nur ihre Tätigkeit, sondern auch ihre gesamte Lebensführung. Erfüllt mit Sanftmut und Geduld fand man sie still und unverdrossen, ehrlich und verschwiegen am Krankenbett. Bei der Pflege kranker Männer bedurfte sie vor allem des Schutzes, den ihr der feste Glaube an die Unpersönlichkeit ihrer Tätigkeit, ihre reinste Nächstenliebe und ihr hohes patriotisches Ziel verlieh – zur Vorbeugung etwaiger Peinlichkeiten. Den Ärzten gegenüber zeigte sie ebenfalls ein stets freundliches Wesen, mit dem sie fügsam deren Anweisungen folgte. Als Frau war sie dank ihrer sanften Natur, ihren zarten Händen sowie nicht zuletzt dank ihrer angeborenen Charaktereigenschaften natürlicherweise den Männern in der Krankenpflege weit überlegen, die grob und rauh – wie sie nun einmal waren – nichts zur Genesung beitragen konnten.«[31] Dieses Berufsbild der Kranken-

schwester war im Laufe des vorigen Jahrhunderts aus Überresten der Ordenspflege, der Kriegskrankenpflege und dem Frauenbild der wilhelminischen Gesellschaft entstanden. Dabei wurde die Krankenpflege wie kaum ein anderer Beruf zu einer typischen Frauentätigkeit, fest mit dem Hausfrau- und Mütterlichkeitsideal verbunden.
Von der Mitte des 19. Jahrhunderts an galt die Fähigkeit zum Krankenpflegen als natürliche und besondere Eigenschaft der Frau, die sie vom Mann unterscheidet. Florence Nightingale schrieb dazu in ihren weit verbreiteten ›Notes on Nursing‹: »Every woman, or at least almost every woman in England has, at one time or another of her life, charge of the personal health of somebody, wether child or invalid, – in other words, every woman is a nurse.«[32] Während die Nightingale das Pflegen noch als Aufgabe begriff, überwogen wenig später die Stimmen, die in der Krankenpflege die angeborene Bestimmung der Frau verwirklicht sahen. Fischer schrieb 1882 in seinem Handbuch der Kriegschirurgie: »Männliche Pflege ist bei Schwerkranken nicht zu empfehlen, da Männer im allgemeinen bequemer, selbstsüchtiger und weniger geschickt zur Krankenpflege sind als Frauen, welche weiche, geschickte Hände haben. Wo soll man auch die geeigneten Männer finden mit der nothwendigen Geistesbildung und unentbehrlichen Gemütsentwicklung? Die Frauen sind geborene, nüchterne und wachsame Krankenpflegerinnen und eignen sich auch die dazu gehörenden Kenntnisse und Fertigkeiten schnell an.«[33] Und Henry Dunant, der Gründer des Roten Kreuzes, meinte: »Die Frauen sind überall dieselben, immer liebevoll und hingebend, und sie achten ihre Mühe und persönliche Sicherheit für nichts, wenn es sich darum handelt, Leidende zu trösten... Zartgefühl im Handeln ist bei ihnen eine natürliche Folge ihres angeborenen Zartgefühls.«[34] Damit waren die Ideale des Bürgertums und die charakteristische Trennung der Geschlechter zu einem allgemeingültigen Naturgesetz erhoben worden.
Mit der Bestimmung der Frau zur geborenen Pflegerin wurde sie auf diese nicht hoch angesehene Tätigkeit festgelegt. Das führt uns zu einem weiteren wesentlichen Verhältnis: dem der Krankenpflege zur Medizin. Im Laufe des 19. Jahrhunderts hatte man sich auf mehreren Konferenzen mit der Rolle der Krankenpflege in der Medizin und den Anforderungen an Wissen und Können der Schwestern befaßt.[35] Von Anfang an wurde dabei verhindert, daß die Lehre von der Krankenpflege zu einer mitkonkurrierenden Disziplin innerhalb der neu entstehenden Fachrichtungen der naturwissenschaftlichen Medizin werden konnte. Mit den Attributen ›christlicher Liebesdienst‹ und ›ideale Frauentätigkeit‹ wurde sie ständig in ihre Schranken als Hilfsorgan

verwiesen. Entsprechend fordert Fischer in seinem bereits erwähnten Handbuch: »Richtig geordnet ist die freiwillige Pflege im Kriege die segensreichste Errungenschaft der Neuzeit. Vorausgesetzt wird dabei, dass sie nicht das Streben hat, die Rolle der Militärheilpflege, sondern einer stets bereiten, aufopferungsvollen, in der Barmherzigkeit freudigen Dienerin zu spielen.«[36] Auch die betroffenen Frauen nahmen von jedem Gedanken an Konkurrenz von vorne herein Abstand. Hierzu wieder Florence Nightingale: »The knowledge of nursing is recognized as the knowledge which every one ought to have – distinct from medical knowledge, which only a profession can have.«[37] Krankenpflege nicht als Beruf, sondern vielmehr als Eigenschaft. Damit war auf lange Sicht hin verhindert, daß Frauen den Männern innerhalb der Medizin zur Konkurrenz hätten werden können. Mit der Krankenpflege war den Frauen der unselbständige, befehlsabhängige, körpernahe Teil der Medizin zugefallen.[38, 39]

6.5

Nach der allgemeinen Bestimmung der Krankenpflege als weibliche Eigenschaft soll nun die Krankenpflegeideologie im einzelnen dargestellt werden.
Die Kriegskrankenschwestern zeichneten sich vor allem durch ihren unbedingten Gehorsam den Männern gegenüber aus. Von Florence Nightingale wird berichtet, daß sie nach ihrem Eintreffen auf der Krim von den dortigen Ärzten und Militärs zunächst ignoriert wurde. Daraufhin verbot sie ihren Schwestern, auch nur eine Hand zu rühren, bevor nicht entsprechende Anweisungen der Ärzte vorlagen. Beeindruckt beschäftigten diese die Schwestern zunächst einmal mit dem Säubern des Lazarettes.[40] Was hier noch als raffinierter Einfall erscheint, in die Männerdomäne der Kriegskrankenpflege einzudringen, sollte sich bald gegen die Frauen kehren: der Gehorsam wurde in bezug auf die Krankenpflege als hervorragendste Eigenschaft der Frau dargestellt. Ernst von Bergmann schrieb hierzu in seinen Kriegsbriefen von 1870/71: »Wohl ihr, daß sie [die Frau Großherzogin, d. A.] Kräfte gefunden, die diese schwere Aufgabe durchgeführt haben, Damen, die überall, wo es Reservelazarette innerhalb der Landesgrenzen gab, hineilten und, ohne auch den mindesten Anspruch auf das, was ihrem Geschlecht und ihrem Stande gebührte, zu erheben, unverdrossen und allein sich ihrem Berufe weihten, sich in die wunderliche Laune, Ungeduld und Aufgeblasenheit des alten Hofrates ebenso

schickten, wie in die Arroganz, Strenge und Herrschsucht des jungen Mannes, der eben erst das Studentenkäppi mit dem Doktorhut vertauscht.«[41] Der Militärarzt Körting formulierte dies in seinem Unterrichtsbuch für die Kriegskrankenschwestern als Pflicht zum Gehorsam, den die angehenden Schwestern als erstes zu erlernen haben: »Die Stellung zu den vorgesetzten Ärzten ist durch die übernommene Kriegsdienstverpflichtung klar begrenzt. Genaue Befolgung aller auf den Dienst bezüglichen Anforderungen ist selbstverständlich. Je unbefangener jede Unterstützung geleistet wird, um so rücksichtsvoller werden sich die mitbeschäftigten männlichen Kollegen verhalten. Im übrigen sei freundliches Wesen bei achtungsvoller, bescheidener Zurückhaltung Richtschnur des persönlichen Verhaltens.«[42]
Im dem Zitat Bergmanns tauchte bereits ein anderes Merkmal der Krankenschwester auf: oft waren es »Damen«, adelige Frauen, die sich quasi inkognito zur Pflege der Verwundeten herabließen. Eine Kriegskrankenschwester schrieb: »Niemand wußte, wer sich hinter der Schwesterntracht verbarg, ob eine Frau hohen Standes oder schlichter Herkunft. Es war ja auch ohne jede Bedeutung; denn für die Schwester galt ebenso wie für den Soldaten im Felde nur der Mensch, die Persönlichkeit.«[43] Die Uniform der Schwester symbolisierte Demut und Verzicht auf standesgemäße Überlegenheit und legte zugleich nahe, bei jeder Schwester eben diese Überlegenheit zu vermuten. Damit reichten die Frauen der Mittelschicht an den Adel heran, sie wurden jedoch andererseits unerreichbare Objekte für den gemeinen Soldaten, zu dem sie sich gütig hinablassen mußte, um ihn aus dem Schmutz zu ziehen.[44]
Die überlegene Schwester wurde dem Mann zur Mutter, bei der die Helden der Schlacht eine Zuflucht fanden. »Auch der Mann ist dem Mann Kamerad und Kraft und Trost. Aber die Schwester bedeutet dem Soldaten noch etwas anderes...«, erklärte eine Krankenschwester rückblickend. »Unter ihrer Pflege und Fürsorge wird der Kämpfer dankbar lächelnd wieder zum Kinde. Willenlos überläßt er sich den Mutterhänden, die für ihn sorgen.«[45]
Das Muttersein nahm im Selbstbild der Schwestern eine zentrale Stellung ein. So auch in dem folgenden Bericht: »Ein großer Saal ist ›Säuglingsstation‹. So genannt, weil hier nur etwa 18jährige ihn bevölkern... Jedenfalls komme ich mir mehr wie eine Mutter als eine Schwester vor. Ich muß meine Kinder gut trösten. Sind sie erst wieder besser und ist der erste Schreck überwunden, werden sie genau so gute Soldaten werden wie die anderen. Jetzt singe ich ihnen, so unwahrscheinlich es klingen mag, abends: ›Schlafe mein Prinzchen, schlaf

ein‹.«[46] Im wachsenden Nationalismus und später dann im Nationalsozialismus wurde das Bild der Frau-Schwester-Mutter schließlich gänzlich überhöht zur »Landes-Mutter«, zur Personifikation des Mutterlandes: »Aber in diesem einen Menschen [der Krankenschwester, d. A.] ist die Heimat, die nach dem einen in dem Hundeloch fragt, es ist die Mutter Deutschland, die nach diesem von allen vergessenen Kinde sucht.«[47]

Zu diesem Bild der Mutter gehörte noch eine andere Eigenschaft, die in den Selbstdarstellungen der Kriegskrankenschwestern eine große Rolle spielte, wenn es etwa heißt: »Keine hat je Dank gefordert. Schweigend, wie sie freiwillig ihre Arbeit getan haben, sind sie auch gegangen, als man sie nicht mehr brauchte.«[48] Ihr Wirken als Mutter-Krankenschwester wurde als selbstverständliche, ihnen durch Naturgesetz zufallende Aufgabe angesehen, nicht als Arbeit, die dem Gelderwerb dient. Schon Virchow formulierte 1866 in einer Rede über die Zukunft der Krankenpflege ähnliche Gedanken: »Ja, meine geehrten Damen, meiner Meinung nach ist allerdings darauf hinzuarbeiten, daß ein Stamm von Personen, welcher, nicht gerade ohne Lohn, – aber ohne entsprechenden Lohn, hauptsächlich mit der Aussicht auf innere Befriedigung, mit dem Zweck, ihrer Kraft und Tätigkeit ein dankbares Feld zu schaffen, in diese Arbeit eintritt.«[49]

Auch die führenden Militärs wiesen immer wieder darauf hin, daß im Feld nur eine unbezahlte Hilfe angemessen sein könne. Hören wir dazu wieder Fischer: »Bezahlte Krankenpflege sucht das Ihre, sie will möglichst viel gewinnen. Es ist daher jede Krankenpflege zurückzuweisen, die nicht um Gottes willen geschieht.«[50] Und Henry Dunant schrieb in seinen »Erinnerungen an Solferino«: »Zur Erfüllung einer so edlen Aufgabe taugen eben keine Mietlinge, die sich bald angeekelt fühlen und durch die Ermüdung gefühllos, hartherzig und träge werden. Darum brauchen wir freiwillige Krankenpfleger, die im vorraus geschult werden.«[51] Die Frau gehörte als Mutter allen Kranken, ihr Lohn bestand nicht im Geld, sondern lag in ihrem Aufblühen angesichts des Leidens anderer.

Die Frau wurde als Krankenschwester auch zum Kameraden des Soldaten. Sie war als Heldin nach dem Kampf dem Helden im Kampf gleichgestellt. Die Krankenpflege wurde als spezifisch weiblicher Beitrag im Kampf um das Vaterland angesehen.[52] Die Kriegsbegeisterung zu Beginn des Ersten Weltkrieges erfaßte Männer wie Frauen, während die einen Soldaten wurden, gingen die anderen mit der gleichen Begeisterung zu den Vaterländischen Frauenvereinen im Roten Kreuz.[53] Nach Ende des Krieges zeigten die heimkehrenden Frauen mit dem Selbstbewußtsein des »Kameraden Schwester« den Zuhausegebliebenen ihren Stolz und ihre Verachtung: »Wir wissen ja aus Erfahrung, daß, je weiter von der Gefahr entfernt, der Mut der Schreier wächst, aber dieses überstieg dann doch das Maß dessen, was wir von draußen kommenden Frauen uns von einem in Sicherheit gebliebenen Mann bieten lassen konnten«, schrieb 1918 eine Krankenschwester über ihre Erfahrungen bei der Heimkehr. »Schließlich lernt man in vierjährigem Militärdienst auch andere Töne anschlagen. Die offensichtliche Geringschätzung, die uns erst von der ›Höheren Dame‹ in Berlin und dann hier von ›subalternem Dienstgrad‹ zuteil wurde, schmerzt doch bitter.«[54]

Liest man die Kriegstagebücher und sonstige Stellungnahmen zur Kriegskrankenpflege, so erhält man den Eindruck, daß die einzig ernstzunehmenden Gefahren für die Frauen im Feld die sexuellen Wünsche der männlichen Begleiter waren. Ein väterlicher Verehrer der Rot-Kreuz-Schwester Helene Mierisch formulierte dies in ihren Erinnerungen so: »Man vergißt bei ihnen im Zusammensein stets, daß sie eigentlich ein junges Mädchen mit allen Reizen der Jugend sind. Die letzten Jahre gaben ihnen eine Lebenserfahrung, die andere oft nicht mit 50 haben. Das macht sie reif und über den Situationen stehend. In anderer Beziehung aber sind sie noch der reine Tor, weil das Weib in ihnen noch schläft. Und sollen sie vielleicht eines Tages überrumpelt werden und so ein, so ein – mir fehlt der Ausdruck – kommen und den bezaubernden Duft von ihnen nehmen? Dieser Gedanke bringt mich um.«[55] Später, draußen im Feld, zeigte sich Helene Mierisch diesen Gefahren durchaus gewachsen: »›Ich liebe dich, Elisabeth‹, war sein Morgengruß. Ich gehe auf den Ton ein und erwidre: ›Aber ich kann diese Liebe einem Mann, der im Hemd vor dem Bett liegt, nicht erwidern.‹ Zahm wie ein Lamm verfügt er sich unter die Decke.«[56] Körting besprach dieses Problem bereits im ersten Kapitel seines Unterrichtsbuches, das er mit ›Die Pflege kranker Männer durch Frauen‹ überschrieb. Er schlug folgendes vor: »Die Frau, welche nicht von dem festen Glauben an das Unpersönliche ihrer Tätigkeit als Pflegerin durchdrungen ist, welche nicht um des hohen patriotischen Zieles willen von reinster, selbstloser Menschenliebe beseelt ist, bleibe dem Krankendienst fern. Niemals kann die Verstandesbildung durch den Unterricht den sittlichen inneren Halt ersetzen, der die Pflegerin in gemessener Entfernung von ihrer Umgebung hält und eine feste Schranke um sie aufrichtet.«[57]

Alle Elemente des Bildes der Krankenschwester, die bisher aufgezeigt wurden, hatten eine Funktion in diesem sexuellen Schutzwall um die

Schwester: Als Kamerad war sie gewissermaßen brüderlich in die Familie der Soldaten aufgenommen, verbindend und trennend war das Kameradentum, das nur ein Ziel, die Kriegführung kannte und dem sich persönliche oder gar sexuelle Wünsche unterordnen mußten. Als Mutter schwebte sie unerreichbar über allen, ihre mütterliche Liebe verteilte sie gleichermaßen unter alle, ohne auch nur einen zu bevorzugen. Sexuelles Verlangen nach der Mutter war für das Kind Soldat eine Tabuverletzung.[58] Die Frauen selbst waren durch Ausbildung, Charakterschulung und oft auch gesellschaftliche Stellung geschützt, Symbol für ihre Unantastbarkeit war gewissermaßen die weiße, unbefleckte Schwesterntracht.

Damit entsprach die ideale Rolle der Krankenschwester genau der bürgerlichen Hausfrau- und Mutterrolle: genauso wie von dieser wurden von der Schwester Opferbereitschaft, Entsagung, Selbstverleugnung, Asexualität und Unterordnung erwartet – im Dienst am Kranken und am Vaterland. Genau wie die Hausarbeit galt die Krankenpflege nicht als Arbeit, sondern als unbezahlbarer Liebesdienst. Gegenüber allen Beteuerungen, daß den Frauen sämtliche zur Pflege nötigen Eigenschaften bereits angeboren seien, war zum Erlernen der Krankenpflege nach allgemeiner Auffassung eine unerbittliche Erziehung vonnöten, bei der es weniger um Wissensvermittlung als um eingehende Charakterschulung ging.[59]

Dies waren die ideologischen Grundlagen, die in der Folge eine fast unbegrenzte Ausbeutung von Krankenschwestern möglich machten: die naturwissenschaftliche Medizin hatte die mit ihr verbundenen ungeliebten Aufgaben einer willigen Helferin deligiert, und dem gesamten Gesundheitswesen standen bis in die heutige Zeit billigste Arbeitskräfte zur Verfügung, denen eine Rückbesinnung auf eigene Bedürfnisse unmöglich war.[60] Die Militärmedizin hatte zu dieser Entwicklung mit ihrer gesamten Ideologie und Hierarchie, ihrem absoluten Gehorsams- und Unterordnungsdenken entscheidend beigetragen.

6.6

Vor diesem Hintergrund wird verständlich, daß die Krankenpflege als Frauenberuf sich ganz unabhängig von der Frauenemanzipationsbewegung entwickelte, die in den 1860er Jahren entstanden war und um die Jahrhundertwende radikale Forderungen in bezug auf Ehe, Abtreibung, Mütterlichkeit, Sexualität, Ausbildung, Berufsausübung und Frauenstimmrecht formulierte.[61] Teile der Frauenbewegung verbanden mit ihren Forderungen eine massive Kritik des patriarchalischen Systems und seiner auf Krieg und Vorherrschaft abzielenden Politik.

Ganz anders die im gleichen historischen Kontext entstandenen Vaterländischen Frauenvereine und Schwesternschaften, deren Einfluß und Mitgliederzahl erheblich war: Vor Kriegsausbruch 1914 waren in den Rot-Kreuz-Frauenvereinen 800000 Frauen organisiert, darüber hinaus gab es in 52 Mutterhäusern über 5000 DRK-Schwestern, mehr als 1000 Hilfsschwestern und mehrere tausend Helferinnen.[62]

Diese Vereine hatten jedoch keinerlei Interesse an einer Verbesserung der sozialen Stellung der Frau oder an einer etwaigen Emanzipation. Auseinandersetzungen um Krieg oder Pazifismus waren als ›politisch‹ streng verpönt, sie fanden nicht statt. Man vertrat innerhalb der Organisationen den Standpunkt, daß Frauen keinerlei politische Aussage zustehe, vielmehr seien sie dank ihrer angeborenen Eigenschaften als Mütter nur für pflegerische und soziale Aufgaben in der Gesellschaft geeignet. Politisch waren diese Vereine nationalistisch und extrem konservativ eingestellt.

Die hier zur Spitze getriebene und institutionalisierte Idee der Mütterlichkeit wurde vom konservativen Teil der Frauenbewegung ebenfalls aufgegriffen, es entstand die Idee einer »Bewegung der organisierten Mütterlichkeit«.[63] Von kirchlicher und staatlicher Seite wurde die ehrenamtliche, unbezahlte Sozialarbeit und Pflege geschätzt und immer wieder ihr höherer moralischer Wert gegenüber der bezahlten hervorgehoben.

Das Berufsbild der Krankenschwester war aus Armeegeist, Ordenshierarchie und dem unantastbaren Muttermotiv entstanden. Während auf die Bürger im wilhelminischen Deutschland als Korpsstudenten, Offiziere und Beamte ein Abglanz des hochgeschätzten Adels fiel und ihr Machthunger schon mit Orden und Uniformen gestillt werden konnte, wurden ihre Frauen in den blütenweißen Schwesterntrachten geadelt. Wie aus dem Mann erst im Feld ein wahrer Kämpfer wurde, fanden auch die Frauen erst dort zu ihrer wahren, einzigartigen Bestimmung: Mutter zu sein, Mutter für alle, für das ganze Vaterland.[64, 65] Diese Frauen waren als Krankenschwestern zu Superhausfrauen geworden, die gleichzeitig für Ernährung und Pflege, Versorgung und Ausstattung der Krankenhäuser und das seelische Wohl von Verwundeten und Ärzten sorgten.

Die Kriegskrankenpflege bildete so von ihrem Selbstverständnis her keinen friedfertigen Widerpart zum mörderischen Geschehen des

Krieges. Nicht die Ablehnung des Krieges, sondern der Wunsch, am Krieg teilzunehmen, motivierte die Kriegskrankenschwester zu selbstlosem Einsatz. Sie leistete damit den ihrer angeblichen weiblichen Natur entsprechenden Beitrag zum Gelingen des Krieges, genauso wie dem kämpfenden Soldaten der männliche Anteil am Kriegsgeschehen abverlangt wurde. Die unüberwindlichen Gegensätze Humanität und Krieg waren in den »natürlichen« Gegensatz von Weiblichem und Männlichem projiziert worden und damit aufgehoben. Daher hatte die sogenannte Humanität im Kriege keinerlei Bezug zum Pazifismus, sondern stand ihm im Grunde diametral entgegen.

Anmerkungen

1 Mottek, Hans: *Wirtschaftsgeschichte Deutschlands. Ein Grundriß.* 2 Bde. Berlin 1974 u. 1971. Bd. II, S. 70 ff.
2 Lütge, Friedrich: *Deutsche Sozial- und Wirtschaftsgeschichte.* Berlin 1966. S. 420.
3 Gerhard, Ute: *Verhältnisse und Verhinderungen. Frauenarbeit, Familie und Rechte der Frauen im 19. Jahrhundert.* Frankfurt a. M. 1978, S. 41 ff.
4 Eine ausführliche Schilderung der Situation dieser Frauen findet sich bei Gerhard (wie Anm. 3) S. 16 ff.
5 Weber-Kellermann, Ingeborg: *Die deutsche Familie. Versuch einer Sozialgeschichte.* Frankfurt a. M. 1974, S. 38 f.
6 Vgl. hierzu: Manheim, Ernst: Beiträge zu einer Geschichte der autoritären Familie. In: E. Fromm, M. Horkheimer u. a.: *Studien über Autorität und Familie.* Paris 1936, S. 523 ff.
7 Vgl. Ostner, I. und E. Beck-Gernsheim: *Mitmenschlichkeit als Beruf.* Frankfurt a. M. 1979.
8 Ausführliche Darstellung dieses historischen Prozesses bei Ariés, Philippe: *Geschichte der Kindheit.* München–Wien 1975, S. 548 ff.
9 Shorter, Edward: *Die Geburt der modernen Familie.* Reinbek 1977.
10 Ariés (wie Anm. 8) S. 92.
11 ebd. S. 562.
12 Weber-Kellermann (wie Anm. 5) S. 103.
13 Zur Entwicklung des Familienrechts und der allgemeinen Rechtsfähigkeit der Frau siehe Gerhard (wie Anm. 3) S. 154 ff.
14 ebd. S. 94.
15 ebd. S. 74.
16 ebd. S. 92 ff.
17 Zusammenfassend dazu ein Staatsrechtler des 19. Jahrhunderts, Lorenz von Stein: »Schauen Sie sich das Leben der thätigen, arbeitenden Menschheit an, so hat eine höhere, schöpferische Kraft *eine* Linie in demselben

gezogen, welche zwei wesentlich verschiedene Dinge tiefer scheidet als die Meere der Welt die Theile derselben. Diese Linie bildet die Schwelle des Hauses. Immer liegen diesseits und jenseits dieser Schwelle zwei wesentlich verschiedene Ordnungen des Daseins. ... An der Schwelle dieses Hauses aber steht die Frau. Ich weiß wohl, was ich dort von ihr erwarte; ich weiß, daß ihre weiche Hand mir die Stirn glättet und ihre freundlichen Worte wie frische Thautropfen auf die Mühen des Tages fallen.« Und weiter meint er: »Jenes Ideale in der Frau ... enthält an und für sich keine *Arbeit,*« Lorenz von Stein: *Die Frau auf dem Gebiete der Nationalökonomie.* 1886. Zitiert nach Gerhard (wie Anm. 3) S. 319.

18 Deduktion der Ehe in J. G. Fichte: ›*Grundlage des Naturrechts*‹, nach Gerhard der »Chefideologe des bürgerlichen Patriarchalismus«. Siehe Gerhard (wie Anm. 3) S. 143.

19 Elias, Norbert: *Über den Prozeß der Zivilisation. Soziogenetische und psychogenetische Untersuchungen.* 2 Bde. Frankfurt a. M. 1976, Bd. 1, S. 206 f.

20 ebd. Bd. 2, S. 424 ff.

21 Nach Grüneisen, F.: *Das Deutsche Rote Kreuz in Vergangenheit und Gegenwart.* Berlin 1939, S. 100.

22 Vgl. Seidler, Eduard: *Geschichte der Pflege des kranken Menschen.* Stuttgart 1967, S. 133 ff.

23 Zum folgenden siehe auch Kap. 2 in diesem Band.

24 Vgl. hierzu Gurlt, E.: *Zur Geschichte der internationalen und freiwilligen Krankenpflege im Kriege.* Leipzig 1873.

25 Eine ausführliche Herleitung und Begründung dieser für aufsteigende gesellschaftliche Klassen typischen Verhaltensweisen findet sich bei Elias (wie Anm. 19) Bd. 2, S. 428 ff.

26 Folgendes Selbstbild galt noch 1957: »Voraussetzung für die Aufnahme in eine Schwesternschaft vom Roten Kreuz ist die unbedingte Bereitschaft zu selbstlosem Einsatz für die Aufgaben des Roten Kreuzes, wann und wo immer es sei. ... Das Mutterhaus bietet den Schwestern, die sich unter dem Zeichen des Roten Kreuzes in den selbstlosen Dienst an der leidenden Menschheit stellen, eine Heimat. Es nimmt ihnen die Sorge um das tägliche Leben, um sie frei zu machen zu voller Hingabe an ihren Beruf und sichert sie für die Zeiten der Krankheit, der Arbeitsunfähigkeit und des Alters.« (Aus der Rot-Kreuz-Schwesternordnung).

27 Im Gestellungsvertrag verpflichtet sich das vertragsabschließende Mutterhaus gegenüber einem Krankenhausträger, alle zur Pflege notwendigen Schwestern bereitzustellen. Der Krankenhausträger zahlt dem Mutterhaus einen Pauschalbetrag pro Schwester, das Mutterhaus behält Verfügungsgewalt über Löhne und Ausrichtung der Pflege. Die Schwestern stehen in keinem Arbeitsverhältnis.

28 Vgl. Diskussion um gesellschaftliche Rolle und arbeitsrechtliche Aspekte der Mutterhausorganisationen in *Der Spiegel* (11) vom 26. 6. 1957. S. 18 ff.

29 Vgl. Seidler (wie Anm. 22) S. 140.

30 Ähnliche Beobachtungen zur Ideologie in der Krankenpflege und deren Funktion bei: Bischoff, Claudia: Krankenpflege als Frauenberuf. In: H. H. Abholz u. a.: Pflege und Medizin im Streit. *Argument Sonderband.* 1982. S. 13–27.

31 Zusammengestellt nach Körting: *Unterrichtsbuch für die weibliche freiwillige Krankenpflege.* Berlin 1913, S. 1–5.

32 Nightingale, Florence: *Notes on Nursing. What it is and what it is not.* New York 1860, S. 4.

33 Fischer, H.: *Handbuch der Kriegschirurgie.* Stuttgart 1882, Bd. 2, S. 445.

34 Dunant, Henry: Denkwürdigkeiten. Abgedruckt in: Müller, Rudolf: *Entstehungsgeschichte des Roten Kreuzes und der Genfer Konvention.* Stuttgart 1897, S. 372.

35 Seidler (wie Anm. 22) S. 141 ff.

36 Fischer (wie Anm. 33) S. 447.

37 Nightingale (wie Anm. 32) S. 3.

38 Diskussion der Bedeutung von Ganzheit-Natur-Körpernähe für die naturwissenschaftliche Medizin bei Bischoff (wie Anm. 30) S. 24.

39 Ehrenreich, Barbara und Deidre English: *Hexen, Hebammen und Krankenschwestern.* München 1975, S. 28 ff.

40 ebd. S. 48.

41 Buchholtz, Arend: *Ernst v. Bergmann. Mit Bergmann's Kriegsbriefen von 1866, 1870/71 und 1877.* Leipzig 1911, S. 306.

42 Körting (wie Anm. 31), S. 4.

43 Pflug-Harttung, Elfriede von: *Frontschwestern. Ein deutsches Ehrenbuch. Unter Mitarbeit von zahlreichen Frontschwestern.* Berlin 1936, S. 6.

44 Zur Rolle von Schmutz und Sauberkeit für den Soldaten siehe Theweleit, Klaus: *Männerphantasien.* 2 Bde. Frankfurt a. M. 1977, Bd. 1, S. 401 ff.

45 Pflug-Harttung (wie Anm. 43) S. 337.

46 Mierisch, Helene: *Kamerad Schwester. 1914–1918.* Leipzig 1934, S. 118.

47 Pflug-Harttung (wie Anm. 43) S. 338.

48 ebd. S. 6.

49 zitiert nach Seidler (wie Anm. 22) S. 159.

50 Fischer (wie Anm. 33) S. 445.

51 Dunant (wie Anm. 34) S. 59.

52 Eine Hymne auf diese Art der spezifisch weiblichen Friedenstätigkeit findet sich in Henry Dunants ›Denkwürdigkeiten‹ (wie Anm. 34), und zwar insbesondere im Kapitel: ›Aufgabe der Frauen in Kriegs- und Friedenszeiten‹ (ebd. S. 359 ff).

53 Daß von dieser Kriegsbegeisterung auch Frauen aus der proletarischen Frauenbewegung ergriffen wurden, zeigte Anna E. Freier in ihrer Studie: *»Dem Reich der Freiheit sollst du Kinder gebären.« Der Antifeminismus der proletarischen Frauenbewegung im Spiegel der ›Gleichheit‹. 1891–1917.* Frankfurt a. M. 1981, S. 145 f.

54 Mierisch (wie Anm. 46) S. 295.

55 ebd. S. 126f.
56 ebd. S. 210.
57 Körting (wie Anm. 31) S. 1.
58 Diskussion dieses sexuellen Dilemmas des Soldaten bei Theweleit (wie Anm. 44), Bd. 1, S. 107ff.
59 Hinweise zur Unerläßlichkeit einer unerbittlichen Charakterschulung finden sich in allen, damals gängigen Lehrbüchern der Krankenpflege und sonstigen Stellungnahmen. Vgl. hier insbesondere Körting (wie Anm. 31) und Nightingale (wie Anm. 32).
60 Siehe hierzu auch Ehrenreich u. English (wie Anm. 39) S. 36ff.
61 Vgl. Schenk, Herrad: *Die feministische Herausforderung. 150 Jahre Frauenbewegung in Deutschland.* München 1980, S. 12–21.
62 Vgl. Grüneisen (wie Anm. 21) S. 139.
63 Schenk (wie Anm. 61) S. 43ff.
64 Zur Problematik dieses Mütterlichkeitsmythos und der Frau als ›geborener Friedensstifterin‹ siehe Schenk (wie Anm. 61) S. 149ff, Freier (wie Anm. 53) S. 44 und Bischoff (wie Anm. 30) S. 28.
65 Vgl. auch Kap. 7 in diesem Band.

Christine Eckelmann/Kristin Hoesch

7. Ärztinnen – Emanzipation durch den Krieg?

Nicht den Frieden zu erhalten,
sondern ihn erst zu schaffen,
gilt's, denn wir haben keinen.
Wir leben im Rüstungskrieg,
in einem auf die Dauer
unhaltbaren Waffenstillstand.
Bertha von Suttner, 1896

Einleitung

Die folgende Untersuchung geht von der Voraussetzung aus, daß das Verhältnis der Ärztinnen zum Krieg von anderen Faktoren geprägt wurde als das ihrer männlichen Kollegen; war doch die der Frau zugeschriebene Rolle zu Beginn des 20. Jahrhunderts eine grundlegend andere als die des Mannes. Die sogenannten natürlichen Charaktereigenschaften der Frau wie »friedlich«, »sorgend« und »schützend« schienen nicht zu vereinbaren mit dem als männlich deklarierten Streben nach Macht und Vorherrschaft auf persönlichem, gesellschaftlichem und politischem Gebiet, welches nach den damaligen Auffassungen darwinistischer Theorien den Krieg notwendig machte.
Hinzukam, daß die Männer auf eine lange Tradition im Arztberuf zurückblickten und daraus eine Identifikation mit demselben wie auch eine mögliche Haltung zum Krieg herleiten konnten. Die ersten Ärztinnen dagegen mußten sich ihre Stellung in der männlich geprägten Berufswelt erst hart erkämpfen. Sie gehörten mit ihrem Einsatz de facto zu den Vorkämpferinnen der Frauenbewegung und könnten von ihr auch in ihrer Haltung zum Krieg beeinflußt worden sein. Schon seit Ende des letzten Jahrhunderts finden sich in der Frauenbewegung pazifistische Strömungen, die sich bis in unsere Tage fortgesetzt haben.
Die Annahme, daß sich aus den oben erwähnten Lebensumständen in Verbindung mit dem humanitären Anspruch ihres Berufes eine kritischere Haltung der Ärztinnen zum Krieg entwickelte, erwies sich jedoch als irrig.
Traditionell scheinen Ärztinnen wenig Neigung gezeigt zu haben, sich in Organisationen der Frauenbewegung zu engagieren. Unter jenen Frauen, welche sich nach dem Krieg öffentlich für den Frieden einsetzten, fanden sich keine Ärztinnen. In Schriften der Frauen- und Friedensbewegung gibt es keinen Hinweis auf ihre Haltung.

Untersuchungen zur Frauenarbeit im Krieg lassen den medizinischen Bereich meist aus. Sie folgen dabei wohl der Auffassung, daß medizinische Tätigkeiten nicht wie Frauenarbeit in der Industrie oder im Nachrichtenwesen als kriegswichtig betrachtet wurden.
Persönliche Äußerungen einzelner Ärztinnen, wie sie z. B. in Form von Autobiographien vorliegen, lassen durchaus differenzierte Einschätzungen zum Krieg erkennen; ob sie aufgrund der oben in Betracht gezogenen Erfahrungswelt zustande kamen, soll im folgenden untersucht werden.
Da bis jetzt so gut wie keine medizinhistorischen Vorarbeiten zu diesem Thema geleistet wurden, bildet der folgende Aufsatz einen ersten Versuch, die Stellung weiblicher Ärzte im und zum Krieg zu umreißen und zu interpretieren. Zur Klärung des historischen Umfeldes soll zunächst ein kurzer Überblick über die Beziehungen zwischen Frauenbewegung und Pazifismus bis zum Ersten Weltkrieg gegeben werden.

7.1

Über Jahrhunderte hat sich bis in die monarchistische Dreiklassengesellschaft des Vorkriegsdeutschland ein Frauenbild entwickelt, das der Frau bestimmte Attribute wie »schützend«, »bewahrend«, »sorgend« zuordnete und ihr Wirkungsfeld in den Bereich von Familie und Haushalt verwies. Bis zu Beginn des 19. Jahrhunderts war weibliche Erwerbsarbeit allein im landwirtschaftlichen Sektor möglich, wo der Bauer auf die Mitarbeit der Frau angewiesen war und eine Trennung von Hausarbeit und beruflicher Arbeit nicht denkbar gewesen wäre. Doch mit Beginn der industriellen Revolution und der gesellschaftlichen Umwälzungen, die diese mit sich brachte, änderte sich die Situation der Frau grundlegend. Scharen von Landarbeitern zogen mit ihren Familien in die Städte, auf der Suche nach Arbeit in den neu entstehenden Industrien. Die niedrigen Löhne und schlechten Existenzbedingungen erforderten sehr bald auch die Lohnarbeit von Frauen.
Auch in den bürgerlichen Schichten wirkte sich die Entwicklung der Produktivkräfte aus: zahlreiche häusliche Tätigkeiten, die bis dato von mehreren weiblichen Mitgliedern der Großfamilie verrichtet wurden, verlagerten sich in den Bereich der gewerblichen Fertigung, die Hausfrau wandelte sich von der »Produzentin« in eine »Konsumentin«.[1]
Jene unverheirateten Frauen, die ihr Auskommen bis dahin im Haushalt der Verwandtschaft gefunden hatten, waren nun auf anderweitigen Broterwerb angewiesen. Christoph Marx führt als Grund für die Not-

wendigkeit von Frauenerwerbsarbeit und Studium an, daß seit der zweiten Hälfte des 19. Jahrhunderts ein wachsender Frauenüberschuß zu verzeichnen war.[2]

Unter diesen Vorzeichen forderten immer mehr Frauen immer lauter ein Recht auf Bildung und soziales Wirken, auf Berufsarbeit und Wahlrecht. Sie konnten dabei auf die in der Französischen Revolution proklamierten Frauenrechte zurückgreifen und fanden Vorbilder in der englischen Suffragettenbewegung des 18. und 19. Jahrhunderts.

Das neu erwachte Selbstbewußtsein der Frauen mündete jedoch nicht in eine Organisation mit einheitlicher Zielsetzung. Vielmehr kristallisierten sich schon seit Beginn der 60er Jahre unterschiedliche Ansprüche und Forderungen heraus, die entsprechend der gesellschaftlichen Klassentrennung bürgerliche und proletarische Frauen voneinander trennten und später anläßlich der Stimmrechtsfrage und der Haltung zum Pazifismus auch das bürgerliche Lager entzweiten.

Im 1865 gegründeten »Allgemeinen deutschen Frauenverein« versammelten sich hauptsächlich Frauen aus der bürgerlichen Mittelklasse, die unter Vorsitz von Louise Otto-Peters[3] vor allem für ihr Recht auf Arbeit eintraten; in den Statuten des Vereins fehlten jedoch (entgegen den nachrevolutionären Parolen) die Forderungen nach Wahlrecht und politischer Gleichberechtigung. In den folgenden dreißig Jahren entstanden weitere Vereine mit ähnlicher Zielsetzung, die 1894 in dem »Bund Deutscher Frauen« zusammengefaßt wurden. Er integrierte sehr unterschiedliche Standpunkte: Die Mitglieder der in den 90er Jahren entstandenen Stimmrechtsverbände proklamierten eine »von der Funktion der Mutter und dem Status der Ehefrau unabhängige Persönlichkeit der Frau«[4], während die Gemäßigten sich zwar gegen ein »einseitig falsches Frauenideal«[5] zur Wehr setzten, die Mutterschaftsbestimmung der Frau jedoch als »Grundmaßstab« anerkannten. Obwohl grundlegende Diskussionen und Meinungsäußerungen stattfanden, waren radikale Positionen wie die des Bundes für Mutterschutz und Sexualreform, der für eine freie Sexualität eintrat, verpönt. Die bürgerlichen Frauen hielten sich für politisch neutral, was sich in dem 1896 erfolgten Votum gegen die sozialdemokratische Frauenbewegung ausdrückte.[6]

Die Industriearbeiterinnen dagegen sahen ihr soziales Elend eher als Folge der durch den Kapitalismus verschärften Klassengegensätze. Sie organisierten sich in gewerkschaftlichen, politischen und Bildungsvereinen, deren informelle Zentralstelle die 1889 gegründete Berliner Frauenagitationskommission wurde. Ab 1890 war den Frauen auch das politische Engagement in Parteien gestattet. Ihr Einsatz in der SAP, der 1875 gegründeten Sozialistischen Arbeiterpartei, wurde jedoch anfangs von männlicher Seite behindert. Lange behauptete sich auch hier die Meinung, der Platz der Frauen sei am heimischen Herd. Die Arbeiter sahen in den geringer bezahlten Frauen eine Konkurrenz und fürchteten um ihre Arbeitsplätze.

Im Erfurter Programm von 1891 wurde die bis dahin geltende Forderung nach einem Verbot der Frauenarbeit in die Forderung nach Arbeiterinnenschutz umgewandelt und das Begehren nach Frauenwahlrecht und privatrechtlicher Gleichstellung der Geschlechter in das Programm aufgenommen.[7]

1891 gab Clara Zetkin[8] erstmals das Frauenblatt »Gleichheit« heraus. Darin vertrat sie die Meinung, daß die Beseitigung des Privateigentums an den Produktionsmitteln Voraussetzung für die Befreiung der Frau sei. Die sozialdemokratisch, vielfach auch gewerkschaftlich orientierten Frauen sahen die Frauenfrage als eine soziale an und ihre Lösung erst im Sozialismus für gegeben. Hierin lag ein grundsätzlicher Unterschied zur bürgerlichen Frauenbewegung. Hinzu kam: »Völlig andere Erziehung und Lebensgewohnheiten machten es den Einen unmöglich, sich in die Denkweise der Anderen zu finden« (Emma Ihrer).[9]

Gegen Ende des 19. Jahrhunderts begann auch die Frauenbewegung, sich mit dem Thema Rüstung und Pazifismus zu beschäftigen.[10] Vor allem Vertreterinnen des radikalen Flügels postulierten einen frauenspezifischen Pazifismus. Die Forderung nach Frauenstimmrecht, wie sie u. a. von Lida G. Heymann[11] erhoben wurde, war eng verbunden mit einer Kritik an der patriarchalischen Gesellschaftsstruktur, in der sie die Ursache für den Krieg begründet sah: Aus ihrer Vorstellung vom lebensschaffenden Prinzip der Frau leitete sie deren Abneigung gegen den Krieg her und verlangte weibliche Einflußnahme und Gleichberechtigung auch in politischen Fragen. »Aber in einem unterscheidet sich die Frau vom Manne: in ihrer Empfindung dem schaffenden Leben gegenüber. Das Weib, Urquell allen Lebens, bewertet die Mühen, Leben zu schaffen, ganz anders als der Mann... und so werden die Frauen, nur weil sie Frauen sind, zum stärksten Förderer des Pazifismus.«[12]

Die Radikalpazifistinnen wandten sich entschieden gegen jede Form des Militarismus und riefen für den Kriegsfall zum Generalstreik auf.[13] »Jede soziale Hilfsarbeit wird als Beitrag zur Verlängerung des Krieges verstanden, als weiblicher Kriegsdienst entlarvt, den die Pazifistinnen selbst verweigerten.«[14] 1915 organisierten die Frauen der Stimmrechtsbewegung einen Friedenskongreß in Den Haag. Frauen aus 12 Ländern forderten in der Abschlußresolution ihre Regierungen zur

Aufnahme von Friedensverhandlungen auf und verlangten die baldige Beendigung des Krieges. Aus diesem Kongreß ging die »Internationale Frauenliga für Frieden und Freiheit« hervor. Ihre prominentesten Mitglieder waren Anita Augspurg[15] und Lida G. Heymann.
Die Sozialistinnen appellierten anläßlich des Kriegsausbruches mit ihrem Aufruf »an alle Frauen und Mütter« ebenfalls an die den Frauen vorbehaltenen Gefühle. Sie forderten dazu auf, den Krieg als Auswuchs des Kapitalismus zu bekämpfen. Dieser theoretischen Position folgte jedoch bald die faktische Duldung des Krieges mit der Zustimmung der SPD zu den Kriegskrediten. Einige Frauen traten daraufhin in Opposition zur Parteiführung. Sie organisierten 1915 die sozialistische Frauenkonferenz in Bern und verabschiedeten ein Manifest gegen den Krieg. Trotz vieler staatlicher Widerstände wurde das Berner Manifest in Arbeiterinnenverbänden und auf Versammlungen diskutiert. Diese Frauen wurden später aus der Partei ausgeschlossen, wie z. B. Clara Zetkin, und traten der USPD bzw. der KPD bei.
Die Politik des bürgerlichen Bundes deutscher Frauen hob sich von diesen Positionen deutlich ab. Der Bund wich einer Stellungnahme zum Pazifismus aus mit der Begründung, man habe sich zur politischen Neutralität verpflichtet, um allen unterschiedlich orientierten Frauenverbänden den Beitritt zu ermöglichen. Dabei ließ er jedoch in seinen Erklärungen eine deutliche Befürwortung der nationalistischen Politik Wilhelms des Zweiten erkennen. Hatte der Bund noch 1898 die internationale Friedensarbeit in sein Programm aufgenommen, so unterstützte er bereits zwei Jahre später das Flottenbauprogramm des Kaisers. Mit Gertrud Bäumers[16] Amtsantritt als Vorsitzende stabilisierte sich die regierungstreue Linie des BDF.
Zu Beginn des Ersten Weltkrieges wurden die Mitglieder des Bundes vom Vorstand zur Kriegsdienstverpflichtung aufgefordert. Der für 1915 in Berlin geplante Weltkongreß des Frauenstimmrechtbundes wurde abgesagt. Dutzende von Frauenvereinen entsandten Kriegskrankenschwestern. Diese stellten sich in die Tradition der Rot-Kreuz-Schwestern: Auf den »Inseln der Humanität«, wie Rudolf Virchow die Kriegslazarette bezeichnet hatte, sollten sie mit »zarten Händen«, »weiblichem Gefühl« und »Weitblick« den Gegenpol zum »heldenhaft-kriegerischen Manne« bilden.[17]
Die Mitglieder der BDF erkannten in dem vermehrten Einsatz von Frauen in der Kriegsproduktion eine Möglichkeit zur Übernahme männlicher Arbeitsplätze und eine Chance für ihre weitere gesellschaftliche Integration. So sprach die Frauenrechtlerin Helene Lange von »dem Krieg«, den »wir alle von ganzem Herzen recht heißen«.[18]

7.2

Von dem historischen Hintergrund der Frauen- und Friedensbewegung ausgehend wird deutlich, daß Ärztinnen, die zur Zeit des Ersten Weltkrieges tätig waren oder studierten, sich in ihrer Stellungnahme zum Krieg mit mehr Variabeln auseinanderzusetzen hatten als ihre männlichen Kollegen.
Auf der einen Seite stand der humanitär-ethische Anspruch des Arzttums und die vielbeschworene Friedensliebe des weiblichen Geschlechts. Auf der anderen Seite aber waren die Ärztinnen ihrer Herkunft nach der bürgerlichen Frauenbewegung zuzuordnen, die erfaßt vom patriotischen Begeisterungstaumel die Frauen aufforderte, ihre spezifisch weiblichen Fähigkeiten in den Dienst des Vaterlandes zu stellen. So schrieb die Ärztin Franziska Tiburtius 1917 über ihre Kolleginnen: »Die Hauptsache bleibt immer, daß neben der idealen Auffassung des Berufs der Gedanke lebendig bleibt, einer großen Volksgemeinschaft anzugehören, für deren Ehre und Wahl sie einzustehen haben.«[19] Entscheidend beeinflußt wurde die Haltung der Ärztinnen jedoch vom Streben nach Anerkennung, nach Gleichberechtigung mit ihren männlichen Kollegen.
Die ersten approbierten Ärztinnen Deutschlands konnten nur an ausländischen Universitäten studieren. Erst ab dem Wintersemester 1895/1896 wurden häufiger Frauen an den Universitäten als Hörerinnen zugelassen. Sie brauchten dazu die besondere Genehmigung des jeweiligen Gesundheitsministers. Später konnten diese Frauen mit spezieller Erlaubnis promovieren, so daß bereits 1905 46 Frauen die ärztliche Approbation erhielten. Die generelle Zulassungsgenehmigung war erst 1908 an allen deutschen Universitäten durchgesetzt (vgl. auch: USA: 1853; Frankreich: 1861; Schweiz: 1864; England: 1876). Im Sommersemester 1918 waren es bereits 1982 weibliche Kommilitonen bei einer Gesamtstudentenzahl von 18 138, was einem weiblichen Anteil von 10 Prozent entsprach.[20]
Nach einer Erhebung aus dem Jahre 1932 hatten von allen damaligen Ärztinnen 13,5 % ihre Approbation in den Kriegsjahren 1914 bis 1918 erhalten.[21] Diese Zahlen veranschaulichen, daß der Krieg einen deutlichen Einfluß auf das Frauenstudium der Medizin hatte. Maßgeblich war dafür einerseits eine allgemein gesteigerte Motivation der Frauen zum Studium und andererseits die ihnen durch den Krieg gebotene Gelegenheit, zu zeigen, daß sie in der Lage waren, »ihren Mann« zu stehen.
Es lag für die Ärztinnen nahe, den Krieg als eine Chance im Streben

nach Gleichberechtigung zu begreifen, denn der erhöhte Bedarf an medizinischen Fachkräften mochte auch offizielle Stellen dazu bringen, ihre ablehnende Haltung gegenüber Ärztinnen zu revidieren. Es schien, als ob sich an der Front auch oder gerade ein neues Arbeitsfeld für Ärztinnen erschloß.

Eine der ersten europäischen Ärztinnen, die von dieser Tendenz profitierte, war Marie Siebold, die im russisch-türkischen Krieg 1877/1878 erste chirurgische Erfahrungen in einem Lazarett sammelte. Wie die ersten Ärztinnen Deutschlands hatte auch sie in der Schweiz studiert, da damals ein Medizinstudium sowohl in Deutschland als auch in Rußland für Frauen nicht möglich war. 1873 wurde vom Zaren Alexander ein Erlaß herausgegeben, gemäß dem eine russische Staatsangehörige, die nach dem 1. 1. 1874 in Zürich studierte, keine Anstellung in Rußland erhalten durfte. Man behielt sich allerdings den Einsatz von Frauen für den »Notfall« vor. Dieser »Notfall kam 1877/78 durch den russisch-türkischen Krieg... Auf Antrag wurde Marie Siebold als Assistenzarzt eines Lazarettes aufgenommen... (und) mit dem Kapitänszeichen (Hauptmannsrang) der leitenden Ärzte ausgezeichnet«.[22] Später wurde sie als Leiterin eines Lazarettes in Serbien eingesetzt.

Auf deutscher Seite war die Heeresverwaltung am Anfang des Ersten Weltkrieges durchaus bereit, auch Ärztinnen im Sanitätsbereich zu beschäftigen. Zur Einstellung weiblicher Ärzte führte der Heeressanitätsbericht folgendes aus: »Am 11. August 1914 genehmigte die Medizinalabteilung des Kriegsministeriums ausnahmsweise weibliche Ärzte für Reservelazarette zu verpflichten, wenn in einem Korpsbereich nicht genug männliche Ärzte vorhanden seien. Die Medizinalabteilung des Kriegsministeriums stellte durch eine Nachfrage im Mai 1915 fest, daß 46 Ärztinnen in Reserve- (25) und Vereinslazaretten (21) aufgenommen waren und verfügte, die Verträge nach Möglichkeit wieder zu lösen.«[23] Im September 1918 lockerte das Sanitätsdepartment seine Bestimmung, grundsätzlich keine Ärztinnen im Sanitätsbereich zu beschäftigen, da weibliche Nachrichtenkorps aufgestellt wurden. Für je 400 Anwärterinnen stellte man eine Ärztin ein. Diese Ärztinnen durften allerdings keine amtliche Tätigkeit ausüben, wie beispielsweise die Ausstellung ärztlicher Zeugnisse für dienstliche Zwecke, und nur innerhalb des Besatzungsheeres arbeiten.[24]

Franziska Tiburtius, eine der ersten promovierten Ärztinnen Deutschlands und engagierte Kämpferin für das Frauenstudium, schilderte den Einsatz weiblicher Ärzte im Kriege folgendermaßen: »Sehr viele Berliner Ärztinnen... meldeten sich bei Kriegsbeginn zur Übernahme ärztlicher Kriegstätigkeit jeder Art, zur Vertretung ins Feld gerufener Ärzte..., (und) zur Verwendung in Feld- und Militärlazaretten; von diesen hatten mehrere schon chirurgische Vorbildung genossen; es wurden acht oder zehn... zunächst als Vertragsärztinnen angenommen und in Militärlazarette hinter die Front geschickt, wo sie mit Eifer und Anspannung aller Kräfte, – und wie die Zeugnisse der betreffenden Lazarettchefs besagen, mit Erfolg gearbeitet haben – sowohl in chirurgischen als auch in Typhus- und anderen Seuchenlazaretten.«[25]

Sie beklagte, daß diesen Ärztinnen von der obersten Behörde des Kriegsministeriums im Mai 1915 ohne Angabe von Gründen die Kündigung zugeschickt wurde. Auf eine Anfrage des Vereins »Frauenbildung–Frauenstudium« in Mannheim erfolgte laut Tiburtius die Begründung, daß jetzt genügend Ärzte vorhanden seien. Die Einstellung junger, unerfahrener Ärzte, 10semestrig, ohne praktisches Jahr im Austausch gegen erfahrene Medizinerinnen entkräftete diese Behauptung. Während ihre männlichen Kommilitonen demnach als Ärzte arbeiten konnten, wurden Studentinnen als Krankenschwestern eingesetzt und waren in dieser Funktion durchaus willkommen: »Manch junge Studentin ergreift kurzweg die Schwesternhaube und Schürze und meldete sich zum Dienst als Krankenpflegerin.«[26]

Die beschriebene bittere Erfahrung, aufgrund ihres Geschlechts als Ärztin abgelehnt zu werden, beschreibt auch Käte Frankenthal in ihrer Autobiographie: »Ärzte wurden im Felde gebraucht. Es wurden viele Studenten als Ärzte beschäftigt, um den dringenden Bedarf zu sichern. Ich zweifelte daher nicht daran, daß meine Meldung für den Felddienst angenommen würde. Ich hatte mich geirrt. Es wurde mir mitgeteilt, daß ich als Krankenschwester hinausgehen könne und das sehr erwünscht sei. Als Militärärztin könne ich aber nicht eingestellt werden, da ich als solche Offiziersrang hätte. Ein deutscher Mann dürfe keiner Frau unterstellt werden. Das würde die Disziplin gefährden.«[27] Nachdem sie abgelehnt worden war, bewarb sie sich in Österreich, wo man anscheinend weniger Bedenken hatte, denn sie wurde kommentarlos sofort eingestellt, obwohl auch dort Militärärztinnen ungewöhnlich waren.

In ihrer Schilderung stellt sie das tägliche Leben im Lazarett dar und erwähnt wie viele ihrer männlichen Kollegen: »Wir hatten ja ein ungewöhnliches Material, das zu beobachten hoffentlich keine Generation mehr Gelegenheit haben würde.«[28] Sie vertrat eine deutlich negative Einstellung zum Krieg und verherrlichte ihn nicht als eine unerschöpfliche Forschungsquelle im Gegensatz zur Begeisterung vieler männ-

licher Kollegen, die die Arbeit im Feld als »eine Zeit erhöhter Ausbeute an wissenschaftlicher Erkenntnis und praktischer Erfahrung« feierten.[29] Es ist interessant, daß Käte Frankenthal als in der SPD engagierte, fortschrittliche Frau den Krieg zwar ablehnte (»Der imperialistische Krieg ist ein Verbrechen«)[30], ihre Rolle als Ärztin im Kriegsdienst jedoch nicht in Frage stellte: »... als Arzt aber konnte ich ins Feld gehen und brauchte mich nicht an der Schlächterei zu beteiligen«.[31] Sie reflektierte nicht, ob sie eventuell in Ausübung ihrer ärztlichen Funktion zur Weiterführung des Krieges beitrug.
Nach einer Befragung, die 1932 40% der damaligen Ärztinnen erfaßte, hatten von diesen 362 als Ärztinnen oder Krankenschwestern am Krieg teilgenommen. Daraus folgt hochgerechnet eine Zahl von ca. 900 Kriegsteilnehmerinnen insgesamt.[32] Rückblickend wurde der Einsatz der Ärztinnen so gesehen: »Im Weltkriege sind sie überall da eingesprungen, wo Not am Mann war, und haben Kliniken und Lazarette versorgt in der Heimat und im Felde, soweit es überhaupt den Ärztinnen zugestanden wurde... Es wird auch für die Zukunft wichtig sein, in Notzeiten genügend verfügbare, gut ausgebildete weibliche Ärzte zu haben.«[33]

7.3

Die grundsätzliche Stellungnahme der Heeresleitung gegen die Verwendung von Ärztinnen im Kriegsdienst wurde von den Frauen als bittere Zurücksetzung empfunden: »So war es denn in Deutschland nichts mit der Arbeit der Ärztinnen im unmittelbaren Dienst des Vaterlandes«, schrieb Franzika Tiburtius.[34] An der »Heimatfront« dagegen wurden die Frauen gebraucht: mit der Einberufung der Männer im Ersten Weltkrieg ab Juli 1914 wurden viele Arbeitsplätze frei; aus diesem Grund wurden Frauen verstärkt in den Arbeitsprozeß eingegliedert. So stieg der Anteil an weiblichen Erwerbspersonen von 1913 bis 1918 von 35% auf 55%.[35]
Das Gesundheitswesen war von dieser Entwicklung nicht ausgenommen. Da eine große Zahl männlicher Ärzte an der Front eingesetzt wurde, scheute man sich plötzlich nicht mehr, Ärztinnen einzustellen. »... an anderen Stellen freilich wurde ihre Arbeit mehr geschätzt. Die schon in selbständiger Praxis stehenden Ärztinnen, sowie die jungen, die Examen und praktisches Jahr hinter sich hatten, zogen in hellen Haufen in die durch die Einberufung so vieler Ärzte freigewordenen Stellen... Es hat wohl noch nie eine Zeit gegeben, wo den jungen

weiblichen Ärzten so viele und schätzbare Gelegenheit gegeben war, praktische Erfahrungen zu sammeln.«[36]
Diese Gelegenheit nutzte auch Käte Frankenthal, die zu Kriegsbeginn offenbar im letzten Jahr ihrer Ausbildung in einem Kieler Krankenhaus arbeitete. Sie berichtet: »Das Krankenhaus wurde sofort auf Kriegsbetrieb umgestellt. Ausführliche Krankengeschichten schreibt man im Frieden. Im Kriege werden nur die allernotwendigsten Notizen gemacht. Alle Patienten, die gehfähig waren, wurden sofort entlassen... Es mußte Raum geschaffen werden für die Verwundeten.«[37] Nach ihrem Examen wurde sie zu ihrer eigenen Überraschung sofort im Rudolf Virchow-Krankenhaus in Berlin angenommen. Damals, im Jahre 1914, schrieb die Münchner Medizinische Wochenschrift: »...das ärztliche Personal hat sich verjüngt und das weibliche Element tritt stärker hervor«.[38] Auch Käte Frankenthal fiel die ungewöhnlich hohe Zahl weiblicher Ärzte auf. Nach etwa einem halben Jahr im Rudolf Virchow-Krankenhaus wurde ihr die Praxis eines Landarztes angeboten, die sie auch übernahm. »Man wurde damals in Deutschland Kriegsverdiener, ob man wollte oder nicht«, kommentierte sie später.[39]
Sie profitierte wie viele andere Ärztinnen von einem Beschluß der Ärztekammer, sich dafür einzusetzen, daß die ins Feld gegangenen Ärzte eine unentgeltliche Vertretung erhielten mit der Garantie der ungeschmälerten Rückgabe der Kartei. So wurden männliche und weibliche Ärzte, Praktikanten/innen und Medizinstudenten höherer Semester aufgefordert, sich für Praxisvertretungen zur Verfügung zu stellen. In diesem Zusammenhang stand auch der 1914 gefaßte Beschluß des Bundesrates, Studenten, welche die ärztliche Prüfung abgelegt hatten, ohne Ableistung des praktischen Jahres eine Notapprobation zu erteilen, sofern sie sich danach den Behörden zum Einsatz zur Verfügung stellten. Diese Regelung betraf auch Studentinnen.[40]
Nach diesem Erlaß stieg die Zahl der praktizierenden Ärzte um 2250, wovon 1300 in den Dienst des Heeres und der Marine gestellt wurden. Die große Nachfrage und die erleichterten Approbationsbedingungen waren ausschlaggebend für die steigende Zahl weiblicher Ärzte. Hinzu kam aber auch eine gesteigerte Motivation der Frauen zum Studium, die parallel lief mit ihrem gehobenen Selbstbewußtsein; Frauen erlebten sich erstmals in der Lage, Männer auf allen Ebenen zu ersetzen.
Da Frauen nun gebraucht wurden, begannen bekannte männliche Standesvertreter, ihre Position zum Frauenstudium und zu weiblichen Kolleginnen zu ändern. Einen Überblick über den Sinneswandel der

männlichen Kollegen bietet der Berliner Professor Julius Schwalbe in seinem 1918 erschienenen Buch »Über das medizinische Frauenstudium«. Einleitend bekräftigte er: »Der Krieg, dieser Um- und Neugestalter größten Ausmaßes hat der Frauenfrage einen Wirkungsbereich und einen Wesensinhalt gegeben wie ihn weder die Vorkämpferinnen noch die Gegner der ›Frauenemanzipation‹ im Anfang der Bewegung geahnt haben.«[41] Er zitierte Kollegen, die der Frau die Befähigung zum Medizinstudium und zur Ausübung des ärztlichen Berufs unter anderem mit der Begründung absprachen, sie seien »ihren Gefühlsregungen unterworfen, welche die Arbeit ungleichmäßig machen, die rein verstandesmäßige Überlegung einschränken« und sie seien »außerdem nicht in der Lage, den schweren körperlichen und geistigen Ansprüchen des ärztlichen Berufs standzuhalten«.[42] Schwalbe interpretierte den Meinungsumschwung, der zu einer zögernden Akzeptierung der weiblichen Ärzte und Medizinstudentinnen führte, als Folgen der gesellschaftlichen Entwicklung und des gesteigerten Bedarfs an Nachwuchs im Kriege.
Der Internist Theodor Brugsch beschreibt in seinen Memoiren, wie sehr er im Krieg weibliche Ärzte schätzen lernte[43], und der Professor der Gynäkologie Hermann Fehling betonte 1918 in der Deutschen Medizinischen Wochenschrift, daß er über die Hilfe weiblicher Assistenzärzte in Kriegszeiten »bestes Zeugnis abgeben« könne.[44] Er vertrat jedoch andererseits die Ansicht, daß Frauen zwar in Examina den männlichen Kollegen voranstünden, bei medizinisch-logischem Denken und Entscheidungen für das praktische Handeln jedoch versagten. Er stimmte mit dem Zeitgeist überein, wenn er meinte, daß Frauen und Beruf letztlich nicht miteinander vereinbar seien: »Das Frauenstudium wird sich einbürgern und bleiben, aber nie dominierend werden. Nutzt der Mann die Kräfte, die ihm von der Natur verliehen, so wird wie von altersher so auch in Zukunft der schöpferische Geist des Mannes die Welt bewegen und gestalten.«[45]

7.4

Zu Kriegsende war es den Ärztinnen ungeachtet ihrer allseits anerkannten Leistungen nicht gelungen, die Vorurteile ihrer männlichen Kollegen auszuräumen. Mit dem Wandel der Interessenlage mußten sie feststellen, daß sie als Frauen an der Universität und im Beruf erneut unerwünscht waren. Die Ausbildungs- und Arbeitsplätze wurden zur Wiedereingliederung der aus dem Krieg heimkehrenden Männer gebraucht. Und um die kriegsbedingten Bevölkerungsverluste auszugleichen, verwies man die Frauen auf die Pflicht, Kinder zu gebären. Die Devise »Freie Bahn jeder Tüchtigen«, mit der Professor Schwalbe 1918 seine Überlegungen abschloß, hatte mit dem Ende des Krieges seine Gültigkeit verloren.

Befürchtungen, es könnten zu viele ärztliche Kollegen ausgebildet werden, hatte es schon 1914 gegeben: »Die außerordentliche Vermehrung der Zahl der Ärzte wird sich nach dem Friedensschluß für den ärztlichen Stand schwer fühlbar machen... Sie muß, wie so vieles andere, im Hinblick auf den großen Zweck ohne Murren ertragen werden.«[46] Was die Standesvertreter 1914 noch ohne Murren ertragen wollten, nahm man nach Kriegsende nicht mehr so ohne weiteres hin. Franziska Tiburtius beurteilte die Lage trotz »bestehender Hochkonjunktur für Ärztinnen im Kriege« richtig, als sie bereits 1917 befürchtete, den von der Front heimkehrenden Ärzten könnte der Vorzug vor ihren weiblichen Kollegen gegeben werden. Deswegen, so vermutete sie, »werden sie nicht mehr die willkommenen Platzhalterinnen sein, sondern wiederum Mühe haben, nach abgelegtem Examen Stätten für praktische Ausbildung zu finden.«[47]

Nach Kriegsende sollten sich diese Befürchtungen bestätigen. Mit allen zur Verfügung stehenden Mitteln versuchten die Standesvertreter, die weibliche »Reservearmee« wieder auf ihren Platz zu verweisen. Durch die Bevorzugung der Kriegsteilnehmer und die wirtschaftlich ungünstige Lage sank der Anteil weiblicher Approbationen, der im Krieg und in der unmittelbaren Nachkriegszeit einen Höhepunkt erreichte, nach 1925 kontinuierlich ab. Von den im Jahre 1933 tätigen 3376 Ärztinnen hatten 6% ihre Approbation vor 1913 erhalten, 19,7% hatten ihr Examen zwischen 1914 und 1919 abgelegt und 50,2% zwischen 1920 und 1925. Zwischen 1926 und 1931 hatten noch 21,9% die Approbation erlangt. Nur noch knapp 0,8% hatten 1932 ihr Studium abgeschlossen.[48] 1932 mündete die frauenfeindliche Stimmung in die Forderung des Verbandes der Medizinerschaften nach einer Reduzierung des Anteils weiblicher Medizinstudenten auf 5% der Studenten.[49]

Die bereits approbierten Ärztinnen wurden durch den Erlaß eines Kriegsteilnehmerparagraphen benachteiligt, der den zurückkehrenden Ärzten erhebliche Vorteile für Kassenpraxiszulassungen gewährte. Wie aus dem Verbandsblatt »Die Ärztin« ersichtlich, entspann sich zwischen den Standesorganisationen und den Ärztinnen eine heftige Auseinandersetzung um ihre Rechte. Die Benachteiligung durch den Kriegsteilnehmerparagraphen wurde aufs heftigste kritisiert, und der Bund Deutscher Ärztinnen stellte einen Antrag an den Reichsausschuß für Ärzte und Krankenkassen, den Begriff »Kriegsteilnehmer« zu definieren, weil in Hamburg und Köln Ärztinnen bei der Kassenzulassung übergangen worden waren, obwohl sie Hilfsdienste in Munitions- und Gasfabriken geleistet hatten, und dadurch sowohl in ihrer Ausbildung als auch in ihrer sonstigen wirtschaftlichen Lage zurückgeworfen worden waren. Ebenfalls nicht berücksichtigt wurden Ärztinnen, die an einem Zwischensemester für Kriegsteilnehmer teilgenommen hatten. »Dieses Verfahren hat sich praktisch dahingehend ausgewirkt, daß in Köln seit 1928 keine Ärztinnen mehr zur Kassenpraxis zugelassen worden sind.«[50] Verheirateten Ärztinnen wollte man die Kassenzulassung bereits 1925 grundsätzlich verweigern.

In dieser Auseinandersetzung ging es den Ärztinnen vor allem um die Würdigung und Anerkennung ihrer Dienste für das Vaterland und um die Gleichberechtigung mit männlichen Ärzten, da allein die Haltung der Heeressanitätsverwaltung sie daran gehindert hatte, ihre Fähigkeiten unter Beweis zu stellen. Eine kritische Stellungnahme zum Krieg oder gar pazifistisches Gedankengut hatten bei der Argumentation mit den Standesorganisationen keinen Platz. Nur am Rande wird erkennbar, daß die Ärztinnen der Weimarer Zeit sich dem Friedensengagement der damaligen Frauenbewegung nicht ganz verschlossen. So wurden in der Zeitschrift des Deutschen Ärztinnenbundes gelegentlich die Aktivitäten der Frauenliga für Frieden und Abrüstung erwähnt,[51] und noch im Februar 1933 unterstützte der Vorstand des Bundes eine Resolution der Frauenbewegung zur Ächtung des Gas- und Luftkrieges.[52]

Nach der Machtergreifung durch die Nationalsozialisten änderte sich das Argumentationsmuster der Ärztinnen. Zwar kämpften sie weiterhin um ihre berufliche Anerkennung, doch betonten sie nun nicht mehr ihre Gleichheit mit den männlichen Kollegen, sondern stellten spezifisch weibliche Eigenschaften in den Vordergrund. So verlangte das »elementare Empfinden der deutschen Frau die Entfaltungs- und Entwicklungsmöglichkeiten zur vollwertigen Persönlichkeit«, allerdings »im typischen Frauensinn; die Frau will nicht eindringen in die Domäne typisch männlichen Wirkens«.[53]

Erst zu Beginn des Zweiten Weltkrieges wurden erneut Stimmen für die Frau im Medizinerberuf laut. In der nun von der Reichsärztekammer herausgegebenen Zeitschrift »Die Ärztin« begründet ein Oberstabsarzt Berger die Eignung der Frau zum Arztberuf mit dem Hinweis auf die Kraft des Gefühls, die besonders den Frauen eigen sei und

die nun für die moderne Gesundheitsführung notwendig werde.[54] Wie auch im Ersten Weltkrieg brauchte man nun die Frauen wieder, die offiziell beteuerten: »Unser Wissen, unser Einsatz und unser Beispiel seien unsere stärkste Waffe in der Front der Heimat!«[55] Eine zweite Parallele zum Ersten Weltkrieg zeichnet sich durch das Wehrgesetz vom 21. Mai 1935 ab, in dem der Frontdienst für Ärztinnen ausgeschlossen wurde: »Selbst im Sanitätsdienst wurden Frauen nur als Pflegerinnen und Helferinnen, nicht als Ärztinnen beschäftigt.«[56] Doch in der Realität des totalen Krieges und mit der Gleichschaltung des zivilen und militärischen Gesundheitswesens im Jahr 1942[57] verschwand der Gegensatz von Front und Hinterland. Die Ärztinnen an der »Front der Heimat« konnten im Sinne der Kriegsführung eingesetzt werden, ohne daß die militärische Hierarchie hierfür Konzessionen gewähren mußte.
Nach 1945 wurden Ärztinnen erneut zugunsten von Kriegsteilnehmern benachteiligt. Frauen mußten ihren Studienbeginn auf Jahre hinausschieben. 1948 machte ein Artikel in »Die Welt der Frau« auf die gängige Praxis der Kassenzulassung aufmerksam: »Der bayrische Ärztinnenbund hat gegen die verfassungswidrige Änderung der Zulassungsordnung, nach der verheirateten Frauen die Kassenpraxis verweigert werden soll, protestiert.«[58]

Schluß

So wurde die Haltung der Ärztinnen zum Krieg tatsächlich von anderen Faktoren mitbestimmt als die der männlichen Kollegen.
Aus dem großen Ärztebedarf der Kriegszeiten erwuchs für sie die Chance, ihre Fähigkeiten und ihre berufliche Eignung unter Beweis zu stellen. Sie ergriffen diese Chance und paßten sich widerstandslos der allgemeinen Haltung der Ärzteschaft gegenüber dem Krieg an. Ja, einige versuchten sogar noch, die Männer an patriotischer Begeisterung zu übertreffen, indem sie unter Hintansetzung ihrer beruflichen Emanzipation als Krankenschwestern in den Krieg zogen, da ihnen als Ärztinnen der Militärdienst verwehrt war. Die kompromißlose Anpassung der Ärztinnen an die männlichen Berufsideale machte es ihnen unmöglich, sich mit jener »friedfertigen Weiblichkeit«, wie sie von einem Teil der bürgerlichen Pazifistinnen propagiert wurde, zu identifizieren. Hingegen ließ sich die rückhaltlos patriotische Haltung, mit der die Mitglieder des Bund deutscher Frauen den Krieg begrüßten, nahtlos mit den beruflichen Interessen der Ärztinnen verbinden.

Der Antimilitarismus einer Käte Frankenthal beruhte nicht auf ihrer Sozialisation als Frau oder auf einem von dem der männlichen Kollegen abweichenden Berufsverständnis. Vielmehr handelte es sich hier um eine grundsätzlich politisch-oppositionelle Haltung, wie sie auch bei anderen in der SPD engagierten Ärzten zu finden war.
Grundsätzlich waren die Ärztinnen, die um ihre berufliche Anerkennung kämpften, noch weniger als ihre Kollegen in der Lage, die Rolle der Medizin im Krieg kritisch zu betrachten. Sie erfuhren den kriegsbedingten Bedarf an weiblichen Arbeitskräften als positiv, da er ihren Interessen entgegenkam. Millionen anderer Frauen, die sich damals ins Heer der Erwerbstätigen einreihten, um durch ihre Arbeit in der Heimat den Krieg an der Front weiterführbar zu machen, erfuhren und bewiesen ebenfalls, daß sie in der Lage waren, bislang Männern vorbehaltene Arbeit gleichwertig zu verrichten. Dieser Bewußtseinswandel der Frauen führte jedoch nicht automatisch zu ihrer Gleichstellung in der Gesellschaft.
Die Ärztinnen, die geglaubt hatten, ihre Tätigkeit im Krieg und die Anerkennung ihrer Kollegen hätten endgültig die alten Vorurteile aus der Welt geschafft, mußten dies auch erfahren. Nach dem Ersten wie auch nach dem Zweiten Weltkrieg wurden die Ärztinnen sofort wieder zu Medizinern zweiter Klasse, sobald es um die Verteilung der knappen Studienplätze, Assistentenstellen und Kassenpraxen unter die aus dem Krieg heimkehrenden Männer ging. Ungeachtet ihrer Verdienste und Qualifikationen wurden auch sie auf ihre »biologische Bestimmung«, Kinder zu gebären und die Familie zu betreuen, zurückverwiesen. Nach dem Ersten Weltkrieg führte dies aber offenbar nicht zu einem verstärkten Engagement der Ärztinnen in der Frauenbewegung. Vielmehr hoben sie hervor, daß auch sie als Ärztinnen und Schwestern Kriegsteilnehmerinnen gewesen seien, und führten so ihre Strategie bedingungsloser Anpassung fort.
Dabei ignorierten sie eine entscheidende Tatsache: Der grundlegende Gesinnungswandel, der die Gleichstellung der Frau in der Gesellschaft ermöglicht, wird durch den Krieg nicht gefördert. Zwar ermöglicht er als Ausnahmesituation ein verstärktes Engagement der Frauen, doch findet dies in einem Klima der Unfreiheit und verschärften Ideologisierung statt. Nur durch absolute Hierarchie und antidemokratische Maßregeln lassen sich kriegsbedingte gesellschaftliche Umwälzungen entsprechend geltenden sozialen und politischen Maßstäben kontrollieren. Die erhoffte Emanzipation der Ärztinnen im Krieg ist also als eine von vornherein durch Regierung und Militär reglementierte und eingegrenzte Inanspruchnahme weiblicher Ar-

beitskraft zu verstehen. Die Ideologie des Krieges steht einer gesellschaftlichen Weiterentwicklung zu wirklicher Demokratie und Gleichberechtigung entgegen,
Der Versuch der Ärztinnen, durch die im Krieg bewiesene Ebenbürtigkeit mit den Männern zugleich einen grundlegenden und bleibenden Meinungsumschwung zu erlangen, war daher weitgehend zum Scheitern verurteilt.
Das Emanzipationsstreben der Frauen ließ sie immer wieder zu willkommenen und willigen Lückenbüßerinnen werden, wenn in einer Krisensituation ein erhöhter Bedarf an Arbeitskräften gedeckt werden mußte. Sobald jedoch die Arbeitsplätze wieder von den Männern beansprucht wurden, verdrängte man die Frauen mit Hilfe der alten Vorurteile von den scheinbar eroberten Positionen. Nicht zufällig sind heute wieder überdurchschnittlich viele Ärztinnen arbeitslos gemeldet.[59]

Anmerkungen

1 vgl. Twellmann, Margit: *Die deutsche Frauenbewegung, ihre Anfänge und erste Entwicklung 1843–1889*. Kronberg 1976, S. 26.
2 vgl. Marx, Christoph: *Die Entwicklung des ärztlichen Standes seit den ersten Dezennien des 19. Jahrhunderts*. Berlin 1906, S. 29.
3 Louise Otto-Peters (1819–1915), Schriftstellerin und Journalistin
4 vgl. Heymann, Lida G.: Weiblicher Pazifismus. In: Brinker-Gabler, Gisela (Hrsg.): *Frauen gegen den Krieg*. Frankfurt 1980 (= Fischer TB 2048) S. 65–70.
5 zitiert nach Wurms, Renate: Die bürgerliche und proletarische Frauenbewegung. In: Hervé, Florence (Hrsg.): *Geschichte der deutschen Frauenbewegung*. Köln 1983, S. 49.
6 vgl. Wurms (wie Anm. 5) S. 49.
7 zur sozialistischen Frauenbewegung vgl. Wurms ebd. S. 49.
8 Clara Zetkin (1857–1933), leitete 1891–1916 die sozialdemokratische Frauenzeitschrift ›Die Gleichheit‹. Von 1920–1933 Mitglied des Reichstags. Vgl. Wurms, Renate: Kein einig Volk von Schwestern. In: Hervé (wie Anm. 5) S. 65.
9 zitiert nach Wurms (ebd.) S. 65.
Emma Ihrer war eine gewerkschaftlich orientierte Mitarbeiterin von Clara Zetkin. Sie gründete 1885 den Verein zur Vertretung der Interessen von Arbeiterinnen.
10 vgl. hierzu Brinker-Gabler (wie Anm. 4) S. 13–39.
11 Lida Gustava Heymann (1868–1943), führende Vertreterin des radikalen Flügels der bürgerlichen Frauenbewegung. Rief zusammen mit anderen

1915 in Den Haag die Internationale Frauenliga für Frieden und Freiheit ins Leben.

12 zitiert nach Wurms, Renate: Krieg dem Kriege. In: Hervé (wie Anm. 5) S. 100.

13 vgl. Stöcker, Helene: Generalstreik und Kriegsdienstverweigerung (1922). In: Brinker-Gabler (wie Anm. 4) S. 100–102.

14 zitiert nach Aurand, Detel u. Irene Stoehr: Frauen im Ersten Weltkrieg. *Courage* Nr. 7, Dez. 1982, S. 44–50, S. 49.

15 Anita Augspurg (1857–1943), Lehrerin und Schauspielerin, studierte Jura in Zürich. Gehörte wie Linda G. Heymann und Minna Cauer zum Stimmrechtsflügel der Frauenbewegung.

16 Gertrud Bäumer (1873–1954), Schriftstellerin. Vertrat den konservativen Flügel der Frauenbewegung. Vgl. Brinker-Gabler (wie Anm. 4) S. 24 u. 20–22.

17 vgl. Kap. 6 in diesem Band.

18 zitiert nach Brinker-Gabler (wie Anm. 4) S. 24.

19 Tiburtius, Franziska: Krieg und Frauenstudium. *Zeitschr. f. ärztl. Fortbildung* 14 (1917) S. 49–52, S. 52.

20 zur Geschichte des medizinischen Frauenstudiums vgl. Bussemer, Herrat-Ulrike: Bürgerliche und proletarische Frauenbewegung. In: Kuhn, Annette (Hrsg.): *Frauen in der Geschichte*. Düsseldorf 1979, S. 50, Anm. 4; *Münchener Med. Wschr.* 65 (1918) S. 1009.

21 Albrecht, Grete: Zur Lage der Ärztinnen in Deutschland. *Die Ärztin. Monatsheft des Bundes Deutscher Ärztinnen* 9 (1933). S. 242–245, 253–262.

22 Dettelsbacher, Werner: Dr. med. Marie Sieboldt. Eine der ersten Ärztinnen in Serbien, in der Türkei und in Ägypten. *Münchener Med. Wschr.* 115 (1973) S. 2051–2053, S. 2051. Die genauen Lebensdaten Marie Sieboldts sind unbekannt. Sie wurde 1850 oder 1852 in St. Petersburg geboren und starb 1918 oder 1938.

23 *Sanitätsbericht über das Deutsche Heer im Weltkriege 1914/1918.* Hrsg. Reichskriegsministerium, Berlin 1935–1938. Bd. 1, Berlin 1935, S. 44/45.

24 ebd. S. 45.

25 Tiburtius (wie Anm. 19) S. 50.

26 ebd. S. 50.

27 Frankenthal, Käte: *Der dreifache Fluch: Jüdin, Intellektuelle, Sozialistin. Lebenserinnerungen einer Ärztin in Deutschland und im Exil.* Hrsg. M. Pearle u. St. Leibfried. Frankfurt/New York 1981, S. 57.

28 ebd. S. 74.

29 *Münchener Med. Wschr.* 61 (1914) S. 1793.

30 Frankenthal (wie Anm. 27) S. 57.

31 ebd. S. 57.

32 vgl. Albrecht (wie Anm. 21) S. 244 u. 256.

33 ebd. S. 262.

34 Tiburtius (wie Anm. 19) S. 51.

35 Hervé (wie Anm. 5) S. 49.

36 Tiburtius (wie Anm. 19) S. 51.
37 Frankenthal (wie Anm. 27) S. 51.
38 Berliner Briefe. *Münchener Med. Wschr.* 61 (1914) S. 1862/3.
39 Frankenthal (wie Anm. 27) S. 54.
40 *Münchener Med. Wschr.* 61 (1914) S. 1800.
41 Schwalbe, Julius: *Über das medizinische Frauenstudium in Deutschland.* Leipzig 1918, S. 3.
42 ebd. S. 6 u. 8.
43 Brugsch, Theodor: *Arzt in fünf Jahrzehnten.* Berlin 1958, S. 188/189.
44 Fehling, Hermann: Über das medizinische Frauenstudium. *Dtsch. Med. Wschr.* 44 (1918) S. 301/302.
45 ebd. S. 302.
46 *Münchener Med. Wschr.* 61 (1914) S. 2331.
47 Tiburtius (wie Anm. 19) S. 51.
48 vgl. Albrecht (wie Anm. 21) S. 242 u. 255.
49 Ball: Aus der Bundesarbeit der letzten Monate. *Die Ärztin. Monatsschrift des Bundes Deutscher Ärztinnen* 8 (1932) S. 134–137, S. 136.
50 ebd. S. 135.
51 vgl. Wassertrudinger: Sonstige Mitteilungen. *Die Ärztin* 8 (1932) S. 93/94.
52 Ball: Aus der Bundesarbeit der letzten Monate. *Die Ärztin* 9 (1933) S. 78–80, S. 79.
53 Deicke-Busch: Frauentum. *Die Ärztin* 9 (1933) S. 144–151, S. 147.
54 Berger, Hermann: Die Ärztin und die ärztliche Kultur. *Die Ärztin* 18 (1942) S. 365–367.
55 Lolhöffel, Edith von: Die Ärztin in der Front der Heimat. *Die Ärztin* 15 (1939) S. 267.
56 Gersdorff, Ursula von: Die Frau im Zweiten Weltkrieg. Jahresbibliographie. *Bibliothek für Zeitgeschichte* 36 (1964) S. 470–505, S. 476.
57 vgl. Kap. 9 in diesem Band.
58 *Die Welt der Frau.* 1948, Nr. 6, S. 27. Zitiert nach Kuhn, A.: *Frauen in der deutschen Nachkriegszeit.* Bd. 1, Düsseldorf 1984, S. 329.
59 Obwohl der Anteil der in letzter Zeit approbierten Ärztinnen nur 27 % der Gesamtzahl dieser Gruppe der Mediziner beträgt, stellen sie 48 % der arbeitslos gemeldeten Ärzte. Vgl. *Die Ärztin* 32 (1985) Heft 4, S. 9.

V. Am Vorabend des Totalen Krieges

Elmer Schabel

8. Zwischen den Weltkriegen: Kritik des imperialistischen Krieges und die Gaskriegdebatte im Verein Sozialistischer Ärzte 1924–1936

8.1

Vor Beginn des Ersten Weltkrieges war die offizielle Haltung der SPD und auch der in ihr und ihrem Umkreis organisierten Ärzte zum Problem des Krieges absolut eindeutig: Jeder imperialistische Krieg war zu verurteilen, und bei Ausbruch eines Krieges war mit Generalstreik und Umwandlung in einen revolutionären Klassenkrieg zu reagieren.

Vor diesem Hintergrund wird verständlich, daß es vor dem Ersten Weltkrieg wenig Berührungspunkte zwischen schon bestehenden, zum großen Teil bürgerlich-pazifistischen Organisationen und der Sozialdemokratie gab. Die erklärte »Todfeindschaft« der Sozialisten gegen den Wilhelminischen Staat machte es auch den bürgerlich-pazifistischen Kreisen unmöglich, zu einer Zusammenarbeit zu gelangen.

Der Ausbruch des Ersten Weltkrieges und die sozialdemokratische Zustimmung zu den Kriegskrediten, die Eingliederung der SPD in die Politik des »Burgfriedens« führten jedoch dazu, daß politische Grenzen neu abgesteckt werden mußten, wobei zum Teil auch traditionelle Positionen der Arbeiterpartei aufgegeben wurden.

Die dadurch eingeleitete und durch die Revolutionsereignisse von 1919 zementierte Spaltung der Arbeiterklasse sowie die Rolle der SPD als staatstragender Partei in der Weimarer Republik und die Erfahrungen der bürgerlichen Pazifisten im Ersten Weltkrieg ermöglichten in den 20er und frühen 30er Jahren eine teilweise über Parteigrenzen hinweg sich organisierende Friedensbewegung.

Die Diskussionen bezogen sich vorwiegend auf den Ersten Weltkrieg, seine Ursachen und Folgen und die Frage der deutschen Kriegsschuld. Ebenso spielten die vom Versailler Vertrag auferlegten Rüstungsbeschränkungen und die Versuche ihrer Umgehung durch Reichswehr und paramilitärisch organisierte Kräfte eine Rolle. Ende der 20er Jahre wurden diese Diskussionen zunehmend durch konkrete Prote-

ste gegen Rüstungsvorhaben, wie z. B. den Panzerkreuzerbau, ergänzt. Nach 1925 wurde außerdem der in einem kommenden Krieg zu erwartende Gas- und Luftkrieg zu einem neuen Themenschwerpunkt, der auch Eingang in die internationale Diskussion fand.
Zu Beginn der 30er Jahre entstand schließlich durch den drohenden Nationalsozialismus und seine offensiven militärischen Zielsetzungen eine zusätzliche Bedrohung des Friedens.

8.2

Für die im »Verein Sozialistischer Ärzte« (VSÄ) organisierten Ärzte spielten diese friedenspolitischen Diskussionen erst ab Mitte der 20er Jahre, verstärkt dann ab Anfang der 30er Jahre, eine Rolle.[1]
Die sozialistischen Ärzte hatten sich zunächst aus anderen Gründen organisiert. Die Einführung der Krankenkassen am Ende des 19. Jahrhunderts hatte zu massiven Protesten in der Ärzteschaft geführt. Die bürgerlichen Ärzte sahen in den Kassen ein Instrument des Proletariats und der Sozialdemokratie und eine Bedrohung ihrer wirtschaftlichen Interessen. Zur Wahrung dieser Interessen entstand im Jahre 1900 der Leipziger Verband, der später nach seinem Begründer Hartmannbund genannt wurde. Die Konfrontation zwischen dem Leipziger Verband und den Krankenkassen führte die Ärzteschaft in einen tiefen ideologischen Gegensatz zur Arbeiterklasse. Doch einige Ärzte versuchten eine derartige Parteinahme zu vermeiden. Sie hielten daran fest, daß die soziale Aufgabe der Medizin eine politische Identifizierung mit den Interessen des Proletariats fordere: »Sind doch die Ärzte von allen Akademikern die geborenen Anwälte der Armen (Virchow), denen jeder Tag die Klassenunterschiede vor Augen führt.«[2]
Aus dem Versuch, zwischen Ärzteschaft und Arbeiterschaft zu vermitteln, und um die »...in ihrer Stellungsnahme zu kassenärztlichen Fragen noch auseinandergehenden Parteigenossen unter den Ärzten zu sammeln«[3], wurde 1913 der »Sozialdemokratische Ärzteverein« von Ernst Simmel[4], Ignaz Zadek[5] und anderen gegründet.
Die veränderte Situation nach dem Ersten Weltkrieg und die Spaltung der Arbeiterpartei führte 1924 auch zu einer Neuorientierung der im »Sozialdemokratischen Ärzteverein« zusammengeschlossenen Ärzte. Ein Teil der Mitglieder bildete fortan die »Arbeitsgemeinschaft sozialdemokratischer Ärzte«, die als berufspolitische Unterorganisation der SPD keine große Bedeutung erlangte. Die große Mehrheit der Mit-

glieder, Sozialdemokraten, Unabhängige und Kommunisten schlossen sich im »Verein Sozialistischer Ärzte« (VSÄ) zusammen. Der VSÄ umfaßte ca. 1500 Mitglieder (davon 300 allein in Berlin). Doch die Haltung der Gesamtärzteschaft wurde durch den Verein nicht beeinflußt, der selbst von der SPD zeitweise als eine prokommunistische Organisation abgelehnt wurde.

Hauptanliegen des Vereins war es, die Sozialisierung des Heilwesens voranzutreiben, z. B. durch Einrichtung von Beratungsstellen und Ambulatorien, Verbreitung von Sexualaufklärung und Abschaffung des § 218. 1931 wurde mit dem Ziel einer »Ärzteinternationale« die »Internationale Vereinigung Sozialistischer Ärzte« gegründet. Als Publikationsorgan gab der VSÄ monatliche »Mitteilungen des VSÄ« heraus, ab 1927 trug die Zeitschrift den Titel »Der sozialistische Arzt«.

Eine verstärkte friedenspolitische Diskussion fand im VSÄ erst Anfang der 30er Jahre statt. Die Weltwirtschaftskrise nach 1929 und ihre Folgen für den Zustand der Volksgesundheit und der öffentlichen Gesundheitsversorgung drängten die sozialistischen Ärzte, gegen jede Politik Stellung zu nehmen, die eine weitere Verschlechterung hinnahm und gleichzeitig die Aufrüstung forcierte, oder, wie im Falle des Nationalsozialismus, Lösungsmöglichkeiten anbot, die eine Zerschlagung aller erreichten Reformen befürchten ließen und unmittelbar kriegerische Ziele verfolgte. Ebenso forderten standespolitische Diskussionen um die ärztliche Rolle im Krieg und bei der Wiederaufrüstung sowie vor allem von nationalsozialistischen Ärzten eingebrachte Vorstellungen über die Rolle des Arztes in der Gesellschaft und die öffentliche Gesundheitsversorgung eine eindeutige Parteinahme heraus.[6]

Der Eintritt des VSÄ in die friedenspolitische Diskussion geschah also nicht aus einem speziellen berufsethischen Antrieb, sondern unter dem Eindruck veränderter wirtschaftlicher, sozialer und politischer Konstellationen und ging von der Einbindung der sozialistischen Ärzte in die Traditionen der Arbeiterbewegung aus. Die soziale Verantwortung des Arztes und seine politische Verantwortung als »Anwalt der Armen« führten die sozialistischen Ärzte zur Ablehnung aller Beteiligung an ärztlicher militärischer Aufrüstung und machte den Kampf gegen faschistische und militärische Bewegungen auch und gerade im Interesse der Volksgesundheit zu einer Notwendigkeit. Darüber hinaus wurde dieser Prozeß auch von der breiten Friedensdiskussion außerhalb der Ärzteschaft und außerhalb der sozialistischen Organisationen beeinflußt.

Mit der Machtübernahme durch die Nationalsozialisten 1933 wurde der VSÄ zerschlagen. Die meisten Mitglieder gingen in die Emigration und führten von dort ihren Kampf gegen Faschismus und Militarismus weiter. Forum ihrer fortgesetzten politischen Aktivitäten wurden nun die »Sozialärztliche Rundschau« der sozialdemokratischen Ärzte Österreichs und die Zeitung des »Internationalen Vereins Sozialistischer Ärzte«, das »Internationale Ärztliche Bulletin«.

8.3

Fast alle Ärzte, die schon vor dem Krieg im »Sozialdemokratischen Ärzteverein« organisiert waren, und auch viele derer, die sich ihm oder dem VSÄ in der Weimarer Republik anschlossen, hatten den Ersten Weltkrieg in irgendeiner Form miterlebt, die meisten als Feld- oder Lazarettärzte.

Für viele bedeuteten die Erlebnisse des Krieges eine Veränderung der Denkgewohnheiten und eine politische Radikalisierung. Dies und die sich anschließende Novemberrevolution bewirkten eine Hinwendung zu pazifistischen und, von dort ausgehend, sozialistischen Organisationen. Friedrich Wolf[7], 1888 in Neuwied bei Koblenz geboren und seit 1913 Doktor der Medizin, der später vor allem als Dichter bekannt wurde, soll uns im folgenden als Beispiel dienen.

Wolf, der in seiner Jugend- und Studentenzeit ein Wandervogelanhänger war, wurde sofort bei Kriegsbeginn als Truppenarzt nach Frankreich geschickt, wo er bei der Exekution von »12 Franktireuren... als Arzt den Tod feststellen« mußte, worauf ihn »erster Zweifel« befiel[8]. »... seit 1916 den Sinn des imperialistischen Krieges, wenn auch langsam, begreifend«[9], wurde er 1917, nach seiner zweiten Verschüttung, durch Konflikte mit Vorgesetzten auf seinen Nervenzustand untersucht. Er sei gesund, erklärte er hierauf, nur der Krieg sei ein Verbrechen. Er kam 1918 in ein Heimatlazarett, wo er »Vertrauensmann des Sanitätspersonals, der Kranken« wurde und »im Handumdrehen... in der Bewegung« landete.[10] Er nahm 1918 bis 1920 an den Kämpfen des Proletariats in Dresden, Leipzig und dem Ruhrgebiet teil und schloß sich der KPD an.

Deutlich wird in seinen Schriften eine immer stärker werdende Politisierung, darauf drängend, den Sinn des imperialistischen Krieges zu begreifen und die Lehren daraus handelnd umzusetzen. Obwohl die ersten Zweifel bei der ärztlichen Tätigkeit im Felde auftauchten, erfolgte eine Auseinandersetzung mit »dem Krieg« nicht auf einer individuellen, standesbezogenen Ebene. Das ärztliche Handeln im Krieg wurde genausowenig problematisiert wie das eigene »sich Verstrikken« in das Geschäft des Tötens als Soldat oder die »ärztliche Beihilfe« dazu. In einer politischen Herangehensweise werden die gesellschaftlichen Verhältnisse, die zu Krieg führen, vorrangig gesehen und danach getrachtet, imperialistische Kriege schon im Vorfeld zu verhindern.

8.4

Welche gesellschaftlichen Umstände sahen die in ihrer Mehrheit dem historischen Materialismus zugeneigten sozialistischen Ärzte als kriegsfördernd an?
Nach Otto Fenichel[11], in Wien geborener Psychoanalytiker und Mitarbeiter am Berliner Psychoanalytischen Institut, befand sich die kapitalistische Gesellschaft, charakterisiert durch profitorientierte Herstellung der Waren, im Stadium des Monopolkapitalismus, in dem die Gesellschaft von zwei grundlegenden Interessengegensätzen geprägt ist: Der eine Gegensatz ergab sich »durch das Wesen der Lohnarbeit, das darin besteht, daß die Ware Arbeitskraft«[12] letztlich unter ihrem eigentlichen Wert von den Besitzern der Produktionsmittel gekauft und damit Ausbeutung betrieben wird. Das Wesen der Lohnarbeit konstituiert also »die Tatsache, daß die Interessen der Kapitalisten und der Arbeiterklasse objektiv entgegengesetzt sind, und zwar in jeder Beziehung«.[13]
Der zweite Interessengegensatz bestand zwischen den einzelnen nationalen Monopolbourgeoisien, die um Absatzgebiete konkurrierten, Gebiete für billigen Rohstoffbezug in ihre Verfügungsgewalt bekommen wollten und durch Kapitalexport zusätzliche Profite zu erreichen suchten.
»Diese drei Bedürfnisse des Monopolkapitalismus konstituieren den Imperialismus.«[14] Imperialistische Kriege sind also die Folge der Konkurrenz nationaler Monopolkapitale um die Neuaufteilung der Welt, die zwischen Staaten ausgetragen werden, weil die Monopolkapitale national organisiert sind und den jeweiligen Staat für ihre Interessen einsetzen.
Ernst Simmel, Gründungsmitglied des »Sozialdemokratischen Ärztevereins« und ebenso Mitarbeiter des Berliner Psychoanalytischen Instituts, wies zusätzlich auf die kriegsfördernden Tendenzen der unvermeidlichen wirtschaftlichen Krisen hin, bei denen »der Markt

überschwemmt ist mit Gütern, den die verarmte hungernde Menschheit umlagert, die nichts kaufen kann«.[15] Simmel merkte an, daß inmitten des Abstiegs die Rüstungsindustrie ihren Aufstieg feiert, und in ihrer »Tendenz, sich zu bereichern«, wie Fenichel hinzufügte, »die realen zum Kriege drängenden imperialistischen Gegensätze«[16] benutzt. »Es ist eine grauenhafte Logik unserer kapitalistischen Kultur, daß es der Krieg ist, der imstande sein kann, das Übermaß an Gütern zu beseitigen, das der momentane Anlaß unserer Wirtschaftsstockung ist«[17], fügte Simmel über die Lösungsstrategie des Kapitals hinzu. Für ihn war der imperialistische Krieg »die Fortsetzung des kapitalistischen Friedenszustandes mit anderen Mitteln«.[18]

Es ging also nicht darum, allgemein gegen »den Krieg« Stellung zu nehmen, »denn jeder abstrakte ›Krieg an sich‹ besteht in nichts anderem als in der psychologischen Banalität, daß Menschen dazu neigen, Interessengegensätze mit Gewalt zu erledigen«.[19]

Es ging vielmehr darum, »sich zu fragen, was für reale Interessengegensätze es sind und zwischen wem sie wirklich wirken«[20], d. h. eine Analyse der kapitalistischen Gesellschaft zu betreiben und Gründe zu finden, die den Ersten Weltkrieg, den bis dahin furchtbarsten aller Kriege, hervorgebracht haben und weitere noch schlimmere Kriege heraufbeschwören könnten.

Eine Verhinderung von imperialistischen Kriegen setzte also die Auflösung der gesellschaftlichen Widersprüche und die Änderung der Produktionsverhältnisse voraus, und zwar so, daß der dem Kapitalismus innewohnende Zwang zur wiederholten Neuaufteilung der Welt gebrochen wird.

Dies bedeutete nichts anderes als den Kampf an der Seite des Proletariats für den Sturz des Kapitalismus und den Aufbau einer sozialistischen Gesellschaft: »Die Losung heißt allein: Befreiung der Arbeiterklasse! Schärfster Kampf dem imperialistischen Kriege!«[21] Denn »nur unter dem Banner des Sozialismus gibt es keine Streitfragen mehr um Ländergebiete, ist kein Platz mehr für schamlose Raubgier und gewalttätige Unterdrückung«.[22] Für die sozialistischen Ärzte waren also Kampf gegen den Krieg und antimilitaristisches Engagement nicht zu trennen von ihrem Kampf an der Seite der Arbeiterklasse für den Sozialismus.

Die Versuche des Proletariats, durch Klassenkampf geschichtliche Prozesse im Sinne gesellschaftlichen Fortschritts voranzutreiben, bildeten den Rahmen für eine Bewertung des politischen Geschehens. Imperialistische Kriege, als Folge konkurrierender nationaler Monopolkapitale, waren sowohl politisch als auch moralisch abzulehnen.

8.5

Viele Mitglieder des VSÄ waren auf dem Gebiet der Psychoanalyse engagiert. Besonders Fenichel und Simmel näherten sich mit psychologischen und psychoanalytischen Fragestellungen dem Problem Krieg.

Für Simmel, der in seinem Artikel »Nationalsozialismus und Volksgesundheit« das Problem von der nationalsozialistischen Bewegung ausgehend analysierte, war der Mensch als ein »mit uns geborenen, antisozialen, direkt kannibalistischen Triebregungen« durchdrungenes Wesen anzusehen. Diese Triebe schlummerten jedoch um so fester und tiefer in den Menschen, je größer das Ausmaß an Sublimierungen und Verdrängungen sei, wodurch auch das Kulturniveau eines Individuums oder einer Gemeinschaft höher einzustufen war. Von der Gesellschaftsanalyse ausgehend, bestimmte er die Abhängigkeit des »Triebgeschehens« von äußeren Bedingungen: »In unserer modernen Gesellschaft braucht ein gut Teil dieser Triebe weder verdrängt noch sublimiert zu werden: denn sie finden ihre direkte, wenn auch verschleierte Ersatzbefriedigung in der kapitalistischen Wirtschaftsform selbst.«[23] Der Krieg nehme nun diese Verschleierung des Urinstinktes weg und ermögliche den Menschen, diese Mordtriebe »ohne eigene Verantwortung, auf Geheiß, Entscheidung und Zielsetzung seines Vorgesetzten«[24] auszuleben.

Simmel ging also sehr wohl davon aus, daß der angeborene Aggressionstrieb des Menschen kriegerische Auseinandersetzungen begünstige, daß aber ebenso gesellschaftliche Normen diesen Trieb fördern können. Otto Fenichel blieb es jedoch vorbehalten, die Frage nach dem Zusammenhang von Gesellschaft und den in ihr auftretenden psychologischen Verhaltensweisen grundlegender anzugehen.

Er näherte sich dem Problem mit einer Kritik an den »Psychologisten«, also jenen Psychoanalytikern, die versuchten, die gesamte Wirklichkeit als Folge unbewußter Triebe und intrapsychischer Konflikte zu erfassen. Im Falle des Krieges hieße dies, so Fenichel, diesen allein als Folge des dem Menschen innewohnenden Aggressionstriebes erklären zu wollen. Er bemängelte an den »Psychologisten«, daß sie behaupteten, Konflikte und Interessengegensätze, die von den Sozialisten als Ursachen für Kriege erkannt wurden, seien in Wirklichkeit Rationalisierungen,[25] und psychologische Erscheinungen, wie sie im Laufe eines Krieges aufträten, seien die eigentlichen Ursachen des Krieges. Diese Verwechslung von Ursache und Phänomenen kritisierte er, indem er diesen Ansatz auf die Spitze trieb und folgerte, daß die einzige Art und Weise, Kriege wirklich zu verhindern, letzten Endes die massenhafte therapeutische Psychoanalyse sei. Er akzeptierte das Vorhandensein eines angeborenen Aggressionstriebes, wehrte sich aber gegen die Ansicht, Menschen neigten dazu, unbedingt Gewalt anzuwenden. »Unwichtig erscheint die Fragestellung: ›Menschen, die sich bedroht fühlen, greifen zu den Waffen, die ihnen gerade zur Verfügung stehen‹; wichtig dagegen: ›Im modernen Krieg greifen Menschen – größtenteils gezwungen, zum Teil auch freiwillig – die nicht rational eindeutig geschädigt sind, zu den vernichtendsten Waffen, die die Menschheit bisher kennt.‹ Unwichtig erscheint die Fragestellung: ›Warum greifen Menschen, die sich bedroht fühlen zur Gewalt?‹, wichtig die: ›Welche reale Bedrohung, welche realen Interessengegensätze zwingen die modernen Menschen dazu, sich bedroht zu glauben, oder auch, ohne dies zu tun, aus Todesangst, ihren Aggressionstrieb diese Form, die Form des modernen Krieges annehmen zu lassen?‹«[26]

Fenichel ging es darum, klarzustellen, daß Beziehungen zwischen Menschen nicht nur durch »unsubstantielle« Dinge wie Triebe beeinflußt werden, sondern »daß, wenn Menschen untereinander oder Menschen und Dinge in gegenseitige Beziehungen treten, diese Beziehungen als unsubstantielle und doch materielle Realitäten in einem Maße weiterwirken, daß sie nunmehr durch äußere Reize aller Art die Psyche der Menschen beeinflussen«.[27] Er verdeutlichte diese Gedanken mit einer Analogie: Der materiellen Realität »Familie«, mit den in ihr als »Unsubstantielles« auftretenden ödipalen Konflikten, stellte er die materielle Realität »Krieg« bzw. den nach imperialer Ausdehnung strebenden kapitalistischen Staat und seinen militärischen Apparat mit den dort auftretenden »unsubstantiellen« massenpsychologischen Erscheinungen gegenüber. Ohne den Vergleich ganz zu Ende zu ziehen, fragte er in nicht zu überhörendem, ironischem Ton: »Wäre es möglich, daß die Menschen aus einem ihnen innewohnenden Zwange, eine Mutter zu lieben und einen Vater zu hassen, eine Institution sich ausgedacht haben, in der es Gelegenheit gibt, dieses zu tun?«[28]

Für ihn waren aber die Gründe für die Erscheinung der materiellen Realität »Krieg« in der kapitalistischen Produktionsweise und dem Ringen der nationalen Monopolkapitale um die Neuaufteilung der Welt zu suchen. Er kam daher zu dem Schluß: »Daß in ihre Entscheidung (der Gegensätze zwischen den Monopolkapitalen; E. S.) mit Hilfe von Gewalt die Massen hineingezogen werden, ist nicht den Trieben der Massen zu verdanken, sondern dem Umstand, daß dank der historisch gewordenen Produktionsverhältnisse die Menschen, die in wahren Interessengegensätzen stehen, die Macht auch über jene haben, die nicht in objektiven Interessengegensätzen stehen. Diese Macht benutzen sie um jene, einmal durch Angst zu zwingen, dann aber auch um ihre (aggressiven und anderen) Triebstrukturen (etwa durch die Erziehung) in einem ihnen erwünschten Sinne zu ändern.«[29]

An dieser Stelle wies er nun auch der Psychoanalyse den ihr gebührenden Platz zu. Die Psychoanalyse habe zu fragen, wie »die Apparatur der herrschenden Klasse es fertigbringt, den Angehörigen der beherrschten Klassen die eigenen Interessen als die ihren vorzuschwindeln, welche Triebe der so beeinflußten hierbei benutzt werden und nach welchen Mechanismen ihre ›Umstrukturierung‹ vor sich geht«.[30]

Fenichel setzte sich auch mit dem Pazifismus auseinander, dessen Anhänger, zweifellos durch Reaktionsbildungen[31] »zu ihrer Ideologie veranlaßt« würden. Der Hauptgrund aber für das Scheitern der Bemühungen der Pazifisten sei der, »daß die Pazifisten die realen zum Kriege treibenden Kräfte nicht kennen, oder, wenn sie sie kennen, ihnen gegenüber machtlos sind, es sei denn, es wären ›radikale Pazifisten‹, die erkannt haben, daß es als erste Voraussetzung zur Verhinderung von Kriegen gilt, den Kapitalismus mit seinen Widersprüchen aufzuheben.«[32]

Fenichel versuchte also, ähnlich wie zu jener Zeit Reich für den Faschismus, eine »Massenpsychologie des Krieges« zu formulieren und wegzukommen vom individualistischen Ansatz der Psychoanalyse, dafür gesellschaftliche Verhältnisse und sein marxistisches Weltbild in die Psychoanalyse einzubeziehen.

8.6

Schon sehr früh erkannten die sozialistischen Ärzte, daß ihr Kampf für Frieden und Sozialismus auch der Kampf gegen den aufkommenden Nationalsozialismus war. Wieder war es Ernst Simmel, der sich in dem Artikel »Nationalsozialismus und Volksgesundheit« eingehend mit den Gefahren der nationalsozialistischen Bewegung auseinandersetzte. Er analysierte den Aufstieg des Nationalsozialismus als eine Folge der Weltwirtschaftskrise, die als eigentlich neuartiges Phänomen die massenhafte Not und den Abstieg, nicht mehr nur der Proletarier, sondern auch der Mittelschichten, hervorgebracht habe. Eben

diese Schichten, Kleinbürger und entwurzelte Proletarier, schlössen sich nun massenhaft Hitler an. Hitler habe aber im Auftrag des Großkapitals, praktisch als Rettungsfunktion des angeschlagenen kapitalistischen Systems, längst die antikapitalistische Stimmung der Massen gegen rassische Minderheiten, wie die Juden, und gegen die marxistische Arbeiterbewegung gewendet.
Sein Ausgangspunkt war aber auch die Auseinandersetzung mit nationalsozialistischen Ärzten, deren gesundheitspolitische Vorstellungen er in ihrer vollen Brutalität und Menschenverachtung entlarvte.
Die Hitlerbewegung bedeutete aber nicht nur eine Kriegsgefahr, weil sie die zum Krieg drängenden Widersprüche des Kapitalismus aufrechterhielt, sondern vor allem, weil sie »psychologisch gesehen, eine Wiederherstellung des Kriegszustandes für ihre Anhänger« war.[33]
Und dies bedeutete vorerst für Simmel »Bürgerkrieg in Permanenz«.[34]
Daß es jedoch beim Bürgerkrieg, der die meisten sozialistischen Ärzte zur Emigration zwang, nicht bleiben sollte, wurde schon sehr früh nach der Machtergreifung durch die Nationalsozialisten klar: Käte Frankenthal[35], im März 1933 aus Deutschland geflüchtet, ergriff in den Jahren 1933 und 1934 unter dem Pseudonym K. Kenta die Feder und veröffentlichte in der »Sozialärztlichen Rundschau« Artikel gegen die massiv beginnende Aufrüstung der Nationalsozialisten in Deutschland.
In dem 1933 erschienenen Artikel »Deutsche Ärzte bereiten den Krieg vor!« setzte sie sich, ausgehend von der »allgemeinen« Aufrüstung, kritisch mit der »Aufrüstung des ärztlichen Standes« auseinander. Sie berichtete von ausgedehnten Vorbereitungen zum Aufbau eines Zivilschutzwesens, in das Schule, Hochschule und medizinisches Fach- und Hilfspersonal eingebunden werden sollten und das sowohl bei kriegerischen als auch bei bürgerkriegsähnlichen Auseinandersetzungen einen umfassenden Schutz der Zivilbevölkerung gewährleisten solle. Sie gab dem Autor eines in Deutschland erschienenen Aufsatzes recht, der sage, daß trotz des immensen Aufwandes im modernen Krieg noch mit massenhaft Toten, Verwundeten und Hilfsbedürftigen unter der Zivilbevölkerung zu rechnen sei, und macht hier den großen Widerspruch in der Argumentation dieses Zivilschutzbefürworters deutlich: Der Zivilschutz solle nämlich gleichzeitig der Bevölkerung klarmachen, daß bei genügender Vorsorge »keinerlei Gefahr durch Gas, Bazillen usw.« bestehe, da die Abwehr- und Schutzmaßnahmen soweit gediehen seien, »daß jede Gefahr praktisch als ausgeschlossen gelten kann«.[36] Käte Frankenthal gab zu erkennen, daß sie in all diesen Maßnahmen, trotz der friedliebenden Reden,

die in diesen Jahren nach außen gehalten wurden, nur eines sah: »Diese ganze Aktion, in deren Dienst sich auch die Deutsche Ärzteschaft mit Begeisterung stellt, dient nicht der Abwehr von Angriffen, sondern sie dient der Vorbereitung zum Krieg... Es wird in Deutschland kein Auto angeschafft, kein Amt errichtet, kein Mensch ausgebildet, ohne auf das eine große Ziel hin zu visieren: Krieg! Wie hypnotisiert muß der ganze Heerhaufen, den man aus dem deutschen Volk bildet, auf dieses eine Ziel schauen: Krieg!«[37]
In dem Artikel »Deutschland denkt nicht an Krieg« berichtete Frankenthal über die Pläne der SA, die gesamte Jugend durch ihren paramilitärischen Apparat »durchzuschleusen«, was sie als »nichts weniger als die Aufstellung einer Volksmiliz und die Einführung einer allgemeinen Wehrpflicht« entlarvte. Auch hier wies sie wieder darauf hin, daß konkrete Maßnahmen des Regimes »weit aufschlußreicher als die Friedensschalmeien, die Hitler für das Ausland spielt«[38] seien. Und auch hier gab sie ihrer einzigen Hoffnung darüber Ausdruck, wie der kommende Krieg, auf den der Nationalsozialismus unausweichlich zusteuere, verhindert werden könne: durch die Entfachung einer Volksbewegung, einer Erhebung gegen die eigentliche Kriegsgefahr, den Faschismus.
In der Auseinandersetzung mit dem Nationalsozialismus wird deutlich, daß die sozialistischen Ärzte Probleme des Krieges nicht nur als gesamtgesellschaftliche, das kapitalistische System betreffende, diskutierten, sondern durchaus auch gezwungen waren, die Stellung des Arztes und seine Einbindung in die »Bürgerkriegsstrategie« und die später beginnende Aufrüstung des Nationalsozialismus zu problematisieren.

8.7

Wie wir bei Käte Frankenthal und ihren Artikeln gegen die faschistische Aufrüstungspolitik gesehen haben, gab es bei ihr die Klage darüber, wie der Ärztestand in diese Bemühungen eingebunden wurde. Diese Auseinandersetzung aber war schon älter und entzündete sich vor 1933 vor allem am Problem des Gaskriegs und dem Schutz davor. Die Debatte zum Gaskrieg und Gasschutz hat in dieser Zeit einen ähnlichen Stellenwert gehabt wie heute die Diskussion um Atomkrieg und Zivilschutz.
Die Friedensbewegung der Weimarer Zeit hatte die Probleme des Gaskriegs schon früher thematisiert. Bereits 1924 hatte sich eine Stu-

dienkommission des Völkerbundes mit den Wirkungen chemischer und bakteriologischer Waffen und der Möglichkeit ihres Einsatzes gegen die Zivilbevölkerung befaßt. Im gleichen Jahr richtete die Internationale Frauenliga für Frieden und Abrüstung einen Appell an die Wissenschaftler aller Länder, demonstrativ jede Beteiligung an der Kampfgasforschung zurückzuweisen. 1928 und 1929 untersuchte das Internationale Rote Kreuz in Brüssel und Rom Möglichkeiten zum Schutz der Zivilbevölkerung in einem chemisch-bakteriologischen Krieg. Obwohl die Sachverständigen zu dem Schluß kamen, daß ein wirksamer Bevölkerungsschutz unmöglich sei, empfahl das Rote Kreuz die Erziehung zur »Gasdisziplin« und die Entwicklung technischer Schutzmaßnahmen.[39]

In diesen Jahren ist auch eine zunehmende Zahl von Veröffentlichungen auf medizinischem Gebiet über dieses Thema nachweisbar; so erschien 1932 das erste systematische Lehrbuch der Klinik und Therapie von Kampfgaserkrankungen. »Man kann ohne Übertreibung feststellen, daß in der letzten Zeit eine bedeutend größere Zahl von Veröffentlichungen sich mit den Fragen der Giftgaswirkungen und des Giftgasschutzes beschäftigen, also mit Arbeiten, die die Bereitschaft der Ärzte für den kommenden Krieg fördern sollen, als mit der Frage der Gesundheitslage der Millionen hungernder Werktätiger«[40], schrieb Georg Benjamin[41] 1932.

Die erste Stimme, die sich im »Sozialistischen Arzt« gegen Gaskrieg und Gasschutz erhob, war die des Mitglieds Prof. Tandler, dessen Rede auf einem internationalen medizinischen Kongreß verkürzt wiedergegeben wurde. Neben dem Aufruf, »tagtäglich dagegen Einspruch zu erheben, daß jemals dieser Gaskrieg zur Wirklichkeit werde«, enthielt diese Rede zwei grundsätzlich neuartige Elemente in der Auseinandersetzung mit dem Krieg: Zum einen die Prophezeiung der »endgültigen Vernichtung der europäischen Kultur« im nächsten Krieg sowie die der völligen Nutzlosigkeit medizinischer Hilfe in einem kommenden Gaskrieg, da es danach kaum genug Menschen geben werde, die anderen zu begraben. Zum anderen enthielt sie einen Appell an berufliche Verpflichtungen der Ärzte, gegen diese Kriegsvorbereitungen einzutreten: »Als Sachverwalter des organischen Kapitals müssen wir gegen diese Menschenvernichtung wirksam arbeiten.«[42]

Daß diese »neuartigen Elemente« in der Argumentation eher daher kamen, daß in Medizinerkreisen immer häufiger die kriegsmedizinische Ausbildung, vor allem im Luft- und Gasschutz, diskutiert wurde und die Diskussionen um Aufrüstung und die Gefahren des Gaskrieges auch in der Gesellschaft eine starke Rolle spielten, zeigt ein Bericht über eine Plenarsitzung der Berliner Ärztekammer im »Sozialistischen Arzt«.

Diese Plenarsitzung war Ende 1932 einberufen worden, um die versammelten Kollegen über die Gefahren des Luft- und Gaskrieges sowie die entsprechenden Schutzmaßnahmen aufzuklären. Mit der übergroßen Mehrheit der Ärztekammer wurde dort eine Resolution angenommen, die es jedem Arzt zur Pflicht machte, sich mit den Auswirkungen der Gase und den entsprechenden Heilmaßnahmen vertraut zu machen, »damit die Bevölkerung die beruhigende Überzeugung hat, daß sie zur rechten Zeit sachgemäße Hilfe bei den Ärzten findet«.[43]

Ausgehend von der Überlegung, daß es keinen Schutz noch ärztliche Hilfe bei einem Gaskrieg geben könne und eine Beruhigung der Bevölkerung daher fehl am Platze sei, legte die Liste der freigewerkschaftlichen Ärzte, die vom VSÄ unterstützte Fraktion in der Ärztekammer, eine Gegenresolution vor, die natürlich keine Mehrheit fand, ja nicht einmal, wie bedauernd festgestellt wird, durch die Liste der »Arbeitsgemeinschaft sozialdemokratischer Ärzte« Unterstützung fand. Diese Resolution nahm die sich ständig verschlechternde Gesundheit der großen Masse der Bevölkerung zum Anlaß, um dann in erster Linie an die berufliche Ethik der versammelten Ärzte zu appellieren. Die Ärzte müßten doch, »unabhängig von ihrer Einstellung zu dem Problem der Berechtigung von Kriegen überhaupt«, aus eigener Erfahrung »den Völkerkrieg als einen Zerstörer und Verderber der Volksgesundheit und des Menschenglücks kennzeichnen«. Auch wenn Milliarden von Mark für Luft- und Gasschutz ausgegeben würden, sei nach ärztlichen Erkenntnissen damit zu rechnen, daß »wohl nur ein geringer Bruchteil der Bevölkerung mit dem Leben oder mit intakter Gesundheit davonkäme«.[44] Wolle die Ärzteschaft also wirklich Dienst an der Volksgesundheit üben, so müsse sie sich den vier Forderungen der Resolution anschließen:

»1. Die Mitwirkung an den sogenannten Luftschutzübungen ablehnen, um nicht der Illusion einer wirksamen Schutzmöglichkeit gegen moderne Kriegsmittel Vorschub zu leisten und um nicht ihrerseits kriegslüsternen Stimmungen gewisser Kreise Nahrung zu geben.

2. Aufklärung über die vernichtenden Folgen des aerochemischen Material- und Massenkrieges für die Volksgesundheit in allen Kreisen verbreiten.

3. Die Einsetzung aller nur irgendwie entbehrlichen Geldmittel, aller Forschungsmöglichkeiten und ärztlicher Betätigung für die He-

bung der unter Kriegsfolgen und Wirtschaftsnot zusammengebrochenen Volksgesundheit dringend zu verlangen.
4. Ein Zusammengehen mit Ärzten und den Angehörigen anderer geistiger Berufe aller Länder und mit allen an der Erhaltung des Friedens interessierten Bevölkerungsschichten herbeiführen, um statt Werken der Zerstörung vielmehr großzügige sozialhygienische Neuerungen und gesundheitliche Fortschritte zu erzielen.«[45]

Die sozialistischen Ärzte beschränkten sich also keineswegs auf eine abstrakte Gesellschaftsanalyse bei ihrer Erforschung der Ursachen imperialistischer Kriege, sondern bezogen auch die konkrete Funktion des ärztlichen Standes bei den Kriegsvorbereitungen in ihre Überlegungen ein. Um eine möglichst breite Front von ärztlichen Gegnern gegen alle die Kriegsgefahr vergrößernden Vorbereitungs- und Aufrüstungsmaßnahmen zusammenzubringen, wurde versucht, auch bürgerliche, nicht-sozialistische Kreise mit dem Hinweis auf ihre ethischen Verpflichtungen in diese Gegnerschaft einzubeziehen.
Die bewußte Diskussion über die Rolle ärztlichen Handelns hing eng mit der modernen Kriegsplanung zusammen, die seit dieser Zeit nicht mehr ohne die Planung eines organisierten Zivilschutzes durchgeführt werden konnte. Damit war durch die notwendige Mitwirkung der Ärzte bei dieser Aufgabe sofort der Blick auf die berufliche Rolle und die sich daraus ergebenden Möglichkeiten des Widerstandes gerichtet.
Die andere Art der Auseinandersetzung wird auch daraus verständlich, daß der »Fortschritt« in der Waffentechnik mit immer verheerenderen Wirkungen drohte und daß es zunehmend als eine Frage des »Überlebens der Menschheit« erschien, gegen den Krieg Stellung zu nehmen. »Das Töten besorgt jetzt in großem die Maschine, das Maschinengewehr, die Revolverkanone, das Schnellfeuergeschütz. Sie werden ergänzt durch alle Hilfsmittel der Chemie, durch Kampfgas-, Flieger-, Brisanz- und Brandwaffen. Die Vervollkommnung soll so weit getrieben werden, daß man die Bakteriologen zu Hilfe nimmt, um mit Bazillen für ›Freiheit, Vaterland und Zivilisation‹ zu kämpfen«[46], schrieb Ewald Fabian[47] 1936. Sein Bezugspunkt war das Bombardement einer schwedischen Rot-Kreuz-Station im Abessinienkrieg[48] durch die Italiener. Von diesem Vorfall, dem »Lusitania-Fall des gegenwärtigen Krieges«[49], ausgehend, stellte er grundsätzliche Betrachtungen zu Fragen der »Humanisierung des Krieges« an, wie sie etwa durch das Rote Kreuz und das Haager Abkommen von 1925 versucht wurde. Er kam zum Schluß, daß bisherige

Kriege, vor allem der Erste Weltkrieg, gezeigt hätten, daß solche Abmachungen im gegebenen Fall nur einen Fetzen Papier darstellten und daß »faschistische und nationalsozialistische Regierungen überhaupt keine Gewähr für irgendwelche Verträge bieten«. »Der Krieg mit der furchtbarsten und unerhörtesten Menschenschlächterei ist die Entfesselung der niedrigsten Triebe und Gelüste, er ist die rohe Gewalt«[50], charakterisierte er anschließend den modernen Krieg, dem er, durch die nicht aufhaltbare Entwicklung von neuen Kriegsmitteln, eine unvorstellbare Grauenhaftigkeit prophezeite. Seine Folgerung war ein Appell an all jene, die sich der Illusion hingaben, daß eine humanere Kriegführung machbar sei, sich an die Seite der »arbeitenden Menschheit aller Rassen und Zungen« zu begeben, die in ihrem Streben nach Gleichheit, Wohlfahrt und Fortschritt allein die Gewähr biete, daß es keine Streitfragen um Ländergebiete und keinen »Platz mehr für schamlose Raubgier und gewalttätige Unterdrückung«[51] gebe.

8.8

Die veränderten Umstände, die einerseits eine »berufsethische« Auseinandersetzung durch die Einbeziehung von Ärzten in eine Kriegsplanung und den Zivilschutz notwendig machten und andererseits durch die zu erwartenden Schrecken der modernen »aero-chemischen Kriegsführung« eine prinzipielle Ablehnung des Krieges zu fordern schienen, haben jedoch bei den sozialistischen Ärzten nicht die grundsätzliche politische Sicht der Dinge verwischt. Daraus ergab sich, wie schon bei Fenichel nachgewiesen, die Einschätzung, daß »Krieg« eben nicht gleich »Krieg« sei und daß eine kriegerische Auseinandersetzung zur Abwehr einer tatsächlichen Gefahr gerechtfertigt sei.
Diese Haltung wurde in der Auseinandersetzung der sozialistischen Ärzte mit den Ereignissen des Spanischen Bürgerkrieges[52] deutlich. In dem Bericht »Ärztlicher Hilfsdienst in Spanien« im Internationalen Ärztlichen Bulletin war von umfangreichen Anstrengungen der sozialistischen Ärzte in einigen Ländern Europas die Rede, den ärztlichen Hilfsdienst im Bürgerkrieg zu unterstützen. »Auch wir sozialistischen Ärzte in allen Ländern stehen mit all unserer Sympathie und mit unserer tatkräftigen Hilfe an der Seite der spanischen Genossen, deren Kampf für die Freiheit und den Sozialismus allüberall so bedeutungsvoll ist.«[53] In einem mitabgedruckten Schreiben des »Sindicato Medico de Madrid y su Provincia« hieß es außerdem, daß das Blut, das jetzt in

Spanien fließe, »nicht umsonst vergossen wird, denn es wird zur Vernichtung des Faschismus und zum Siege der Freiheit und des Friedens dienen«.[54]

Durch die reale Gefahr des Faschismus war der Bürgerkrieg in Spanien als Abwehrkampf, in den die republikanischen und sozialistischen Kräfte gedrängt wurden, gerechtfertigt. Politisch erfuhr dieser Krieg außerdem seine Legitimation daraus, daß er für Freiheit und Sozialismus, damit für die politische Idee der sozialistischen Ärzte, geführt wurde. Es ist also festzuhalten, daß auch im Engagement gegen den Krieg das Primat der Politik für die sozialistischen Mediziner maßgebend war. Dennoch spielte insbesondere im Zusammenhang mit der nutzlosen ärztlichen Hilfe in einem zu erwartenden Gaskrieg die Einschätzung, daß ein künftiger imperialistischer Krieg das Ende der menschlichen Zivilisation bedeute, eine wichtige Rolle für die Agitation gegen den Krieg.

Anmerkungen

1 Zur Geschichte des Vereins Sozialistischer Ärzte vgl.: Winter, Irina: Der Verein Sozialistischer Ärzte. Ein Beitrag zur Geschichte des Ärztestandes. *Zeitschrift für ärztliche Fortbildung* 58 (1964) 1140–43; dss.: Ärzte und Arbeiterklasse in der Weimarer Republik. In: Kühn, Kurt (Hrsg.): *Ärzte an der Seite der Arbeiterklasse.* Berlin (DDR) 1973, S. 32–37; Clever, Ulrich: Die Geschichte der Standesorganisationen und ihrer oppositionellen Alternativen. In: Baader, Gerhard u. Schultz, Ulrich (Hrsg.): *Medizin im Nationalsozialismus. Tabuisierte Vergangenheit – ungebrochene Tradition?* Berlin 1980, S. 75–82; Leibfried, Stephan u. Tennstedt, Florian: *Berufsverbote und Sozialpolitik 1933.* Bremen 1980, S. 106–128.

2 Zadek, Ignaz: Ein sozialdemokratischer Ärzteverein. *Sozialistische Monatshefte* 20 (1914) 158–171, S. 158.

3 ebd. S. 168.

4 Simmel, Ernst (* 1882 in Breslau, † 1947 in San Francisco). Von 1914 bis 1918 Militärarzt, ab 1920 tätig als Psychiater und Psychoanalytiker. 1933 Verhaftung und Emigration nach Brüssel, später in USA Fortsetzung der psychoanalytischen Tätigkeit.

5 Zadek, Ignaz (* 1858 in Posen, † 1931 in Berlin). Ab 1881 Arzt in Berlin, sozialmedizinisches Engagement in und außerhalb der SPD, 1918/1919 SPD-Abgeordneter in Berlin.

6 Vgl. Kap. 9 in diesem Band.

7 Wolf, Friedrich (* 1888 in Neuwied, † in Lehnitz (DDR)). 1914 bis 1918 Truppenarzt, ab 1920 niedergelassener Arzt. Mitarbeit in verschiedenen KPD-nahen Kulturorganisationen, Kampf gegen §218. 1933 Emigration

über Schweiz und Frankreich in die UdSSR. Nach dem Krieg am kulturellen Wiederaufbau in der DDR beteiligt.

8 Wolf, Friedrich: *Gesammelte Werke in 16 Bänden*. Bd. 15, *Aufsätze 1919–1944*. Berlin (DDR)/Weimar 1967, S. 130.

9 Wolf, E. u. Pollatschek, W. (Hrsg.): *Friedrich Wolf. Ausgewählte Werke in Einzelausgaben*. Bd. 14, *Aufsätze*. Berlin (DDR) 1960, S. 40.

10 Wolf (wie Anm. 8) S. 131.

11 Fenichel, Otto (* 1887 in Wien, † 1946 in Los Angeles). Ab 1920 Psychoanalytiker in Berlin, 1933 Emigration über Oslo, Prag nach Los Angeles. Fortsetzung der psychoanalytischen Tätigkeit in der Emigration.

12 Fenichel, Otto: Über Psychoanalyse, Krieg und Frieden. *Internationales Ärztliches Bulletin* 2 (1935) 30–40, S. 35.

13 ebd. S, 35.

14 ebd. S. 34.

15 Simmel, Ernst: Nationalsozialismus und Volksgesundheit. *Der sozialistische Arzt* 8 (1932) 162–172, S. 164.

16 Fenichel (wie Anm. 12) S. 36.

17 Simmel (wie Anm. 15).

18 ebd. S. 171.

19 Fenichel (wie Anm. 12) S. 33.

20 ebd. S. 33.

21 o. A.: Giftgas in der Berliner Ärztekammer. *Der sozialistische Arzt* 9 (1933) 4–6, S. 6.

22 Silva, E. (= Ewald Fabian): Humanität im Kriege. *Internationales Ärztliches Bulletin* 3 (1936) 3–5, S. 5.

23 Simmel (wie Anm. 15) S. 171.

24 ebd. S. 171.

25 »Rationalisierung« meint die Tendenz, für eine Handlungsweise mit unbewußter Motivation, deren Irrationalität sonst evident sein würde, eine augenscheinlich logisch vernünftige Begründung zu geben.

26 Fenichel (wie Anm. 12) S. 33.

27 ebd. S. 30.

28 ebd. S. 31.

29 ebd. S. 34.

30 ebd. S. 35.

31 »Reaktionsbildung« ist ein wichtiger psychischer Abwehrmechanismus, bei dem für das Ich nicht annehmbare Wünsche in sozial wertvolle Verhaltensweisen umgekehrt werden, wobei weder der eigentliche Triebwunsch noch die Reaktion darauf bewußt werden.

32 Fenichel (wie Anm. 12) S. 36.

33 Simmel (wie Anm. 15) S. 171.

34 ebd. S. 172.

35 Käte Frankenthal (* 1889 in Kiel, † 1976 in New York). 1915–1918 Militärärztin im österreichischen Heer. Ab 1925 Stadtverordnete, später Landtagsabgeordnete und Stadtärztin in Berlin. Mitglied der SPD, später der

SAP. 1933 Emigration über Prag, Paris, Zürich, Genf nach New York. Psychoanalytische Tätigkeit in USA. Nach der Emigration veröffentlichte sie unter dem Pseudonym Kenta oder K. Kenta.

36 Kenta: Deutsche Ärzte bereiten den Krieg vor! *Sozialärztliche Rundschau* 4 (1933) 115–116, S. 116.

37 ebd. S. 116.

38 Kenta, K.: Deutschland von heute. *Sozialärztliche Rundschau* 5 (1934) 30.

39 Vgl. Woker, Gertrud: *Der kommende Gift- und Brandkrieg und seine Auswirkungen gegenüber der Zivilbevölkerung* (1. Aufl. 1925). 6.–9. Aufl. Leipzig 1932. Die Schweizer Biochemikerin Gertrud Woker (1878–1968), Professorin an der Universität Bern, war eine der führenden Pazifistinnen ihrer Zeit. Ihr Buch enthält in der zitierten Auflage unter anderem eine ausführliche Dokumentation der verschiedenen Appelle und Protokolle.

40 Benjamin, Hilde: *Georg Benjamin. Eine Biographie.* Leipzig 1977, S. 90

41 Benjamin, Georg (* 1895 in Berlin, † 1942 in Mauthausen). 1914–1918 Soldat, 1922 KPD-Mitglied, 1923 Approbation als Arzt. Sozialmedizinische Tätigkeit inner- und außerhalb der KPD. Ab 1933 illegale Tätigkeit, wiederholte Verhaftungen, 1942 im KZ ermordet.

42 o. A: Der Gaskrieg. *Der sozialistische Arzt* 8 (1932) 117.

43 Giftgas in der Berliner Ärztekammer (wie Anm. 21) S. 5.

44 ebd. S. 5.

45 ebd. S. 5/6.

46 vgl. Silva (= Ewald Fabian) (wie Anm. 22) S. 5.

47 Fabian, Ewald (* 1885 in Berlin, † 1944 in New York). Dr. med. dent., Schriftführer des Vereins Sozialistischer Ärzte. 1933 Emigration nach Prag. Herausgeber des *Internationalen Ärztlichen Bulletin*. 1938 Paris, 1940 New York, wo er als Packer arbeitete.

48 Abessinienkrieg: Besetzung des heutigen Äthiopiens (damals Abessinien) durch das faschistische Italien 1935/36.

49 vgl. Silva (= Ewald Fabian) (wie Anm. 22) S. 3.

50 ebd. S. 4.

51 ebd. S. 5.

52 Spanischer Bürgerkrieg: Von 1936 bis 1939 währender Kampf der spanischen Republikaner und Sozialisten mit internationaler Unterstützung gegen den Putsch des Militärs unter General Franco, der von den faschistischen Mächten Deutschland und Italien unterstützt wurde.

53 Silva, E. (= Ewald Fabian): Ärztlicher Hilfsdienst für Spanien. *Internationales Ärztliches Bulletin* 3 (1936) 93–94, S. 93.

54 ebd. S. 94.

Heinz-Peter Schmiedebach

9. Der Arzt als Gesundheitsoffizier – die systematische Militarisierung der Medizin von 1933 bis zum Zweiten Weltkrieg

9.1

Für Kurt Blome, einen wichtigen nationalsozialistischen Ärztefunktionär, der 1935 zum Beauftragten für das ärztliche Fortbildungswesen ernannt worden war und später als stellvertretender Reichsärzteführer fungierte, gab es bei seiner Berufsentscheidung nur die Alternative zwischen Arzt oder Offizier. Beide Berufe hatte er ausgeübt. Zuerst war er im Ersten Weltkrieg als Offizier an der Front, nach dem Krieg beendete er sein Medizinstudium und führte eine Zeitlang als niedergelassener Dermatologe eine eigene Praxis, um schließlich in der Funktion eines SA-Arztes die Vereinigung der beiden Berufe Arzt und Offizier zu vollziehen.[1]

Bevor jedoch in paramilitärischen Organisationen wie der SA und SS die Möglichkeiten der konkreten Vereinigung von Arzt- und Offiziersfunktion geschaffen waren, hatten viele hohe Nazi-Ärzte – außer Blome z. B. der stellvertretende Reichsärzteführer Friedrich Bartels oder der spätere Reichsgesundheitsführer Leonardo Conti – durch aktive Teilnahme am Kampf gegen die revolutionären Arbeiter- und Soldatenräte und durch Mitgliedschaft in den Freikorps bereits für sich selbst diese Verbindung von politischem Arzt und Offizier vollzogen.

Das hier wirkende Arztbild, das Blome deshalb so faszinierte, weil es eine Wesensverwandtschaft zwischen ärztlichem Sein und Handeln und dem Offiziersdasein annahm, war in der Weimarer Republik von ärztlichen Standesideologen verstärkt propagiert und von einer Mehrheit der deutschen Ärzte verinnerlicht worden. Ab 1933 taten die Nationalsozialisten alles, um dieses Bild vom ärztlichen Wirken standespolitisch und berufsethisch zu stabilisieren. Gleichzeitig erfolgte eine organisatorische, strukturelle und inhaltliche Umgestaltung des Gesundheitswesens, die sich nach den Kriterien militärischen Leistungs- und Effektivitätsdenkens richtete und schon lange vor dem Beginn

des Zweiten Weltkrieges die Unterschiede zwischen militärärztlichen Aufgaben und ziviler Gesundheitspolitik verwischen konnte.[2]
Die folgenden Ausführungen versuchen der Frage nachzugehen, wie die Durchsetzung dieses Arztbildes in Verbindung mit der nationalsozialistischen Umgestaltung des Gesundheitswesens sich auf das Verhältnis der Ärzte zum Zweiten Weltkrieg auswirkte.
Tatsächlich sind zwischen dem Arzt- und dem Offiziersberuf gewisse Parallelen nachweisbar. Beide Berufe weisen eine kämpferische Komponente auf, wirken in hierarchischer Organisation und üben Gewalt gegen den Menschen aus.[3] Darüber hinaus tendieren die Vertreter beider Berufe gerne dazu, ein starkes Gefühl von Macht über Leben und Tod zu entwickeln. Aus diesem Gefühl heraus drängt es sie zu der Übernahme von Verantwortung. Wie der Offizier im Hinblick auf Leben und Tod seiner Untergebenen und seiner Feinde verantwortlich ist, so will auch der Arzt allein die Verantwortung für das Wohl und Wehe seiner medizinisch nicht ausgebildeten Patienten übernehmen. Der Arzt als omnipotenter Herrscher, von dessen Kunst auch das Leben von Kaisern und Königen abhing, war eine Blome stark beeindruckende Vision.[4]
Diese Fiktion von einem mächtigen Arzt verdankte ihre Entstehung, teilweise zumindest, der Hinwendung der Medizin zur Naturwissenschaft. Der mit der Durchsetzung des naturwissenschaftlichen Weltbildes einhergehende Erkenntnisoptimismus brachte den Gedanken von der universalen Beherrschbarkeit der Natur hervor. Die Entdekkung von lebenden Mikroorganismen, die als Ursachen von Krankheiten ausgemacht werden konnten, eröffnete dem Arzt eine klare kausalanalytisch abgesicherte »Kampfesperspektive«. Der »Gegner« war als Bakterium identifiziert, und die langsam immer erfolgreicher werdende antibakterielle Forschung gab dem Arzt mit den entsprechenden Medikamenten eine wirksame »Waffe gegen den Feind« in die Hand. Indem »Gegner«, »Waffen« und »Kämpfer« wissenschaftlich abgesichert benannt werden konnten, gab es für den Arzt keinen vernünftigen Grund mehr, diesem Kampf gegen den krankheitsbedingten Tod aus dem Weg zu gehen. Die daraus erwachsende ethische Verpflichtung zum medizinischen Eingriff war keineswegs zu allen Zeiten gegeben. Der antike Arzt war nicht gezwungen, bei einem Patienten mit infauster Prognose einzugreifen. Auch die Flucht des berühmten Arztes Galenus von Pergamon (um 130 bis 200 n. Chr.) vor einer Pestepidemie hatte durchaus nichts berufsethisch Verwerfliches an sich. Erst die naturwissenschaftlich hergeleitete Ursache-Wirkungs-Kausalität im Krankheitsentstehungsprozeß und die daraus entwickelten

effektiven – im Sinne eines Ursachen auslöschenden Eingriffs – therapeutischen Modelle konnten die Vorstellung vom »machtvollen Arzt als Kämpfer« gegen den Tod begründen und als Grundlage einer neuen ethischen Verantwortung benutzen.
Eine weitere beiden Berufen zugesprochene historische Gemeinsamkeit war in der Führungsfunktion gegeben. Der Offizier hatte im Frieden – wie in Kriegszeiten – seine militärische Einheit als energischer Vorgesetzter auf die Erfordernisse militärischer Effizienz hin auszurichten und zu drillen. Analog dazu sollte der Arzt seinem Patienten eine Gesundheitsführung angedeihen lassen, die den einzelnen zur Krankheitsprävention und gesunden Lebensführung im Interesse der »völkischen« Gemeinschaft anzuhalten hatte. Arzt und Offizier waren in ihrem Tun nicht in erster Linie dem einzelnen Patienten bzw. Untergebenen verpflichtet, sondern der Gesundheit des »Volkskörpers« bzw. der Effizienz des militärischen Apparats. Mit der wachsenden Verbreitung von Biologismus und Sozialdarwinismus setzte sich dann eine »Kollektivethik« durch, die vom Arzt verlangte, daß er in erster Linie »rassenhygienische« Aufgaben und das Wohl der Volksgesundheit vor Augen haben müsse. Offizier und Arzt gestalteten ihr Tun aus dem Dienst an einem höheren Ganzen heraus, wobei das Wohl des Individuums und das Vorgehen gegenüber dem einzelnen immer von dem Interesse des Ganzen her bestimmt wurden.
Eine vollkommene Übereinstimmung zwischen den Aufgaben und Methoden des Offiziers mit denen des Arztes stellte der Oberarzt der Psychiatrischen Universitätsklinik in Freiburg, Ferdinand Adalbert Kehrer, im Ersten Weltkrieg her, als er eine Methode zur »Therapie« der sog. Kriegsneurosen, die sich in Symptomen wie Tics, Lähmungen, Kontrakturen, psychogenen Krämpfen, Dämmerzuständen, psychogener Blindheit, Taubheit, Taubstummheit manifestierten, entwickelte. Dieses Vorgehen, das bis 1917 allgemeine Verbreitung gefunden hatte, verband die Methode der Hypnose mit anschließendem Zwangsexerzieren.[5] Zur Wiederherstellung der individuellen Kampfesfähigkeit psychisch erkrankter Soldaten benutzte der Psychiater das militärische Auftreten eines Offiziers.
Schon früher jedoch wurden Arztbilder entworfen, die einem autoritär-patriarchalischen und omnipotenten ärztlichen Anspruch Rechnung trugen. Die Vorstellungen von Ernst Schweninger, dem Leibarzt Bismarcks, fanden 1906 in einem kleinen Büchlein Verbreitung, in dem der »Künstlerarzt« zugleich auch Herrscher ist: »Der Arzt soll Herrscher sein. Nach der Variation, der Abänderung von Fall zu Fall

muß er einmal der väterlich besorgte Tyrann über beschränkten Untertanenverstand sein; der absolute König, dessen Wille als oberste Satzung zu gelten hat. Dann wieder einmal darf er ein konstitutioneller Monarch sein, dem ein Weiser sich unterwirft, als dem Vertreter, dem sichtbaren Darsteller einer Idee; ein Regierer, dessen mündiger Untertan weiß, daß es für die Selbstverwaltung auch in bezug auf das leibliche Gut Grenzlinien gibt; daß die Schwäche der Menschlichkeit nichts Schimpfliches ist und in gegebenem Augenblick das Selbstbestimmungsrecht des Einzelnen zu verschwinden hat hinter der Führung durch einen Stärkeren.«[6]

In der Weimarer Republik erfolgte dann durch Erwin Liek (1878–1935) die Verbindung der verschiedenen Einzelkomponenten zu einem neuen weiterentwickelten ethisch-ständischen Konzept, das zudem noch die standespolitischen und materiellen Interessen zu vertreten wußte. In seinem Werk »Der Arzt und seine Sendung«, das in 1. Auflage 1925 erschienen war und bis 1929 schon mit 31 000 Exemplaren Verbreitung gefunden hatte, gab sich Liek außerdem als Kritiker an der naturwissenschaftlichen seelenlosen Schulmedizin. Dabei propagierte er die starke Führerpersönlichkeit, den kompromißlosen Kämpfer für das Wohl des »Volkskörpers« gegen die »sozial minderwertige Erbmasse«. Der »wahre Arzt« sei außerdem ausgezeichnet durch eine angeborene Gabe zu künstlerischer Intuition und priesterlichem Auftreten.[7]

Ausführlich entwickelte Liek eine Reihe gesundheitspolitischer Vorstellungen, die sich am vermeintlichen sozialen und biologischen Interesse des deutschen Volkes orientierten und heftig gegen soziale Maßnahmen, Krankenkassen und soziale Versicherungen Stellung bezogen. Die gesetzliche Krankenversicherung wie auch andere soziale Versicherungen seien vielleicht »hier und da nützlich für den Einzelnen«, würden aber insgesamt gesehen dem ganzen Volk nur schaden, da sie zu unberechtigtem Renten- und Geldempfang animieren, die Arbeitswilligkeit und Leistungsbereitschaft mindern, kurz die »natürliche Auslese« unmöglich machen, dagegen die Vermehrung der »sozial Minderwertigen« fördern würden. Im Interesse des Volksganzen seien die »Rassenhygiene« durchzusetzen und die Kosten der Sozial- und Krankenversicherungen einzusparen. Seine Vorschläge reichten von der Forderung nach Kostenbeteiligung der Versicherten an den Arzneikosten bis hin zur Propagierung eines »Zwangssparsystems«, das jede Familie dazu verpflichten sollte, einen bestimmten Anteil des monatlichen Einkommens als Sparguthaben anzulegen, um daraus eventuell anfallende ärztliche Kosten aufbringen zu können.

Lieks Ausführungen machen deutlich, daß – unabhängig davon, ob man als Anhänger oder Kritiker der Schulmedizin auftrat – die Propagandisten dieses Arztbildes auch die materiellen und politischen Standesinteressen zu berücksichtigen wußten. Die Nationalsozialisten griffen diese Ideen auf, gaben dem ärztlichen Stand nach Aussonderung der jüdischen und linksgesonnenen Ärzte eine Reihe längst geforderter Privilegien und benutzten den Arzt als Träger einer Medizin, die bei dem Gesunden die letzten Reste seiner Leistungskraft zu mobilisieren trachtete, den Kranken und sozial Schwachen auszusondern, der »natürlichen Auslese« freizugeben hatte.

9.2

Systematisch begannen die nationalsozialistischen Machthaber 1933 mit der organisatorischen und inhaltlichen Umgestaltung des Medizinalwesens. Die Ärzte wurden dabei nicht nur als Ideologielieferanten für sozialdarwinistisches und biologistisches Gedankengut gebraucht, sondern auch als aktive Träger der neuen Gesundheitspolitik.
Durch die Brüningsche Notverordnung von 1930 fühlten sich viele Ärzte materiell bedroht; sie fürchteten nach wie vor eine Sozialisierung des Heilwesens und standen mit den Krankenkassen und Ambulatorien als Einrichtungen der Sozialdemokratie und den Gewerkschaften in einer stetigen und heftigen Auseinandersetzung. Die wachsende Arbeitslosigkeit betraf darüber hinaus insbesondere die Jungärzte, die oftmals umsonst in den Krankenhäusern arbeiten mußten, wenn sie nicht auf berufliche Praxis verzichten wollten; zudem wurde dieser Gruppe die kassenärztliche Zulassung stark erschwert. An all diesen Problemen setzte die nationalsozialistische Gesetzgebung an.
Sehr schnell wurde eine Politik gegen die Kassen und ihre Selbstverwaltungsgremien in Gang gesetzt. Bereits am 1. 3. 1933 schuf die »1. Verordnung zur Neuordnung der Krankenversicherung« die Voraussetzung für die Beseitigung der Ambulatorien. Am 2. 8. 1933 wurde die Kassenärztliche Vereinigung Deutschlands (KVD) als Körperschaft des öffentlichen Rechts mit organisatorischer Selbstverwaltungsbefugnis gegründet und damit den Ärzten eine stärkere Verhandlungsposition gegenüber den gesetzlichen Krankenversicherungsträgern eingeräumt. Im Dezember 1935 gewährte die Reichsärzteordnung dem ärztlichen Stand die langgeforderte einheitliche standespolitische Vertretung in Form der Reichsärztekammer, der alle

Ärzte aufgrund einer Pflichtmitgliedschaft anzugehören hatten. Schließlich regelte der § 1 der Reichsärzteordnung die alte umstrittene Frage, ob der ärztliche Beruf ein Gewerbe sei. Es wurde jetzt die wirtschaftsliberalistische Bestimmung der seit 1869 zuerst im Norddeutschen Bund geltenden Gewerbeordnung aufgehoben und die ärztliche Tätigkeit nicht mehr als Gewerbe angesehen, wodurch die Ärzte von der lästigen Konkurrenz der nichtärztlichen Medizinalpersonen im Gesundheitswesen (»Kurpfuscher«) befreit waren. Mit diesen Maßnahmen erhielt die Ärzteschaft nicht nur eine standespolitische organisatorische Aufwertung und Vereinheitlichung, sondern auch eine neue Grundlage zur Verbesserung ihrer materiellen Situation.

Parallel dazu bedienten sich die Nationalsozialisten der überlieferten staatlichen Apparate und richteten Gesundheitsämter und die Einrichtungen der Sozialversicherung in ihrem Sinn aus. Durch das Gesetz vom 7. 4. 1933 zur »Wiederherstellung des Berufsbeamtentums« konnten sowohl jüdische wie marxistische Ärzte aus den Krankenhäusern entfernt werden. Nach der Auflösung der Gewerkschaften am 2. Mai 1933 folgte das »Gesetz über die Ehrenämter in der sozialen Versicherung und der Reichsversorgung«, durch das die Arbeiterselbstverwaltung der Krankenkassen einem vollkommenen personellen Austausch unterzogen werden konnte. Aufgrund dieser gesetzlichen Handhabe wurden in Berlin 50 % des Personals der AOK ausgetauscht und durch dem Nationalsozialismus ergebene Personen ersetzt.

Schließlich setzten die Nationalsozialisten in einem weiteren Schritt die gesetzliche Aufwertung und Neugründung von parteiamtlichen Institutionen durch, denen maßgebende Bedeutung bei der Gesundheitsführung zugedacht war und die neben den alten staatlichen Ämtern ihre Funktion ausübten. 1934 entstand innerhalb der NSDAP beispielsweise das »Hauptamt für Volksgesundheit«, dem der NS-Ärztebund verantwortlich war, der auf allen Ebenen die »Gesundheitsführer« zu stellen hatte. Bis zum Jahr 1939 waren 25 700 Ärzte im Hauptamt akkreditiert, was etwa einem Prozentsatz von 80 % aller selbständig praktizierenden Ärzte im Deutschen Reich entsprach.[8]

Diese massiven Eingriffe führten innerhalb kürzester Zeit zu einer Neuordnung des Gesundheitswesens nach nationalsozialistischen Vorstellungen. Die Ärzte bekamen dabei die Aufgabe von Gesundheitsoffizieren im »Kampf um ein gesundes, starkes und leistungsfähiges Volkstum« zugewiesen.

Mehr und mehr wurde so die Trennung zwischen dem militärischen und dem zivilen Sektor im Gesundheitswesen, die abgesehen von den

seit jeher eng mit der Heeressanitätsführung zusammenarbeitenden Gesundheitsämtern in der Weimarer Republik noch gegeben war, aufgehoben, bis im Kriegsjahr 1942 auch formal von Hitler ein »Generalkommissar für das Sanitäts- und Gesundheitswesen« eingesetzt wurde, der kraft Führererlaß im September 1943 ermächtigt war, »zentral die Aufgaben und Interessen des gesamten Sanitäts- und Gesundheitswesen zusammenzufassen und weisungsgemäß zu steuern.« Ein wichtiges Mittel zu dieser militärischen Gleichschaltung des zivilen Gesundheitssektors war die Durchsetzung des militärisch-hierarchischen Führerprinzips in allen staatlichen, parteiamtlichen und standespolitischen Organisationen. Das Führerprinzip betraf nicht nur Parteiorganisationen, sondern ging auch in die Reichsärzteordnung ein, so daß ab 1935 ein Reichsärzteführer in autoritärer Stellung an der Spitze der Reichsärztekammer stand und diese befehligte. Zum Reichsärzteführer wurde 1935 Gerhard Wagner, der Leiter des NS-Ärztebundes, ernannt. Da sich die beiden wichtigsten Standesorganisationen, der Hartmann-Bund und der Deutsche-Ärzte-Vereinsbund schon vorher freiwillig unter die Führung des NS-Ärztebundes gestellt hatten[9], standen ab 1935 alle ärztlichen Verbände unter einer einheitlichen nationalsozialistischen Führung.
Wenn es auch nicht möglich ist, eine einheitliche nationalsozialistische Medizin auszumachen, so sind doch für die Zeit von 1933 bis 1945 typische nationalsozialistische Zielsetzungen in der Gesundheitspolitik vorhanden, die mit den verschiedensten Mitteln realisiert werden sollten. Zwei zentrale Programmpunkte sind dabei aufzuzeigen: Zum einen stand die sozialbiologistische Forderung nach einer »reinrassigen Volksgemeinschaft« im Zentrum, die durch eine rassistische Familien- und Bevölkerungspolitik, durch Erbpflege und Eugenik, durch »Aufartung« einerseits und Selektion bis hin zur Vernichtung andererseits erfüllt werden sollte. Zum zweiten wurde die individuelle Gesundheitserhaltung ausschließlich als Mittel zur Steigerung der menschlichen Arbeitsleistung im Interesse des »Volksganzen« gefördert. Jedes Individuum war dadurch einer Pflicht zur Gesundheit unterworfen bei gleichzeitigem Verlust eines privaten Rechts auf Krankheit. 1935 äußerte der Stellvertretende Reichsärzteführer Friedrich Bartels, daß nie der von Krankheit freie Mensch das alleinige Ziel nationalsozialistischer Gesundheitspolitik sei, sondern daß erst derjenige dem Ideal der Gesundheitspolitik entspreche, der »im Vollbesitz einer aufgrund seines Erb- und Rassengutes überhaupt erreichbaren Gesundheits- und Leistungsfähigkeit« sei.[10]

Individuelle Gesundheit wurde nach den Kriterien der Verwertbarkeit in Landwirtschaft, Industrie und Militär definiert. Dem Arzt als Gesundheitsführer kam dabei die Aufgabe zu, die »biologische Tauglichkeit« und Leistungsfähigkeit zu überprüfen, durch Gesundheitsaufklärung die leistungssteigernden Maßnahmen bekannt zu machen, ihre Durchführung zu kontrollieren und Nichtgesunde solange wie möglich zur Einsparung von Rentengeldern ihrer Leistungsmöglichkeit entsprechend in landwirtschaftlicher oder industrieller Produktion einzusetzen.

Der Einsatz der Ärzte und ihre ideologische Vorbereitung auf die Aufgaben der Gesundheitsführung, deren Zweck und Ziel in einem Aufsatz der Deutschen Medizinischen Wochenschrift von 1938 von einem Referent im Amt für Volksgesundheit des Gau Schlesien kurz als »die Erhaltung, die Vermehrung, die Leistungssteigerung des deutschen Menschen«[11] beschrieben wurden, war umfassend. Nicht nur innerhalb der nationalsozialistisch organisierten Ärzte erfolgte die propagandistische Vorbereitung auf die vielfältigen Aufgaben, sondern auch in medizinischen Fachzeitschriften, bei allen nur denkbaren Gelegenheiten, und im Rahmen der Rechts- und Standeskunde während des Medizinstudiums.

In einer Rede anläßlich der Feier des 128. Jahrestages der Friedrich-Wilhelms-Universität zu Berlin ging Richard Siebeck, der Dekan der Medizinischen Fakultät, im November 1938 auf »Persönlichkeit und Gemeinschaft in der ärztlichen Aufgabe« ein. Als entscheidendes Kennzeichen und Gebot der Zeit stellte Siebeck heraus, daß das »Gesetz der Persönlichkeit umfaßt und überboten ist durch das Gesetz der Gemeinschaft«. Gebraucht werde der »politische Arzt«, der sowohl »die neuen Ziele und Wege kennen müsse« als auch mit den »gediegenen Grundlagen der allgemeinen Medizin« vertraut sei und sich »stets nicht nur als der Arzt seiner Kranken, sondern ebenso als der Arzt der Volksgesundheit verantwortlich« wisse.[12] Er sprach weiter die zentralen Gebiete der nationalsozialistischen Gesundheitspolitik an, angefangen von der Familienforschung und Erbbiologie bis hin zu den Gesundheitsämtern und Betriebsärzten, um schließlich auch noch die psychischen Störungen zu erwähnen, vor denen auch der Tüchtigste und Heroische nicht sicher sei und die durch »Arbeitstherapie« und »Gemeinschaftstherapie, durch Einordnung in lebendige Gemeinschaft zu wahrer und ersprießlicher Verbundenheit« kuriert werden sollten.

Diese auf biologische Stärkung und erhöhte Kampf- und Arbeitsfähigkeit abzielende nationalsozialistische Gesundheitspolitik betraf den

Menschen schon von Geburt an und überantwortete ihn bis an sein Lebensende einer totalen gesundheitserzieherischen Überwachung durch die Ärzte. Der gewünschte starke Bevölkerungszuwachs sollte – neben einer Reihe verschiedener sozialer Anreize, die nur »erbgesunden« Familien zugute kamen – vor allem durch eine Erhöhung der Geburtenrate, Verbot der Abtreibung und Senkung der Mütter- und Säuglingssterblichkeit, wofür nach 1933 das Hilfswerk »Mutter und Kind« errichtet worden war, bewirkt werden. Großes Augenmerk wurde den Kleinkindern und Jugendlichen zuteil, deren Gesundheitsüberwachung in einem geplanten »Gesundheitspaß« dokumentiert werden sollte, so daß der Stand der allgemeinen und kriegsbezogenen Leistungsfähigkeit jederzeit genau ersehbar gewesen wäre. Die durchgehende Verwirklichung dieses »Gesundheitspasses« scheiterte an der mangelnden Übereinstimmung zwischen den verschiedenen Gremien nationalsozialistischer Gesundheitserziehung[13].

Die Sport- und Leibesübungen waren in der HJ offen als vormilitärischer Drill ausgerichtet. Ebenso unverhohlen wurde in einem Artikel über die sportlichen Aufgaben des SA-Arztes das Ziel dargelegt: »Der SA-Arzt muß sich dabei stets vor Augen halten, daß es nicht darauf ankommt, für den Augenblick eine Rekordleistung herauszustellen, sondern sein Ziel muß stets sein, unsere deutschen Männer auf den höchsten Stand der Wehrfähigkeit zu bringen und ihnen Gesundheit und Arbeitsfähigkeit so lange wie möglich zu erhalten.«[14]

In zahlreichen Beiträgen der verschiedensten medizinischen Fachperiodika wurden die gesundheitserzieherischen Aufgaben im Hinblick auf die einzelnen Gebiete propagandistisch dargelegt und für den Leser konkretisiert. Die Mitarbeit bei der »Siedlerauslese« im Zusammenhang mit der bäuerlichen Besiedlung der Gebiete östlich der Elbe galt als »ehrenvolle Aufgabe für uns Ärzte, an der völkischen Sicherung und Erstarkung« mitzuwirken. Wegen seiner Vorbildung sei der Arzt an erster Stelle berufen, auf diesem »Gebiete der praktischen Rassenhygiene« aktiv mitzuwirken. Die »heute bewußt und methodisch« zu leistende Auswahl der Neubauernfamilien nach dem Reichsgesetz vom 14.7.1933 über die Neubildung des deutschen Bauerntums sichere »nicht nur die Nahrungsfreiheit und damit die Wehrfreiheit der Nation, sondern auch den biologischen Bestand des deutschen Volkes«. Kriterien der Auslese seien nicht nur »Erbtüchtigkeit und rassische und berufliche Eignung«, sondern auch der »Leistungsanspruch«, der als »halbwegs natürliche Auslese« wirke und dafür sorge, daß nur der »wirklich Tüchtige« sich halten könne, wo-

gegen derjenige, der sein »Anwesen verkommen« lassen würde, »unter Umständen rücksichtslos« entfernt werden müsse[15].
Sollte die Auslese in der Bauernbesiedlung vorrangig die »biologische Substanz« und Wehrhaftigkeit des deutschen Volkes erhöhen, so wurde der »Arbeits- und Sozial«-Medizin die Aufgabe zugewiesen, insbesondere die kriegsindustrielle Produktion durch Erhöhung der individuellen Leistung und durch einen effektiven Einsatz der Arbeiter nach ihrem Leistungsoptimum quantitativ und qualitativ zu verbessern. Die hierfür in Betracht gezogenen Maßnahmen setzten auf dreierlei Weise an diesem Ziel an. Zum einen sollte das »durchschnittliche Arbeitsalter um viele Jahre verlängert werden«. Zum zweiten bemühte man sich, besonders den älteren und nicht mehr auf der Höhe ihrer Leistungsfähigkeit stehenden Arbeitern einen adäquaten Arbeitsplatz durch Arbeitsplatztausch und Neuorganisation zuzuweisen. Drittens wurde das System der vertrauensärztlichen Kontrolle und der restriktiven Anerkennung von Berufsschäden verschärft.
In einem Artikel aus dem Jahre 1938 ging Hans Körbel von der Medizinischen Universitätsklinik Heidelberg besonders auf den zweiten Aspekt ein. In seinen Ausführungen, die sich vorrangig der organisatorischen Notwendigkeit und der betriebsärztlichen Betreuung widmeten, hob er besonders die unter von Weizsäcker in Heidelberg eingerichtete »arbeitstherapeutische Abteilung« hervor[16], deren Zweck er in der Beurteilung der Leistungsfähigkeit in der Arbeit und einer Steigerung der Leistungsfähigkeit durch die Arbeit sah. Für wichtig hielt er einen bestimmten den Krankheiten angepaßten Arbeitseinsatz. Besondere Aufmerksamkeit ließ er hierbei den Magenkranken und allergisch und rheumatisch erkrankten Arbeitern zukommen. Die Magenleidenden wollte er nicht für »Erdarbeit und andere schwere körperliche Arbeit, wie sie z. B. in einer Gießerei oder von Transportarbeiten verlangt wird«, eingestellt wissen, bei den Kranken der zweiten Gruppe befürwortete er einen »Milieuwechsel bzw. eine Umsiedlung«, um eine teilweise Arbeitsfähigkeit über längere Dauer zu erhalten.[17] Wie unten gezeigt wird, lagen die prinzipiell gleichen Überlegungen der im Zweiten Weltkrieg erfolgten Aufstellung von sog. »Magenbataillonen« zugrunde.
Bis zum Jahre 1938 war der vertrauensärztliche Dienst so weit ausgebaut, daß die kassenärztliche Begutachtung der Arbeitsunfähigkeit nicht mehr von der Kasse, sondern von einem Vertrauensarzt nachgeprüft wurde. Diese Vertrauensärzte wurden »sorgfältig im Benehmen mit dem Reichsführer der kassenärztlichen Vereinigung Deutschlands ausgewählt«.[18] Diese verschärfte Kontrolle durch Vertrauensärzte

und restriktive Begutachtung hatte das Ziel, viele durch Berufseinflüsse hervorgerufene Schäden künftig nicht mehr entschädigen zu müssen. H. E. Büttner warnte in einem Aufsatz vor dem »Fehler, jeden Berufsschaden in die Versicherungsordnung hineinzwängen (zu) wollen. Daß hieße ja, den notwendigen Kampf ums Dasein (und Beruf ist Kampf) mit Paragraphen beseitigen wollen.«[19]
Daß diese betriebsärztlich und gutachterlich abgesicherte Verlängerung der Arbeitsfähigkeit von Kranken bei gleichzeitiger Reduktion der Rentenansprüche ebenso auf Ablehnung und Verbitterung der Betroffenen gestoßen war wie die ärztliche Melde- und Gutachtertätigkeit im Zusammenhang mit der Durchführung des »Gesetzes zur Verhütung erbkranken Nachwuchses«, zeigen die Bemühungen der »Deutschen Gesellschaft für Unfallheilkunde, Versicherungs- und Versorgungsmedizin«, durch Eingaben an den Reichsjustizminister, »den notwendigen staatlichen Schutz des ärztlichen Gutachters vor Beleidigung, Bedrohung und Nötigung« [20] zu erreichen.
Der Widerstand gegen das »Rassenhygienische Gesetz« war offensichtlich so bedeutsam, daß sich Rudolf Ramm, Beauftragter für das ärztliche Fortbildungswesen und Lehrbeauftragter an der Universität Berlin, in seiner ärztlichen Rechts- und Standeskunde, in der er das faschistische Ärztebild vom Gesundheitserzieher lehrbuchmäßig für die Studenten der höheren Semester aufarbeitete, 1942 gezwungen sah, einige Sätze zu diesem Problem zu veröffentlichen. Im Hinblick auf die heimlichen und offenen Gegner dieses Gesetzes schrieb Ramm: »Bei der Anwendung des Gesetzes müssen wir mit größter Umsicht und besonderer Schonung des Volksempfindens Aufklärung besonders in der Hinsicht geben, daß das Gesetz nicht Sühne für irgendeine Schuld verlangt, daß vielmehr der Betroffene seine Erbkrankheit einem tragischen Schicksal zu verdanken hat und daß die Ausschaltung als Glied in der Kette der Generationen ein Opfer im Interesse der Volksgemeinschaft darstellt... Wichtig ist ferner die taktisch richtige Durchführung des Gesetzes, um es nicht unpopulär zu machen. Ich verstehe darunter die richtige Auswahl der zu sterilisierenden Fälle zur richtigen Zeit.«[21]

9.3

Dem Arzt in seiner Funktion als Gesundheitsoffizier kamen also im wesentlichen zwei Aufgaben zu: Die Erhöhung der »biologischen Wehrhaftigkeit« und die Effektivierung der industriellen und damit auch der kriegsindustriellen Tätigkeit des Arbeiters bei gleichzeitiger Reduktion von Berentungskosten. Die schnelle Gleichschaltung der Redaktionen vieler medizinischer Fachzeitschriften erlaubte es zudem schon bald nach 1933, im Rückgriff auf die jüngste Vergangenheit in diesen Zeitschriften eine direkte, die Ärzteschaft besonders ansprechende Form der Kriegspropaganda zu verbreiten, die die kriegsärztliche Tätigkeit im Ersten Weltkrieg auf jede nur denkbare Weise glorifizierte. Die Deutsche Medizinische Wochenschrift z. B. nahm das Jahr 1934 zum Anlaß, eine neue Rubrik unter dem Titel »Vor zwanzig Jahren« einzurichten, in der in zahlreichen Beiträgen die unterschiedlichsten Arten ärztlicher Kriegserlebnisse verbreitet wurden. Im Jahr 1934 fanden sich 19 Artikel zu dieser Thematik[22], im Jahr 1935 schon 29[23]. Diese Beiträge waren ein weiterer Schritt in der gegen Ende der 20er Jahre verstärkt zunehmenden Kriegsverherrlichung. Schon Wilhelm His (1863–1934), Sohn des gleichnamigen berühmten Anatomen, leitete sein 1930 erschienenes Buch »Die Front der Ärzte« mit den Worten ein: »Man darf wieder vom Kriege sprechen. Die Erstarrung, die sich nach dem schrecklichen Ende und der Staatsumwälzung des Volkes bemächtigt hatte, beginnt sich zu lösen. Man erinnert sich wieder des Ungeheuren, das ein großes Volk und mächtiges Volk vier Jahre lang hindurch geleistet und getragen hat.«[24] Die Auflösung dieser immerhin einen Zeitraum von 10 Jahren überdauernden »Erstarrung« öffnete einer neuen Verherrlichung der Kriegsereignisse die Tore, in denen Begeisterung und »Hoffnungsfreudigkeit« über die »Steigerung aller Kräfte« und das »gleichsam höhere Leben der ganzen Nation« die Erinnerung an das Elend und die Schuld des Ersten Weltkriegs wegzudrängen versuchte.

Schließlich bereitete darüber hinaus noch eine Reihe von Maßnahmen den direkten Einsatz von Ärzten im sog. »Zivilen Luftschutz« vor. Unverhohlen wurde dabei der kriegsvorbereitende Charakter dieser Maßnahmen dargelegt. Ein Oberregierungsrat Vespermann im Reichsluftfahrtministerium begann einen Aufsatz in der Deutschen Medizinischen Wochenschrift über den »Arzt im Luftschutz« 1937 folgendermaßen: »Wenn auch durch die Wiedererlangung der Wehrhoheit Deutschland über hinreichende Fliegerverbände und eine starke Flakartillerie zur Abwehr gegnerischer Luftangriffe verfügt, so wird doch unter Berücksichtigung der geographischen und militär-politischen Lage Deutschlands eine vollkommene militärische Abwehr von Luftangriffen nicht möglich sein. Aus diesem Grund sind im Rahmen der Landesverteidigung neben den rein militärischen Abwehrmaßnahmen noch besondere Vorkehrungen zum Schutze der Zivilbevölkerung zu treffen. Die Durchführung dieser Maßnahmen – ziviler Luftschutz – wird nach den Weisungen des Reichsministers der Luftfahrt und Oberbefehlshabers der Luftwaffe gemeinsam durch militärische und zivile Dienststellen vorbereitet.«[25]

Im Rahmen der umfassenden Militarisierung der Gesellschaft, von der die Nationalsozialisten gemäß ihrem Totalitätsanspruch auch die Medizin nicht ausnahmen, wurde auch die Wende im Gesundheitswesen, in den Inhalten der Gesundheitspolitik und im Arztbild seit der Machtergreifung systematisch vorangetrieben. Der dieser neu durchgesetzten ärztlichen Ethik verbundene Arzt, der sein Tun ausschließlich am »biologischen« oder »rassischen« Gemeinwohl orientierte, konnte zu Recht keine Unterschiede zwischen den zu Kriegs- oder Friedenszeiten geltenden Grundsätzen dieser neuen Medizin erkennen. Von der Medizin verlangte der Krieg keine prinzipiell neue Zielsetzung oder Struktur; insofern stellte der Krieg auch keine grundlegende Zäsur dar. Die Prinzipien, nach denen im Krieg die brutalste Art der Selektion in Form der Triage auszuführen waren (vgl. Kap. 10), hatten längst in die zivile Medizin Eingang gefunden: Wie der verletzte Soldat ausschließlich nach seiner militärischen Wiederverwendbarkeit beurteilt und therapiert wurde, so war in Friedenszeiten der potentielle Siedlungsbauer nach seinem »biologischen« Nutzen für den Bestand des deutschen Volkes und der Arbeiter nach seiner industriellen Leistungsfähigkeit eingeschätzt und behandelt worden.

Die bis in den Krieg reichende Kontinuität dieser seit 1933 für Arzt und Gesundheitswesen geltenden Prinzipien läßt sich am Beispiel der Erstellung der Krankenbataillone darlegen. Im April 1943 erläuterte der damalige Wehrkreisarzt und spätere Heeressanitätsinspekteur Walter aus Breslau in einem Schreiben seine Vorstellungen zu der Einrichtung von Spezialformationen, in denen Ohren- und Magenkranke in jeweils einem eigenen Bataillon zusammengefaßt werden sollten. In vollkommener Analogie zu den oben bereits geschilderten Überlegungen Körbels zum industriellen Einsatz von Magenkranken, ließ sich auch Walter ausschließlich vom Gedanken an eine Leistungssteigerung, jetzt im militärischen Sinn, leiten. Er führte aus, daß insbesondere die magenkranken Soldaten nicht nur eine Belastung für Truppenärzte, Ambulatorien und Lazarette darstellten, sondern auch für die Truppe selbst, »der sie mit ihren dauernden Beschwerden und ihrer Unfähigkeit, irgend etwas zu leisten oder leisten zu wollen, zur Last fallen«.

Die Bildung solcher Spezialformationen bringe nun den Vorteil, daß

1. Truppe, Ärzte, Ambulatorien und Lazarette von den Kranken befreit würden, weil diese nur einem einzigen Facharzt anzuvertrauen seien, der sie nicht nur im Lazarett, sondern auch im Dienst beobachten und beurteilen könne.
2. Könnten so die Krankmeldungen insgesamt eingeschränkt werden, »was naturgemäß« geschehe, wenn den Kranken klar sei, daß sie dann in solche Sonderformationen aufgenommen würden.
3. Sei bei den Kranken selbst eine Steigerung der Leistungsfähigkeit bis zu einem gewissen Höchstmaß im Rahmen der Möglichkeit jedes einzelnen zu verwirklichen.
4. Ermögliche eine zielbewußte von energischen Offizieren geleitete Führung und die Ausbildung mit der Waffe einen geschlossenen Einsatz derartiger Einheiten, wodurch andere Truppeneinheiten im rückwärtigen Armeegebiet für Frontaufgaben frei gemacht werden könnten.[26] Die erste Verfügung zu dieser einheitlichen Zusammenfassung aller Magenkranken stammte vom Mai 1943, erstmals wurde in einem Wehrkreis im Juli 1943 eine solche Sonderformation aufgestellt.[27]

Diese ab 1933 systematisch durchgesetzte Medizin war der Totalität der Gemeinschaft und dem von den Nationalsozialisten definierten Interesse der Nation verpflichtet. Das Wohl des Individuums war nur insoweit therapeutisches Ziel, als es gleichzeitig zum Nutzen des Gemeinsamen beitragen konnte. In dieser Totalität verschmolzen die Ziele von Politik, Militär und Medizin, orientierte sich Militärmedizin an den gleichen Prinzipien wie die zivile Gesundheitspflege. Im Drang der bäuerlichen Besiedlung nach Osten, die Wehrhaftigkeit und »biologische Substanz« verbessern sollte, verbanden sich die Elemente von Aggression und Expansion, zentrale Charakteristika nationalsozialistischer Politik, die durch Arzt und Offizier gleichermaßen zu unterstützen waren. Dabei wandte diese militärische Medizin ihre Aggression nicht nur nach außen gegen benachbarte Völker, sondern auch gegen die nicht »leistungsfähigen oder -willigen Individuen« der eigenen »Volksgemeinschaft«.
Es überrascht nicht, daß die dieser Medizin und diesem Arztbild verhafteten Ärzte keinen Grund sahen, gegen den Zweiten Weltkrieg Widerstand zu leisten. Soweit der ärztliche Widerstand gegen den Zweiten Weltkrieg bis heute erforscht ist, scheint er nicht aus einer pazifistischen Haltung zu resultieren, wie sie z. B. Georg F. Nicolai gleich zu Beginn des Ersten Weltkrieges öffentlich gemacht hatte (vgl. Kapitel 4.4.2). Wenn auch der Mitbegründer der »Weißen Rose« Hans

Scholl, der sein Medizinstudium 1939 begonnen hatte, durch die Kriegserlebnisse in Rußland zur politischen Widerstandstat verstärkt gedrängt wurde, so hatte er jedoch schon vor diesen Kriegserfahrungen Kontakt mit Personen, die den Nationalsozialismus von vornherein ablehnten und einen politischen Widerstand zu konzipieren versuchten.[28]

Der bewußte politische Widerstand von Ärzten, der sich im Verlaufe des Krieges in vermehrter Aufklärungs-, Organisations- und Sabotagetätigkeit äußerte – hier ist nicht die Rede von der punktuellen Kritik und Verweigerung, die sich nur gegen bestimmte einzelne Akte von NS-Unrecht richtete[29] –, war zwei verschiedenen Ausgangssituationen geschuldet: Entweder kam man im Verlauf des Dritten Reiches durch die Praxis des sich an der Macht befindlichen Nationalsozialismus zum Widerstand, oder aber man hatte von vornherein Kontakt zu antinationalsozialistischen Parteien oder Gruppen.[30] Bei allen weltanschaulichen Unterschieden der oppositionellen Ärzte hatte so der antidemokratische und menschenverachtende Charakter des Nationalsozialismus schon lange vor Ausbruch des Krieges zu sehr vielfältigen politischen Gegenhaltungen beigetragen, die durch die Kriegsereignisse sicher verstärkt und radikalisiert wurden, aber nicht als genuin pazifistische zu bezeichnen sind.

Eine isolierte Diskussion über Funktion und Ziele der Medizin innerhalb der Ärzteschaft, wie sie heute etwa im Zusammenhang mit der nach Kriterien aus der Militärmedizin entwickelten Katastrophenmedizin, in die auch die Krankenselektion nach der Triage aufgenommen werden soll, geführt wurde, war nach 1933 nicht mehr möglich. Eine Kritik an der neuen Medizin hätte in Anbetracht ihres umfassenden politischen Charakters sofort zu einer Verurteilung der nationalsozialistischen rassistischen Gesundheitspolitik und ihren aggressiv-expansionistischen Zielen führen müssen, was von den neuen Machthabern sehr schnell gewaltsam verhindert wurde. Noch im Juli 1932 hatte die jüdische Stadtärztin von Berlin-Neukölln, Käte Frankenthal, die 1931 aus der SPD ausgetreten und Mitglied der Sozialistischen Deutschen Arbeiterpartei geworden war, auf einer Veranstaltung des Vereins Sozialistischer Ärzte die nationalsozialistische Bevölkerungspolitik verurteilt.[31] Ab 1933 aus ihren Ämtern entfernt, verhaftet oder zur Emigration gezwungen, blieb den Gegnern der nationalsozialistischen Gesundheitspolitik im besten Falle nichts anderes, als sich mit den Veröffentlichungen ihrer Kritik an die wenigen und in ihrer Wirkung auf die Medizin in Deutschland nicht sehr effektvollen, ausländischen Zeitungen zu wenden.

So waren von Beginn der Machtübernahme der Nationalsozialisten die Bedingungen für eine wirkungsvolle Kritik an der durch die nationalsozialistische Gesundheitspolitik instrumentalisierten Medizin nicht mehr gegeben. Dies förderte zweifellos die Verinnerlichung der Ziele und Grundsätze dieser Medizin durch die im »Gesundheitsapparat« Tätigen, dessen alltägliches Funktionieren auf die Realisierung der nationalsozialistischen Vorstellungen von »Rassenhygiene« und »Volksgesundheit« abgestellt war.

Die systematische Neugestaltung des Gesundheitswesens mit Ausschalten der potentiellen Gegner und die allgemeine Verbreitung einer neuen ärztlichen Ethik und eines neuen Arztbildes verhinderten 1939 das Entstehen eines Widerspruchs zwischen den Prinzipien einer am Interesse des Patienten ansetzenden Zivilmedizin und den Grundsätzen der den militärischen Anforderungen genügenden Kriegsmedizin.

Dennoch erfolgte nach 1942 der Zusammenbruch der nationalsozialistischen Gesundheitsführung. Dies hatte seine Ursachen aber keineswegs in einer grundsätzlichen Ablehnung dieser Gesundheitspolitik durch die Ärzte. Vielmehr war die verstärkte Einberufung männlicher Ärzte ein Grund, der zur totalen Überforderung der wenigen, oft zu alten Ärzte in der herkömmlichen Krankenversorgung führte. Zudem liefen die im Zusammenhang mit dem Zweiten Weltkrieg hervorgerufenen verstärkten Anforderungen den Standesinteressen der Ärzte zuwider. Die dauernd wachsende ehrenamtliche Nebenbelastung[32] rief starken Unmut in der Ärzteschaft, die ihre berufliche Freiheit in Gefahr sah, hervor, so daß Reichsgesundheitsführer Conti 1942 in einem Aufruf im dritten Kriegsjahr zu diesem Problem folgendermaßen Stellung beziehen mußte: »Mir ist bekannt, daß mancherlei Unruhe und Sorge in diesem Jahr in der deutschen Ärzteschaft vorhanden gewesen ist. Überall, besonders bei den eingezogenen Ärzten, traf ich auf die Sorge, ob die Grundlagen ihrer ärztlichen Berufsausübung nicht grundlegend verändert werden würden, so daß sie eines Tages als Beamte oder Festangestellte mit begrenztem Wirkungskreis und fixiertem Kreis der von ihnen zu Betreuenden in die Heimat zurückkehren würden. Diese Befürchtungen sind unbegründet. Der Arzt für die Heilbehandlung der deutschen Volksgenossen wird weder Beamter noch Angestellter irgendeiner Organisation... Die Niederlassungsfreiheit wird im Rahmen einer freizügigen Niederlassungsordnung ähnlich der bisherigen kassenärztlichen Zulassungsordnung aufrechterhalten bleiben.«[33]

Trotz des Zusammenbruchs der Gesundheitsführung und der Kriegsniederlage des nationalsozialistischen Deutschland war auch noch nach dem Krieg in Deutschland das »Leitbild des Arztsoldaten« keineswegs in der Ärzteschaft abgeschrieben. Im Zusammenhang mit der Aufstellung der Bundeswehr und der dabei den Ärzten im Sanitätswesen zugewiesenen Rolle wurde dieses Leitbild, wenn auch mit etwas anderem Schwerpunkt, wieder neu diskutiert und verteidigt, obwohl die von dem Arzt im Zweiten Weltkrieg verlangte Tätigkeit als Vergewaltigung seines ärztlichen Gewissens klar benannt wurde (vgl. Kap. 11).

Anmerkungen

1 Vgl. Blome, Kurt: *Arzt im Kampf*. Leipzig 1942, S. 245.

2 Allgemein zur Militarisierung siehe: Baader, Gerhard: Militarisierung des Gesundheitswesens im Nationalsozialismus und heute. In: *Arbeit, Frauen, Gesundheit* (Argument-Sonderband AS 107). Berlin 1983, S. 85–94.

3 Vgl. Bastian, Till: Medizin und Gewalt. In: *Unser Eid auf das Leben verpflichtet zum Widerstand. Dokumente des 4. Medizinischen Kongresses zur Verhinderung eines Atomkriegs 1984 in Tübingen*, hrsg. v. der Tübinger Ärzteinitiative gegen den Krieg. Tübingen 1984, S. 79–87.

4 Vgl. Blome (wie Anm. 1) S. 8.

5 Riedesser, Peter: Mißbrauchte Medizin/Militarisierung der Medizin. In: *Unser Eid auf das Leben verpflichtet zum Widerstand* (wie Anm. 2), S. 111–117, und Riedesser, Peter u. Axel Verderber: *Aufrüstung der Seelen. Militärpsychologie und Militärpsychiatrie in Deutschland und Amerika*. Freiburg 1985, S. 14–17.

6 Schweninger, Ernst: *Der Arzt* (Die Gesellschaft. Sammlung sozialpsychologischer Monographien, 7. Bd.). Frankfurt am Main 1906, S. 74.

7 Vgl. Liek, Erwin: *Der Arzt und seine Sendung*. München 1927, 6. Aufl., S. 109–127.

8 Vgl. Kater, Michael H.: Gesundheitsführung des deutschen Volkes. In: *Medizin im Nationalsozialismus*. Tagung v. 30. 4.–2. 5. 1982 in Bad Boll (Protokolldienst 23/84, hrsg. v. d. Evangelischen Akademie Bad Boll) S. 136. Zum Problem Medizin und Ärzte im Nationalsozialismus allgemein: *Medizin im Nationalsozialismus. Tabuisierte Vergangenheit – Ungebrochene Tradition?*, hrsg. v. Gerhard Baader und Ulrich Schultz (Dokumentation des Gesundheitstages 1980, Bd. 1). Berlin 1980, und Kudlien, Fridolf: *Ärzte im Nationalsozialismus*. Köln 1985.

9 Vgl. Blome (wie Anm. 1) S. 263.

10 Vgl. Kater (wie Anm. 8) S. 121.

11 Schrick, F. G. v.: Die Orthopädie im Dienste der Gesundheitsführung. *Dtsch. med. Wschr.* 64 (1938) S. 861.

12 Siebeck, Richard: *Persönlichkeit und Gemeinschaft in der ärztlichen Auf-*

gabe. Rede anläßlich der Feier des 128. Jahrestages der Friedrich-Wilhelms-Universität zu Berlin am 5. November 1938. Berlin 1938, S. 18f.

13 Vgl. Kater (wie Anm. 8) S. 125.

14 Weiss, Willi: Aus dem Aufgabengebiet des SA-Arztes. *Dtsch. med. Wschr.* 63 (1937) S. 1527.

15 Vgl. Schottley, Johannes: Der Auslesegedanke in der deutschen Bauernsiedlung. *Dtsch. med. Wschr.* 62 (1936) S. 1596–1599 und ders.: Der Amtsarzt und die Neubildung deutschen Bauerntums. *Dtsch. med. Wschr.* 63 (1937) S. 785–790.

16 Zur Rolle der Psychosomatik siehe Schultz, Ulrich: Fragmente zur Geschichte der deutschen Psychosomatik von 1920–1945. In: *Medizin im Nationalsozialismus*, hrsg. v. Gerhard Baader und Ulrich Schultz (wie Anm. 8) S. 170–187.

17 Vgl. Körbel, Hans: Eine neue sozialpolitische Aufgabe des Arztes. *Dtsch. med. Wschr.* 64 (1938) S. 498–500.

18 Vgl. Martineck: Gutachten und Gutachter in der Sozialversicherung. *Dtsch. med. Wschr.* 64 (1938) S. 1429–1433.

19 Vgl. Büttner, H. E.: Gedanken über ärztliche Berufskunde. *Dtsch. med. Wschr.* 63 (1937) S. 781–786.

20 Vgl. Martineck (wie Anm. 18) S. 1430.

21 Ramm, Rudolf: *Ärztliche Rechts- und Standeskunde. Der Arzt als Gesundheitserzieher*. Berlin 1942, S. 134–136.

22 Siehe *Dtsch. med. Wschr.* 60 (1934) S. VII.

23 Siehe *Dtsch. med. Wschr.* 61 (1935) S. VIII.

24 His, Wilhelm: *Die Front der Ärzte*. Leipzig 1931, 2. Aufl., Zum Geleit.

25 Vespermann: Der Arzt im Luftschutz. *Dtsch. med. Wschr.* 63 (1937) S. 1163.

26 Vgl. Valentin, Rolf: *Die Krankenbataillone. Sonderformationen der deutschen Wehrmacht im Zweiten Weltkrieg* (Schriftenreihe Erfahrungen des deutschen Sanitätsdienstes im Zweiten Weltkrieg, Bd. 2). Düsseldorf 1981, S. 12f.

27 ebd. S. 43.

28 Vgl. Kudlien (wie Anm. 8) S. 238.

29 ebd. S. 215.

30 ebd. S. 226 und Werle, Karl-Peter: *Formen des Widerstands deutscher Ärzte*. Med. Diss. Kiel 1974. Siehe dazu auch: Bromberger, Barbara, Hans Mausbach und Klaus-Dieter Thomann: *Medizin, Faschismus und Widerstand. Drei Beiträge*. Köln 1985, bes. S. 263–340.

31 Vgl. Kudlien (wie Anm. 8) S. 38–40 u. S. 49–53.

32 Vgl. Kater (wie Anm. 8) S. 136.

33 Conti, Leonardo: Im dritten Kriegsjahr. *Dtsch. med. Wschr.* 68 (1942) S. 97.

VI. Vor und nach Hiroshima – Kontinuität oder Veränderung?

Johanna Bleker

10. Vom »Sortiergeschäft im Großen« zur »Triage« Das Problem der Krankensichtung im Krieg

Ein Schwerpunktthema in der aktuellen Diskussion um das Verhältnis der Ärzte zum Krieg ist die sogenannte »Katastrophenmedizin« und die für den Fall von »Kriegskatastrophen« als notwendig erachtete »Triage«, d. h. die Sichtung der Opfer im Hinblick darauf, ob eine medizinische Behandlung in der gegebenen Situation sinnvoll und möglich sei. Dabei geht es vor allem um drei Fragen, die von Befürwortern und Gegnern der »Katastrophenmedizin« kontrovers beurteilt werden.

Erstens: Ist die Triage ausschließlich ein Instrument der Kriegsmedizin oder handelt es sich hier um eine normale Entscheidungssituation, vor die jeder Arzt auch in Friedenszeiten gestellt werden kann? Zweitens: Ist die Triage in der besonderen Situation eines Krieges medizinisch unumgänglich, da sie der Schadensbegrenzung dient? Drittens: Werden die Kriterien der Triage durch medizinische oder durch militärtaktische Erwägungen bestimmt?

Die historische Untersuchung dieses Fragenkomplexes bereitet vom Ansatz her erhebliche Probleme. Denn die medizinische Literatur, die das Problem der Verwundetensichtung thematisiert, akzeptiert den Krieg als eine bereits vorhandene, unausweichliche Voraussetzung und beschreibt die Versuche der Medizin, sich den Kriegsbedingungen anzupassen. Das Lesen dieser Quellen bedeutet ein sich Einlassen auf die dem Verhältnis der Ärzte zum Krieg immanente Problematik, daß die Ärzte, wenn der Krieg erst da ist, einem Handlungszwang unterworfen sind, dem sie sich ohne Verletzung ihrer ethischen Prinzipien selbst dann nicht entziehen können, wenn die Ergebnisse ihrer Bemühungen für die Zwecke des Krieges mißbraucht werden sollten.[1]

Es kann nämlich nicht bezweifelt werden, daß die Realität des Krieges und insbesondere die Zustände nach großen Schlachten oder dem Einsatz von Massenvernichtungswaffen medizinische Probleme schaffen, mit denen der Arzt im zivilen Leben nicht konfrontiert wird. Es liegt in der Natur der Sache, daß die Hilfe für die Opfer des Krieges immer vergleichsweise insuffizient bleiben muß, da die medizinischen Belange grundsätzlich hinter militärischen Interessen rangieren. Daher stehen im Ernstfall stets zu wenig Ärzte und andere Hilfskräfte zur Verfügung, Unterbringungsmöglichkeiten für die Verletzten fehlen und Vormärsche oder Rückzüge zwingen zur Verlegung von Lazaretten und Verbandsplätzen, obwohl diese Bewegungen die Patienten erneut der Lebensgefahr aussetzen. Unter diesen Verhältnissen haben die Ärzte Entscheidungen zu treffen, die nicht von medizinischen, sondern von militärischen Notwendigkeiten diktiert werden. Die Geschichte der Krankensichtung folgt dabei den Veränderungen der militärischen Taktik zumindest ebenso wie der Entwicklung medizinischer Kenntnisse über Therapie und Prognose.

10.1

In den Kriegen des 19. Jahrhunderts wurden die Menschenverluste aus der Summe der Toten und Verletzten errechnet, denn die Chancen der Verwundeten, zu genesen oder gar wieder dienstfähig zu werden, waren gering. In den großen Entscheidungsschlachten blieben Tausende oft tagelang auf den Schlachtfeldern liegen. In der Umgebung des Schlachtfeldes konnten sie allenfalls in überfüllten Notquartieren untergebracht werden, wo sie an Wundinfektionen, an Fleckfieber und Ruhr zugrunde gingen. Rasche Bergung vom Schlachtfeld, Unterbringung in guten Quartieren und sorgsame Pflege waren für die Verwundeten weit entscheidender als die medizinisch-chirurgische Versorgung.

Zeitgenössische Berichte, wie etwa der folgende über die Zustände nach der Völkerschlacht bei Leipzig, zeigen die Hilflosigkeit der Medizin angesichts des Krieges. Die Schlacht tobte vom 16. bis 19. Oktober 1813, und an die 100000 Tote und Verletzte blieben auf dem Schlachtfeld zurück. Von den 34000 in Leipzig untergebrachten Verwundeten starben mehr als 11000.[2] Der Arzt und Inspekteur des preußischen Lazarettwesens Johann Christian Reil schrieb am 26. Oktober 1813 an den Herrn von Stein: »Ew. Excellenz haben mich beauftragt, Ihnen einen Bericht... einzureichen. Ich tue dies um so williger, als in dieser thatenreichen Zeit auch die Unthaten nicht für die Geschichte verloren gehen dürfen. Ich kam am 22. Oktober früh in Halle an, fand diesen von allen Seiten gepreßten Ort mit mehr als 7000 Kranken überladen und noch strömten immer neue vom Schlachtfelde bei Leipzig zu. Ich ordnete deswegen für die Verwundeten an, was in diesem

Augenblick das dringendste war... und eilte dann Leipzig zu, um dessen Lazarethen, die wie ein Vulkan ihre Kranken nach allen Richtungen ausspien und alle guten Anordnungen in ihrer Umgebung wieder vernichteten, eine zweckmäßigere Ableitung zu verschaffen. Auf dem Wege dahin begegnete mir ein ununterbrochener Zug von Verwundeten, die wie Kälber auf Schubkarren, ohne Strohpolster, zusammengeschichtet lagen und einzeln ihre zusammengeschossenen Glieder, die nicht Raum genug auf diesem engen Fuhrwerke hatten, neben sich herschleppten. Noch an diesem Tage, also sieben Tage nach der ewig denkwürdigen Völkerschlacht wurden Menschen vom Schlachtfelde eingebracht...
In Leipzig fand ich ungefähr 20000 verwundete und kranke Krieger von allen Nationen... Man hat unsere Verwundeten an Orte niedergelegt, die ich der Kaufmännin nicht für ihr krankes Möppel anbieten möchte... Bei dem Mangel öffentlicher Gebäude hat man dennoch nicht ein einziges Bürgerhaus den gemeinen Soldaten zum Spital eingeräumt. An jenen Orten liegen sie geschichtet wie die Heringe in der Tonne, alle noch in den blutigen Gewändern, in welchen sie aus der heißen Schlacht herbeigetragen worden sind...
An Wärtern fehlt es ganz. Verwundete, die nicht aufstehen können, müssen Koth und Urin unter sich gehen lassen und faulen in ihrem eigenen Unrathe an. Für die Gangbaren sind zwar offene Bütten ausgesetzt, die aber nach allen Seiten überströmen... (Im Gewandhaus war) der Perron mit einer Reihe solcher überströmender Bütten besetzt, deren träger Inhalt sich langsam über die Treppen herabwälzte...
...auf dem offenen Hofe der Bürgerschule fand ich einen Berg, der aus Kehrricht und Leichen meiner Landsleute bestand, die nackend lagen und von Hunden und Ratten angefressen wurden...
Ich appelliere an Ew. Excellenz Humanität... helfen Sie bald; an jeder versäumten Minute klebt eine Blutschuld. Legen Sie einen Schock kranker Baschkiren in die Betten der Banquiersfrauen... Der Kranke muß ins Bett und der Gesunde zu seiner Wartung vor denselben kommen.«[3]
An dieser Schilderung wird deutlich, daß die Effizienz medizinischer Hilfe im Krieg tatsächlich zunächst eine Frage der Organisation ist. »Der angehende Kriegsarzt ist moralisch verpflichtet, gegen alle administrativen Missbräuche nicht indifferent zu sein, weil die Folgen davon für das Gesamtwohl der Kranken unendlich schädlicher sind als die Fehlgriffe der Medicin und Chirurgie«, schrieb der russische Militärchirurg Nicolai Pirogoff 1864.[4] Pirogoff stellte zwei organisatori-

sche Schwerpunkte heraus. Erstens das Sortieren der Verwundeten auf dem Schlachtfeld und zweitens den möglichst schnellen Abtransport ins Hinterland.

»In meiner Überzeugung steht es fest, dass die gut geordnete Administration auf dem Schlachtfelde und auf dem Verbandsplatze viel wichtiger und segensreicher ist, als die rein ärztliche Tätigkeit. Daher habe ich es mir auch zur Pflicht gemacht, nie gleich während der Schlacht zu Operationen und anderen zeitraubenden Handlungen zu schreiten, sondern zuerst die Transporte der Blessirten zu ordnen und die Leidenden nach dem Grade und der Wichtigkeit der Verletzungen so weit als möglich zu sortiren, um jedem die unentbehrlichste Hülfe zu leisten. Allen zu mir kommandierten Ärzten habe ich vorgeschrieben, von dem ersten Erscheinen der Verwundeten auf dem Verbandsplatze, bis zum Ende ihre ganze Tätigkeit auf Inspektion, Sortirung und nur auf die unaufschiebbare Hülfe zu beschränken.«[5]

Bei seiner Forderung nach raschem Abtransport der Verwundeten aus dem Schlachtgebiet orientierte sich Pirogoff nicht an militärischen Gesichtspunkten. Der Grund für diese Maßnahme lag in der damals geltenden Seuchentheorie. Man wußte nicht, daß Ansteckung die primäre Ursache für die Verbreitung von Wundbrand und Kriegsseuchen war, sondern glaubte, daß die verpestete Luft in den von Kranken überfüllten Hospitälern direkt Krankheitsgifte erzeugte und so zu Massenerkrankungen führte. »Die Lethalität und Sterblichkeitsverhältnisse verschiedener Leiden werden durch den Aufenthalt der Kranken in grossen Spitälern zur Kriegszeit ... unendlich vermehrt«, schrieb Pirogoff. »Man kann dreist behaupten, dass die grösste Hälfte der Verwundeten und Operierten zur Kriegszeit nicht von Verwundungen und Operationen, sondern in Folge der Hospitalkrankheiten zu grunde geht.«[6] Deshalb strebte er, diese »umfangreichen Krankenbehälter« ganz entbehrlich zu machen, indem er die Verwundeten so weit als möglich ins Hinterland und auf Privathäuser verteilte. Auch bei den deutschen Ärzten galt schon in den 1850er Jahren das »Kranken-Zerstreuungssystem« als »Schutzmittel bei Epidemien im Frieden und gegen die verheerenden Contagien im Kriege«.[7]

Pirogoff stellte nach seinen im Krimkrieg gemachten Erfahrungen für das ärztliche Vorgehen nach der Schlacht die folgende Reihenfolge auf: 1. Inspektion und Sortierung der Kranken, 2. Beseitigung drohender Lebensgefahr, 3. Vorbereitung für einen sicheren und bequemen Transport, wie das Anlegen von Gipsverbänden, und 4. Durchführung von unentbehrlichen prophylaktischen Operationen, d. h. Operationen, die einer späteren Lebensgefahr vorbeugen sollen.[8] Für das Sortieren der in der Schlacht Verwundeten stellte er fünf Kategorien auf:

1. »Hoffnungslose, solche z. B. bei denen ein bedeutender Teil der Bauchwand mit Entblössung und Vorfall der Eingeweide... oder beide Extremitäten in dem Hüftgelenke durch eine Bombe oder Kanonenkugel abgerissen sind.« Diese Verletzten hatten tatsächlich nach dem damaligen Stand der Medizin keine Überlebenschancen.
2. »Lebensgefährlich Getroffene, d. h. solche bei denen die Lebensgefahr eine unaufschiebbare Hülfe erfordert. Hierher gehören alle bedeutenden Blutungen... Kopfwunden mit Bewußtlosigkeit verbunden, Atmungsbeschwerden in Folge des Druckes auf Respirationsorgane...«
3. »Verletzte, welche auch eine unaufschiebbare, aber nur präservativ-operative Hülfe verlangen. Hierher rechne ich nur: Abreissung der Gliedmassen... wo Amputation noch ausführbar ist; Streif- oder Prellschüsse mit Zermalmung der Knochen und der Muskeln... klaffende Hieb-, Schnitt- und Lappenwunden...«
4. »Solche Verwundeten, bei welchen die unmittelbare chirurgische Hülfe nur eines schadlosen und bequemen Transportes wegen unverzüglich indicirt ist...«
5. »Endlich alle diejenigen Fälle von Verwundungen, wo nur ein einfacher Deckverband oder eine Extraction der oberflächlich liegenden Kugeln angezeigt ist.«[9]

Sieht man von dem Zeitverlust ab, der für die notwendige Organisation des Chaos auf dem Schlachtfelde in Kauf genommen werden mußte, so richtete sich die weitere ärztliche Tätigkeit nach medizinischen Kriterien. Die Verletzten wurden, soweit möglich, nach ihrer Dringlichkeit behandelt. Nur die medizinisch hoffnungslosen Fälle wurden von der aktiven Therapie ausgeschlossen.

10.2

Die von Pirogoff formulierten Prinzipien galten offenbar auch im preußisch-österreichischen Krieg von 1866, obwohl nach der Schlacht von Königsgrätz durch schwere Organisationsmängel viele Verwundete tagelang ohne Hilfe blieben.[10] Auch im Deutsch-Französischen Krieg von 1870/71 wurde nach gleichen Regeln verfahren. Der Chirurg Ernst von Bergmann beschrieb seine Erfahrungen folgendermaßen: »Die Grenzen der Chirurgie des Schlachtfeldes sind heutzutage sehr eng gezogen... Bei den Massen, die heute ins Feld geführt werden, ist ein Überblick des Schlachtfeldes für den Arzt unmöglich. Die Zahl der Verwundeten, die das nach Quadratmeilen messende Terrain decken, ist in diesem Feldzuge eine seit der Hunnenschlacht auf den Katalanischen Gefilden nicht erreichte... Angesichts solcher Verhältnisse besteht die ganze ärztliche Hilfe in der Schlacht in nichts anderem als im Fortschaffen der Kranken.«[11] In den ersten ein bis zwei Tagen nach einer Schlacht sei die Organisation, das Bergen der Verletzten und die Beschaffung von Unterkünften, die primäre Aufgabe des Arztes. »Der Arzt hat nur zu sortieren. Der kommt dahin, der kommt dorthin, der hat ein zerbrochenes Glied, der muß amputiert werden usw. Von einer Behandlung, einem Verband sei nicht die Rede! Wer blutet, kann eben verbluten – c'est la guerre!«[12] Sobald die Organisation abgeschlossen war, begann die eigentliche medizinische Versorgung, wobei nun nach dem Prinzip der Dringlichkeit verfahren wurde.

Nicht nur direkt nach der Schlacht war es nötig, die Verwundeten zu sichten. Das mit Hilfe der modernen Verkehrsmittel vervollkommnete Krankenzerstreuungssystem forderte immer wieder neue Entscheidungen über die Dringlichkeit ärztlicher Hilfe und die weitere Transportfähigkeit. Im Krieg von 1866 wurden erstmals in größerem Maße Eisenbahnzüge eingesetzt, die die Verletzten von den Schlachtfeldern in Böhmen bis Berlin, Elbing und Greifswald verteilten. Auf jeder Station wurden die inzwischen Verstorbenen und die Schwerstverletzten entladen, soweit sie an den einzelnen Orten aufgenommen werden konnten. Über die Situation an einem Verladebahnhof schrieb Ernst von Bergmann: »Wie einfach war die ärztliche Arbeit, die hier vor meinen Augen sich entwickelte – ein Sortiergeschäft en gros! In die Stadt... wurden die Schwerverwundeten dirigiert. Das Feld nebenbei diente den Leichtblessirten als Lazarett... Die ettliche Klafter lange Grube endlich zur Seite der Schienenstränge... empfing die auf dem Transport Verstorbenen.«[13]

Soweit ersichtlich, standen bei der Krankenzerstreuung und bei dem Sortiergeschäft medizinisch-humanitäre Erwägungen im Vordergrund. Denn bei der großen und damals sehr berechtigten Furcht vor Wundinfektionen und Seuchen in den überfüllten Lazaretten konnte selbst ein längerer Transport für Schwerverletzte oder Operierte als das möglicherweise kleinere Übel angesehen werden. Da damals über den Mechanismus der Wundinfektion noch keine Klarheit herrschte – auch noch 1870 wurde weitgehend ohne Desinfektion von Instrumen-

ten und Verbänden gearbeitet –, waren bei ausgedehnten Operationen, bei Knochen- und Weichteilzertrümmerung oder bei Eingeweideverletzungen die Erfolgsaussichten der Behandlung so schlecht, daß es den Ärzten leichtfallen konnte, in solchen nahezu hoffnungslosen Fällen auf schnelle chirurgische Hilfe zu verzichten. Theodor Billroth, der 1870 in Lazaretten im Elsaß arbeitete, schrieb dazu: »Schwerverletzte, denen man durch sofortige Hilfe wirklich nutzen kann, haben den Vorrang vor allen Anderen; mit Verwundeten, die sicher oder mit größter Wahrscheinlichkeit dem Tode verfallen sind, die kostbare Zeit zu verbringen, in der man vielen der ersten Kategorie das Leben vielleicht retten kann, wäre eine unverzeihliche Torheit...«[14]
Das von Billroth vorgebrachte Argument läßt aufhorchen, denn hier wird zur Rechtfertigung des Verfahrens nicht allein die Aussichtslosigkeit einer Behandlung, sondern auch die vergeudete Behandlungszeit ins Feld geführt. Noch war dieses Argument nahezu nebensächlich. Doch mit zunehmender Effizienz der Chirurgie, mit der Verbesserung der Überlebenschancen selbst Schwerstverwundeter durch schnelle und kunstgerechte Operationen, erhielt dieser Aspekt eine neue und ethisch keineswegs mehr so unbedenkliche Dimension.

10.3

Zwischen 1870/71 und dem Ersten Weltkrieg machte die Medizin gewaltige Fortschritte, die vor allem der Chirurgie und der Seuchenbekämpfung zugute kamen. Nach der Entdeckung der bakteriellen Krankheitserreger in den 70er Jahren setzte sich in den 1880er Jahren die aseptische Wundbehandlung durch. Mußte man bis dahin befürchten, daß das Risiko einer eitrigen Wundinfektion durch eine Operation eher vergrößert wurde, so ließen sich nun durch rasche Operationen unter sterilen Bedingungen die gefürchteten Infektionen vermeiden. Dies bedeutete, daß die Überlebenschancen vieler Verletzter unmittelbar von einer möglichst schnellen operativen Versorgung abhingen.
Der Einsatz der 1895 entdeckten Röntgenstrahlen ermöglichte auch in frontnahen Sanitätseinrichtungen eine bessere Beurteilung und gezieltere Behandlung von Verletzungen. Die Lehre von den Infektionskrankheiten stellte die Seuchenbekämpfung auf ein neues Fundament. Der gerade unter Kriegsbedingungen gefürchtete Wundstarrkrampf konnte nun durch die Tetanusimpfung vermieden werden. Desinfektion und die Isolierung ansteckend Kranker erwiesen sich als

wirkungsvolles Mittel zur Eindämmung von Infektionen. Dagegen verlor das zur Seuchenprophylaxe erdachte Krankenzerstreuungssystem weitgehend an Bedeutung.
Die Organisation des Sanitätswesens war indessen zwischen den Kriegen erheblich verbessert worden. Durch die Kriegssanitätsordnung von 1878 waren die verschiedenen Stationen der Verwundetenversorgung in ein streng gegliedertes System gebracht und mit exakt beschriebenen Aufgabenbereichen versehen worden. Der Weg der Verwundeten führte vom Verwundetennest bzw. vom Not- oder Truppenverbandplatz zum Hauptverbandplatz, von dort zum Feldlazarett. Weiter entfernt von der Front lagen die Kriegslazarette, von denen aus die Kranken in die Reservelazarette der Heimat überführt werden konnten. Daneben gab es Leichtverwundetensammelstellen und ein ebenfalls gut organisiertes Transportwesen.[15] Demgegenüber stand die Tatsache, daß der Erste Weltkrieg ein ganz anderes Gesicht hatte als die Kriege des 19. Jahrhunderts. Er dauerte in voller Intensität über vier Jahre. Nachdem die ersten siegreichen Vormärsche der deutschen Truppen gestoppt worden waren, entwickelte er sich zu einem Stellungskrieg, der ungeheure Menschenmengen verbrauchte. Neben der humanitär-menschlichen Aufgabe und der Anpassung an die militärischen Gegebenheiten fiel nun der Medizin insbesondere die Aufgabe zu, »die Verwundeten und Kranken dem Heeresdienst so schnell wie möglich wieder zuzuführen«.[16] Die Leichtverwundeten wurden nun nicht mehr weit ins Hinterland transportiert, sondern möglichst frontnah behandelt. Auch zur raschen Wiedereingliederung der als kriegsunwillig eingestuften Kriegsneurotiker setzte sich die Idee einer frontnahen Behandlung durch.[17] Zum Transport in die Heimatlazarette mit Hilfe von Kranken- oder Lazarettzügen wurden nun vor allem die Kranken ausgewählt, bei denen eine längere Wiederherstellungsphase vorauszusehen war, bzw. die eine frontnah nicht zu leistende Spezialbehandlung benötigten. Die entscheidenden Stationen der chirurgischen Versorgung waren die Hauptverbandplätze und die Feldlazarette.
Während auf den frontnahen Truppenverbandplätzen nur eine Notversorgung stattfand, wurden auf den Hauptverbandplätzen, die einige Kilometer hinter der Front lagen, alle erforderlichen chirurgischen Eingriffe durchgeführt. Auch Bauchoperationen konnten dort gemacht werden. Die fünf bis zehn Kilometer weiter hinten eingerichteten Feldlazarette dienten der Aufnahme der Verwundeten von den Hauptverbandplätzen oder lösten Hauptverbandplätze ab, die mit dem Vorrücken der Front verlegt werden mußten. Ihnen oblag die weitere Versorgung und der Abtransport der Verwundeten.

Im Gegensatz zum Krieg 1870/71, wo auch unter medizinischen Gesichtspunkten die Unterbringung und Pflege der Verwundeten noch weitgehend vor der chirurgischen Versorgung rangierte, hatte im Zeitalter der Aseptik die rasche medizinische Versorgung absoluten Vorrang. Nicht nur lebensrettende Sofortmaßnahmen, sondern alle operativen Eingriffe mußten so bald als möglich durchgeführt werden. Trotz der gründlichen Organisation des Sanitätswesens verging jedoch oft entscheidend viel Zeit, ehe die Verwundeten ordnungsgemäß versorgt werden konnten. Das lag vor allem an den Besonderheiten des Stellungskrieges mit seinen weit vorgezogenen Schützengräben. Die Bergung der Verwundeten zwischen den feindlichen Linien war schwierig und gefährlich und konnte oft nur nachts erfolgen. Der Transport durch die weitverzweigten Grabensysteme konnte Stunden dauern. Es mochten so ohne weiteres mehr als 24 Stunden vergehen, bis ein Verwundeter den Hauptverbandplatz erreichte.[18] Dies, zusammen mit der verheerenden Wirkung der Artilleriegeschosse und des Maschinengewehrfeuers mag den Umstand erklären, daß ungeachtet der verbesserten medizinischen Leistungen das Verhältnis der Toten zu den Verletzten des Ersten Weltkrieges weit ungünstiger war als im Krieg 1870/71.[19]

Ein besonderes Problem waren die Bauchschüsse. Sie bildeten 15 bis 25 % aller Kriegsverwundungen, doch nur ein Viertel der Verwundeten erreichte lebend das Feldlazarett. Da die Behandlung meist zu spät kam, starben davon wiederum über 90 %. Im Laufe des Krieges stellte sich heraus, daß die Letalität bei Bauchschüssen auf 50 % gesenkt werden konnte, wenn sie innerhalb der ersten 8–10 Stunden nach der Verletzung operiert werden konnten. Außerdem durften die Kranken nach der Operation nicht transportiert werden. Nach damaliger Auffassung benötigten sie wenigstens drei Wochen Ruhe, wenn sie den Eingriff überleben sollten.[20]

An der Frage, ob und unter welchen Bedingungen es vertretbar sei, die Bauchverletzten nach den Regeln der ärztlichen Kunst zu versorgen, wurden die neuartigen Probleme der Medizin im Krieg besonders deutlich. Die Bauchverletzten zählten früher zur Kategorie der Hoffnungslosen. Die moderne Medizin war im Stande, auch diese Verwundeten erfolgreich zu behandeln. Doch dem standen die Kriegsverhältnisse im Wege. Gerade hier zählte der rechtzeitige chirurgische Eingriff. Gerade hier wirkte sich die Notwendigkeit des Weitertransports besonders negativ aus. Im Gegensatz zu früher, als die Krankenzerstreuung der Seuchenprophylaxe diente, war nun der Weitertransport von Verletzten und Operierten medizinisch nicht mehr sinnvoll.

»Jeder Transport ist für die Verwundeten mit Ausnahme der Leichtverwundeten von Übel... Er muß also eigentlich vom ärztlichen Standpunkt aus vermieden werden. Allein militärisch-taktische Gründe stehen diesem Streben ebenso im Wege wie äußerliche Verhältnisse. Denn bei großem Verwundetenzustrom reichen ärztliches Personal und örtliche Unterbringung nicht aus. Daher ist Evakuation notwendig«, schrieb der Militärchirurg Carl Franz 1920. Und weiter heißt es: »Manches Mal sind die Verhältnisse stärker als die Sorge für den einzelnen Verwundeten. Wie so oft im Kriege, darf dann der Einzelne im Verhältnis zum Wohl der Allgemeinheit nichts gelten!«[21]

Das Prinzip, daß Individuen zum Wohl des Ganzen geopfert werden müssen, ist jedem Krieg immanent. Der Medizin ist dieses Prinzip fremd, und auch die Medizin des Krieges hatte in den Kriegen des 19. Jahrhunderts noch weitgehend an ihren eigenen Prioritäten festhalten können. Allein während der ersten Phase, in der die Organisation der Unterbringung und Versorgung und die Sichtung der Verletzten im Vordergrund standen, wurden Nachteile für den einzelnen in Kauf genommen. Doch dann galten für die Behandlung und den Abtransport medizinische Kriterien. Nach den von Pirogoff aufgestellten Grundsätzen orientierte sich die ärztliche Arbeit auch im Kriege daran, daß jeder einzelne die unter den Umständen bestmögliche Hilfe erhielt und daß die dringlichen und schweren Fälle den anderen vorzuziehen seien.

Durch die Fortschritte, die die Medizin seitdem gemacht hatte, war ihre Möglichkeit Leben zu erhalten unvergleichlich viel größer geworden; aber zugleich war ein Gegensatz zwischen medizinischen Notwendigkeiten und militärischen Zwängen entstanden, der vorher nicht existiert hatte. Es entstand eine paradoxe Situation. Denn wenn die Medizin im Krieg humanitäre Hilfe leisten will, und hierzu ist sie ethisch verpflichtet, so muß sie sich dem Zwang der Kriegsbedingungen fügen. Wenn aber diese Bedingungen die Medizin zwingen, ihre ethischen Prinzipien zu verlassen, so büßt sie ihre humanitäre Funktion ein. Der Grundsatz, die Interessen jedes einzelnen Kranken zu schützen, ist fundamentale Voraussetzung für das Selbstverständnis und die Glaubwürdigkeit der Medizin. In diesem ausweglosen Dilemma, das die Situation der modernen Medizin im Krieg charakterisiert, konnten sich die militärischen Prioritäten ungehindert durchsetzen. Die Grundsätze der Krankensichtung, die im Vorfeld und während des Zweiten Weltkrieges formuliert wurden, bleiben davon nicht unberührt.

10.4

Offenbar wurde die veränderte Situation der Medizin im Krieg von den Ärzten nach 1919 nur zögernd erfaßt. Man war stolz auf die enormen Erfolge der Kriegsmedizin, auf die hohe Zahl der wieder dienstfähig gemachten Verwundeten und übersah die neuartigen Probleme, die sich hieraus für die Medizin ergaben. Dies änderte sich, als man in der zweiten Hälfte der dreißiger Jahre in Deutschland begann, die Erfahrungen des Ersten Weltkrieges im Hinblick auf einen neuen Krieg auszuwerten. In die 1936 erschienene 2. Auflage von Franz' »Lehrbuch der Kriegschirurgie« wurden eine Reihe von Passagen eingefügt, die in der 1. Auflage von 1920 nicht enthalten waren. So setzte sich Franz nun mit der Forderung auseinander, daß schon in vorderster Linie Speziallazarette für Bauch-, Schädel- und Brustverletzte geschaffen werden sollten. Unter Hinweis auf die schlechte Prognose dieser Verwundetengruppe schrieb er: »Dazu kommt, daß geheilte Verwundete der drei letzten Kategorien in einem bedeutend geringeren Prozentsatz dem Heeresdienst wiedergegeben werden können. Demnach können für eine Zentralsanitätsbehörde derartige Wünsche ... nicht in Betracht kommen. Auch für die Chirurgen der Feldlazarette geben obige Zahlen einen Anhalt für ihr Verhalten bei Massenzustrom und bei Mangel an Ärzten. Gewiß ist an sich das Leben eines jeden Soldaten gleich wertvoll. Wenn die Kriegsverhältnisse aber stärker sind als wir, wenn wir Ärzte aber nicht allen Verwundeten in gleicher Weise mit unseren Kräften genügen können, dann muß, so schmerzlich es ist, eben eine Auswahl getroffen werden und es müssen diejenigen Verwundeten zuerst operiert werden, bei denen die Operation die größten Heilungsaussichten gibt.«[22]

Aus diesen Sätzen wird deutlich, daß nun die ärztlichen Prinzipien und die daraus abgeleiteten Sichtungskriterien des 19. Jahrhunderts endgültig in ihr Gegenteil verkehrt wurden, wenn die Kriegsverhältnisse dies erfordern sollten. Es ging darum, die Möglichkeiten der Medizin optimal zu nutzen, nicht im Sinne des einzelnen, sondern der Allgemeinheit. Daß dieser allgemeine Nutzen primär von militärischen und nicht etwa von humanitären Interessen her definiert wurde, verriet sich in einer geringfügigen Verschiebung der Wortwahl. Statt von Überlebenschancen wurde nun ausnahmslos von Heilungsaussichten gesprochen, was die Interpretation erlaubt, daß dabei auch an die Wiederverwendbarkeit gedacht werden sollte.

Die im September 1939 vom Heeressanitätsinspekteur ausgegebenen »Richtlinien für die Versorgung von Verwundeten in den vorderen

Sanitätseinrichtungen« schrieben diese neuen Prinzipien fest. Die Sichtung und Verteilung der Verwundeten diene der schnellen Entlastung der Front. Sie diene militärisch-taktischen Zwecken und dem ärztlichen Zweck, jedem Verwundeten die bestmögliche, schnellste und endgültige Versorgung zu verschaffen. »Grundsätzlich ist der Verwundete mit besseren Aussichten schneller abzutransportieren als der mit schlechteren.«[23]

Diese Richtlinien mußten den Eindruck erwecken, als sei das hier zum Grundsatz erhobene Erfolgsprinzip, das die geltenden ärztlichen Regeln außer Kraft setzte, eine logische Fortführung der zuvor genannten ärztlichen Ziele. Hieraus ergab sich die Logik eines Teufelskreises. Je deutlicher die Medizin mit sich selbst in Widerspruch geriet, um so hartnäckiger klammerte sie sich an die Behauptung, daß ein Unterschied zwischen der Medizin des Krieges und des Friedens nicht bestehe. »In keinem Falle widerspricht das kriegschirurgische Handeln der allgemeinchirurgischen Lehre und es wäre falsch, hier einen Gegensatz suchen zu wollen.«[24]

»Kriegschirurgie ist nichts anderes als Unfallchirurgie unter den besonderen Bedingungen des Krieges... Die Suprema lex ist für den Kriegschirurgen die Erhaltung der Schlagkraft und Kampffähigkeit der Truppe. Grundlage hierfür ist die militärische Disziplin... Hierzu gehört ferner, daß bei einem größeren Verwundetenanfall nicht das Schicksal des Einzelnen, sondern nur die Frage unser Handeln bestimmen darf: Wie kann man unter den gegebenen Umständen möglichst vielen das Leben und die Kampffähigkeit erhalten.«[25]*

Ob nun die Kampffähigkeit oder auch nur die Überlebenschancen in den Vordergrund gestellt wurden, in jedem Fall ging das Sichtungsprinzip bei einem Massenanfall von Verletzten zu Lasten der Schwerverwundeten und insbesondere der Bauchverletzten. Denn gerade sie mußten möglichst schnell in eine Einrichtung gelangen, wo sie operiert werden konnten und wo eine längere Phase postoperativer Ruhe möglich war. Da die Hauptverbandplätze rasch zu entlasten waren, mußten sie nach geltenden Richtlinien ins Feldlazarett gebracht wer-

* Es mag naheliegen, die Betonung der Wiederverwendbarkeit im militärischen Schrifttum des Zweiten Weltkrieges auf die Ideologie des Faschismus zurückzuführen, die prinzipiell den Wert des Individuums an seinem Nutzen für das Volksganze bemaß. Dagegen sei eingewandt, daß für diese Ideologie die These vom Kampf ums Dasein maßgebliche Bedeutung hatte, und daß die Nichtachtung des Individuums nicht zuletzt aus der Analogie mit den für den Krieg generell gültigen Maximen hergeleitet wurde. Man könnte also sagen, daß hier nicht der Faschismus militärische Werte beeinflußte, sondern daß militärische Wertmaßstäbe Teil des Faschismus waren.

den. Für den ohnehin zeitraubenden Transport dorthin hatten sie jedoch aufgrund ihrer ungünstigen Prognose eine sehr niedrige Priorität.

Im Verlauf des Zweiten Weltkrieges wurde klar, daß das Sichtungsproblem vorwiegend bei der Frage der Transportfähigkeit auftrat. »Der Transportentscheid bedeutete... die wichtigste Bestimmung, die überhaupt im Behandlungsverlauf getroffen wurde.«[26] Welche Grundsätze dabei tatsächlich befolgt wurden, ist nicht eindeutig festzustellen. Offenbar gab es eine Konkurrenz zwischen den sanitäts-taktischen Gesichtspunkten, daß Hauptverbandplätze schnell zu räumen seien, und dem ärztlichen Standpunkt, wonach gerade bei Bauchverletzten ein weiterer Transport zu vermeiden sei. So wird einerseits berichtet, daß 1942 üblicherweise die Schwerverwundeten bevorzugt zum Hauptverbandplatz gebracht wurden. Vom Hauptverbandplatz zum Feldlazarett wurden zunächst die leichter Verwundeten transportiert, während Schwerverwundete, vor allem mit Bauch-, Lungen- und Oberschenkelschüssen, am Hauptverbandplatz operiert und postoperativ möglichst lange dort belassen wurden.[27] Nach anderen Berichten aus dem gleichen Jahr verboten einige Divisionsärzte grundsätzlich, die Bauchverletzten in den Hauptverbandplätzen zu operieren[28], während andere nur bei völliger Arbeitsüberlastung »mit schwerem Herzen« auf die operative Versorgung verzichteten.[29] Nach Zahlenangaben aus dem Jahr 1943 starben von den bereits am Hauptverbandplatz Operierten 55%, von den erst im Feldlazarett Behandelten 74% dieser Verletzten.[30]

Die Widersprüche in der Literatur lassen vermuten, daß viele Ärzte versuchten, ungeachtet bestehender Richtlinien zu einer für die Verwundeten vertretbaren Entscheidung zu kommen. So werden in einer 1942 erschienenen Schrift zunächst alle Gründe aufgezählt, die eine Operation der Bauchverletzten am Hauptverbandplatz verbieten: Die Verwundeten dürfen nach der Operation nicht transportiert werden und fordern einen zu hohen Pflegeaufwand. Jede derartige Operation dauert unvertretbar lange, wobei die Letalität über 50% beträgt. »Es wird also die Hälfte dieser kostbaren Zeit nutzlose Arbeit gewesen sein.« Doch dann ergänzt der Autor: »zwingend wird aber die Operationsanzeige, wenn es wegen der Abtransportverhältnisse nicht möglich erscheint, den Bauchverletzten innerhalb der 6–10 Stundengrenze an einen geeigneten Operationsort zu schaffen«[31]. Als sich Ende 1943 die Lage an der Front im Osten verschlechterte, verschlechterte sich die Verwundetenversorgung entsprechend: »Großkampf, Räumung und Rückzug verlangten eine Ausweitung

des Begriffs ›transportfähig‹ zunächst bis zur Grenze des ärztlich Verantwortlichen, um dann in Zeiten der Allgemeingültigkeit taktischer Gesichtspunkte ärztliche Überlegungen auf ein Minimum einzuschränken. So kam es vor, daß frisch operierte Bauchschüsse, Kopf- oder Lungenverletzungen unter Inkaufnahme hoher Gefahr für das Leben... abtransportiert werden mußten.«[32] Desgleichen heißt es über die Lage 1944: »Bei gegebener Notwendigkeit die vorgeschobenen Hauptverbandplätze nur ganz dünn zu belegen, spielten die Transportschäden und der Zeitverlust bis zur Operation bei gewissen Verletzungen, insbesondere Bauch- und Brustschüssen,... eine unangenehme Rolle. Die Aussichten, einen Bauchschuß mit Intestinalverletzung durchzubringen, sanken infolgedessen erheblich.«[33]
Es ist fraglich, wie weit unter diesen Bedingungen die Frage des Transports überhaupt noch von ärztlichen Entscheidungen abhing. 1944 schreibt ein Autor über die Bauchverletzten: »Bis auf die absolut aussichtslosen intraperitonealen Verwundungen mit kaum fühlbarem schnellen Puls und Kollaps müssen alle echten Bauchschußverletzten baldigst dem Abtransport zum Hauptverbandplatz und in das Feldlazarett unterworfen werden.«[34] Dort gelte das Prinzip, daß »in Zeiten des Massenanfalls... abgesehen von den dringlichst-lebenswichtigen Eingriffen die Verletzten zuerst zu operieren [sind], bei denen der Eingriff die größten Heilungsaussichten verspricht«.[35] Bei den Bauchschüssen sei schnellste feldchirurgische Versorgung geboten.[36]
Die in diesen Aussagen deutliche Ambivalenz scheint kennzeichnend für die Haltung der Ärzte zum Sichtungsproblem überhaupt. Der unerträgliche sanitäts-taktische Grundsatz, die Entscheidung an den Heilungsaussichten zu orientieren, wird immer wieder durch gegenteilige ärztliche Bewertungsgrundsätze eingeschränkt oder außer Kraft gesetzt. Es ist das Lavieren in einer für das ärztliche Selbstverständnis unerträglichen Situation.

10.5

Auch die heutige Diskussion um die seit 1961 bestehende und 1983 aus politisch-taktischen Gründen angeblich außer Kraft gesetzte Zentrale Dienstvorschrift 49/50, die als NATO-Handbuch den Titel »Die dringliche Kriegschirurgie« trägt, dreht sich vor allem um die Sichtungskriterien bei einem Massenanfall von Verwundeten.[37] In relativer Offenheit wird hier für den Fall eines Massenandrangs von Verwundeten »die genaue Umkehrung der normalen ärztlichen Gewohnheiten und des Grundsatzes ... zuerst für den Schwerverwundeten zu sorgen« gefordert.[38] Das diesbezügliche Sichtungsverfahren trägt den Namen »Triage«.

Das sehr umfangreiche NATO-Handbuch handelt kapitelweise alle im Krieg denkbaren Verletzungen und ihre Behandlung ab. Jedes dieser Kapitel schließt mit Überlegungen über die Behandlungsmöglichkeiten bei einem Massenanfall von Verletzten, wobei stets explizit oder implizit auf die Situation nach einem Einsatz von Nuklearwaffen abgehoben wird. Hier gehe es darum, Kompromisse zu finden zwischen den herrschenden Bedingungen und den normalen ärztlichen Grundsätzen. Dabei müßten zwar viele sterben, die normalerweise gerettet werden können. »Jedoch ist die Rettung möglichst vieler Leben das Leitmotiv der gesamten ärztlichen Erstversorgung bei der Behandlung bei Massenanfällen. Dieses Ziel kann nur durch Beschränkung der Erstversorgung auf möglichst einfache Maßnahmen und die Behandlung möglichst vieler Verwundeter mit guter Überlebenschance und zu erwartender Dienstfähigkeit erreicht werden.«[39]

Die allgemeinen Sichtungsgrundsätze, die bei einem Massenanfall solange befolgt werden sollen, wie die Zahl der Patienten die Behandlungsmöglichkeiten übersteigt, stellen eine genaue Umkehrung der Richtlinien dar, die 100 Jahre zuvor Nicolai Pirogoff für die Situation nach einer Schlacht aufgestellt hatte. Sie gehen auch über die im Zweiten Weltkrieg geltenden Richtlinien hinaus. Denn sie gehen nicht nur zu Lasten der Schwerverletzten, sondern auch zu Lasten derer, die als akute Notfälle einer raschen Soforthilfe bedürfen. Das Handbuch beschreibt vier Gruppen:

1. Die Gruppe der geringfügig Verletzten. Diese sollen nach einfacher Erster Hilfe, die auch von ihnen selbst oder Kameraden durchgeführt werden kann, wieder zum Dienst zurückgeschickt werden.
2. Die Gruppe derer, die durch einfache Versorgung am Leben erhalten werden können, wie z. B. Verletzte mit einfachen Knochenbrüchen, die nur ruhig gelagert werden müssen.
3. Die Gruppe derer, die sofortige lebensrettende Maßnahmen benötigen, wie z. B. Verwundete mit äußeren Blutungen, Verletzung der Luftwege oder schweren Extremitätenverletzungen. Diese sollen erst behandelt werden, wenn die Verwundeten der ersten beiden Kategorien versorgt sind. Bei Pirogoff hatten Kranke, »bei denen die Lebensgefahr eine unaufschiebbare Hilfe erfordert«, die höchste Priorität. Auch in den Richtlinien des Zweiten Weltkrieges wurden lebensrettende Sofortmaßnahmen vorrangig eingestuft.
4. Die letzte Gruppe umfaßt alle übrigen Verletzten und sieht voraus,

daß »deren Überlebenschance fraglich ist und sogar unter idealen sanitätsdienstlichen Verhältnissen fraglich wäre«.[40]

Es ist hier nicht der Ort zu diskutieren, ob der vorliegende Versuch, die unvorstellbaren Zustände nach einem Atomangriff per Dienstvorschrift zu regulieren, einem betont sachlichen Realismus oder einer besonderen Realitätsferne entsprungen ist. Unsere Betrachtung soll hier auf die Konkurrenz medizinischer und militärischer Prioritäten im Krieg beschränkt bleiben. Die Überformung der Kriegsmedizin durch die kriegsimmanenten Nützlichkeitserwägungen wird in der Zuspitzung auf die extremste aller vorstellbaren Situationen in aller Schärfe deutlich. Ungeachtet aller ihrer Fortschritte würden die medizinischen Möglichkeiten, den verletzten Soldaten und Zivilisten zu helfen, in der angenommenen Extremsituation auf das Niveau ärztlicher Hilfe von 1813 zurücksinken. Aber die Prinzipien der Humanität, an die der Heeresinspekteur Reil damals appellierte, wären nun aus taktischen Erwägungen außer Kraft gesetzt.
Die aktuelle Diskussion zeigt, daß die meisten Ärzte und insbesondere die Angehörigen des Sanitätsdienstes diese Zumutung an ihr ärztliches Ethos wohl nicht billigend hingenommen, aber verdrängt haben. Die Befürworter der Triage aus den Reihen der Wehrmedizin versuchen zu beweisen, daß die an den Heilungsaussichten orientierte Krankensichtung zumindest unter Extrembedingungen nicht im Widerspruch zu den Prinzipien der ärztlichen Ethik stehe und daß ein derartiges Vorgehen keineswegs nur in der Kriegsmedizin nötig und berechtigt sei.[41] Dagegen argumentieren die Gegner und vor allem Ärzte, die vom Recht der Kriegsdienstverweigerung Gebrauch machen wollen, daß die Triage mit den ärztlich-ethischen Grundsätzen unvereinbar und ein reines Instrument der Kriegsmedizin sei. Selbst im Fall ziviler Katastrophen sei der Arzt nicht genötigt, seine Entscheidung primär an den Heilungsaussichten zu orientieren.[42]
Die Geschichte des Sichtungsproblems macht deutlich, daß die der Triage zugrunde liegenden Sichtungsgrundsätze tatsächlich aus kriegsmedizinischen Erwägungen hervorgegangen sind. Den Hintergrund für ihre Entstehung bildet einerseits die Erkenntnis, daß die Medizin bei vollem Einsatz ihrer Möglichkeiten einem weit größeren Prozentsatz von Verwundeten helfen kann, als dies unter Kriegsbedingungen möglich ist, und andererseits der Wunsch, den Nutzen der Medizin im Hinblick auf die Zahl der Wiederhergestellten und Dienstfähigen möglichst zu optimieren. Die Entscheidung zu Lasten der Schwerverwundeten beruht primär auf militärischen, allenfalls sanitäts-takti-

schen Erwägungen. Die Entscheidung, auch lebensrettende Sofortmaßnahmen hinter die Erstversorgung leichter Verletzter zurückzustellen, kann nur noch aus militärischen Nützlichkeitserwägungen interpretiert werden. Die Tatsache, daß die ärztliche Ethik für die besonderen Probleme kriegsmedizinischer Extremsituationen keine eigenen Entscheidungskriterien liefern kann, vermag diese Feststellung nicht zu entkräften.
Inwieweit das an den Heilungsaussichten orientierte Sichtungsverfahren tatsächlich der Schadensbegrenzung dienen kann, sei dahingestellt. Auch unter den günstigsten Bedingungen kann ärztliche Hilfe im Krieg wenig leisten, um den immensen Schaden für die Menschheit zu lindern. Der Erste Weltkrieg forderte auf deutscher Seite über eineinhalb Millionen Tote. Die tödlichen Verluste der deutschen Wehrmacht im Zweiten Weltkrieg werden in westlichen Nachkriegsveröffentlichungen mit über drei Millionen, nach sowjetischen Angaben sogar mit sieben Millionen beziffert.[43] Insgesamt forderte der Zweite Weltkrieg mindestens 55 Millionen Menschenleben[44]. Nichts weist darauf hin, daß die Medizin im Zweiten Weltkrieg einem höheren Prozentsatz von Soldaten das Leben retten konnte als im Krieg von 1914/18.[45] Gegen die wachsende Grausamkeit der modernen Kriege kann die Medizin, selbst bei optimaler Nutzung ihrer Möglichkeiten, kein Mittel der Schadensbegrenzung sein.

Anmerkungen

1 vgl. Kap. 1 in diesem Band.
2 vgl. Esmarch, Friedrich v.: *Über den Kampf der Humanität gegen die Schrecken des Krieges*. Stuttgart, Leipzig 1899, S. 6.
3 zitiert nach Kaiser, Wolfram und Mocek, Reinhard: *Johann Christian Reil* (= Biographien hervorragender Naturwissenschaftler, Techniker und Mediziner. Bd. 41). Leipzig 1979, S. 92/93.
4 Pirogoff, Nicolai: *Grundzüge der allgemeinen Kriegschirurgie*. Leipzig 1864, S. 44.
5 ebd. S. 37.
6 ebd. S. 45.
7 vgl. z. B. Kraus, Friedrich: *Das Kranken-Zerstreuungssystem als Schutzmittel bei Epidemien im Frieden und gegen die verheerenden Contagien im Kriege nach den Erfolgen im Feldzuge vom Jahre 1859*. Wien 1861.
8 Pirogoff (wie Anm. 4) S. 56.
9 ebd. S. 53/54.
10 vgl. Dumreicher, Johann v.: *Zur Lazarethfrage. Eine Erwiderung von Prof.*

v. Dumreicher an Prof. v. Langenbeck. Wien 1867; v. Esmarch (wie Anm. 2) S. 14.

11 Bergmann, Ernst v.: Kriegsbriefe von 1866 und 1870/71. In: Buchholz, Arend: *Ernst von Bergmann.* Leipzig 1911, S. 270.

12 ebd. S. 271.

13 ebd. S. 217/18.

14 Billroth, Theodor: *Chirurgische Briefe aus den Kriegslazarethen in Weissenburg und Mannheim.* 1870. Berlin 1872, S. 66.

15 Zur Organisation des Sanitätswesens im 1. Weltkrieg vgl. z. B. Hoffmann, W.: *Die deutschen Ärzte im Weltkriege. Ihre Leistungen und Erfahrungen.* Berlin 1920; Ring (wie Anm. 30) S. 223–243.

16 Franz, Carl: *Lehrbuch der Kriegschirurgie.* 2. Aufl. Berlin 1936, S. 1; vgl. auch Kap. 1 in diesem Band.

17 vgl. Kap. 5 in diesem Band.

18 Franz, Carl: *Lehrbuch der Kriegschirurgie.* 1. Aufl. Berlin 1920, S. 7 bis 11.

19 vgl. ebd. S. 2 (Fußn.) und Franz (wie Anm. 16) S. 3.

20 Rhode, Carl: Kriegschirurgie. In: Spatz, H. (Hrsg.): *Kriegschirurgischer Ratgeber.* München, Berlin 1941, S. 42–57.

21 Franz (wie Anm. 18) S. 12/13.

22 Franz (wie Anm. 16) S. 9.

23 *Richtlinien für die Versorgung Verwundeter in den vorderen Sanitätseinrichtungen.* Hrsg. Der Heeressanitätsinspekteur. September 1939, S. 6.

24 Wachsmuth, W.: Erfahrungsberichte aus dem chirurgischen Sonderlazarett des Oberkommandos des Heeres. Aufgaben und Wege der Kriegschirurgie. *Der deutsche Militärarzt* 7 (1942) S. 65–69, S. 65.

25 Binhold, H.: Einige kriegschirurgische Gesichtspunkte. In: Spatz (wie Anm. 20) S. 20–27, S. 20.

26 Fischer, Hubert: *Aus den Erfahrungsberichten der Beratenden Chirurgen im Krieg 1939–1945* (= Wehrdienst und Gesundheit. Abhandlungen aus Wehrmedizin, Wehrpharmazie und Wehrveterinärwesen. Hrsg. G. Finger, Bd. 5). Darmstadt 1963, S. 29.

27 ebd. S. 31.

28 ebd. S. 158.

29 ebd. S. 156 u. 159.

30 Ring, Friedrich: *Zur Geschichte der Militärmedizin in Deutschland.* Wiss. bearb. v. H. W. Hackenberg. Berlin 1962, S. 315.

31 Orator, V.: *Leitfaden der Feldchirurgie im Bewegungskrieg* (= Grundlinien zum Chirurgie-Studium. Teil 5). Leipzig 1942, S. 21.

32 Fischer (wie Anm. 26) S. 14.

33 ebd. S. 35.

34 Käfer, H.: *Feldchirurgie. Leitfaden für den Sanitätsoffizier der Wehrmacht.* Dresden, Leipzig 1944.

35 ebd. S. 99.

36 ebd. S. 122.

37 o. A.: *Die dringliche Kriegschirurgie.* NATO-Handbuch (= ZDV 49/50) November 1961.

38 zitiert nach Burman, Herta: Die dringliche Kriegschirurgie. *Deutsches Ärzteblatt* 81 (1984) S. 897–899.

39 *Die dringliche Kriegschirurgie* (wie Anm. 37) S. 171.

40 ebd. S. 170/171. Da über diese Passage des NATO-Handbuches viele einander widersprechende Aussagen vorliegen, soll hier der Text im Original wiedergegeben werden: »Der Massenanfall an Verwundeten bei einem thermonuklearen Einsatz wird wahrscheinlich Soldaten und Zivilisten betreffen. Unter den dann herrschenden Verhältnissen muß die Festlegung der Dringlichkeitsstufen zur Behandlung realistisch den Bedürfnissen angepaßt werden.

Die Sichtung ist dabei die Grundlage der ärztlichen Behandlung. Da an vielen Stellen eine ungeheure Arbeitslast für den Sanitätsdienst anfällt, müssen gegenüber den üblichen ärztlichen Grundsätzen folgende Kompromisse geschlossen werden:

1. Eine große Zahl Verwundeter muß als nur »geringfügig verletzt« eingestuft werden. Nach einfacher Erster Hilfe, die selbst oder von einem Kameraden ausgeführt wird, müssen diese Patienten zum Dienst zurückgeschickt werden, auch wenn sie nur noch zur Bergung, Brandbekämpfung oder Pflege schwerer Verwundeter verwendet werden können. Viele Verwundete wird man zu ihren Einheiten zurückschicken, obwohl man ganz genau weiß, daß sie später im sanitätsdienstlichen Versorgungsweg wieder zur Weiterbehandlung auftauchen werden. Ohne Zweifel werden durch diese verzögerte und nicht ausreichende Behandlung Deformationen und Funktionsstörungen entstehen, aber sie müssen als unvermeidbare Folgen solcher Entscheidungen in Kauf genommen werden.
2. Die zweite Gruppe von Verwundeten kann durch eine einfache Erstversorgung am Leben erhalten werden, während die weitere Behandlung zunächst auf einen späteren Zeitpunkt verschoben wird. Durch die verzögerte Behandlung entstehen für die Betroffenen keine größeren Gefahren. Zu dieser Verwundetengruppe gehören hauptsächlich die geschlossenen Frakturen der Röhrenknochen, da diese bei richtiger Ruhigstellung nicht mehr lebensgefährlich sind.
3. Sofern die oben aufgeführten Verwundetengruppen in dieser Weise versorgt werden, kann eine wichtigere Gruppe sofort behandelt werden, nämlich die Verwundeten, die eine sofortige, lebensrettende Behandlung brauchen und die damit gute Überlebenschancen haben. Ohne solche Behandlung sind ihre Chancen gering. Dazu zählen die Verwundeten mit äußeren Blutungen, Verletzung der Luftwege und schweren Extremitätenverletzungen.
4. Die letzte Gruppe umfaßt die kritisch Verwundeten, deren Überlebenschance fraglich ist und sogar unter idealen sanitätsdienstlichen Verhältnissen fraglich wäre. Unter den dann herrschenden Umständen wird

ihre Zahl wahrscheinlich stark ansteigen. Zwar werden diese Verwundeten nicht alle sterben, doch zeigt eine nüchterne Überlegung, daß die Behandlung der an sich tödlich Verletzten als Fälle der Dringlichkeitsstufe Eins zwangsläufig zur Vernachlässigung derjenigen Verwundetengruppe führen muß, bei der eine richtige und sofortige Behandlung bessere Überlebenschancen schafft.

Es muß damit gerechnet werden, daß durch einschneidende Kompromisse mit den anerkannten Behandlungsmethoden mehr Komplikationen eintreten und die Morbidität bedeutend steigen wird. Jedoch ist die Rettung möglichst vieler Leben das Leitmotiv der gesamten ärztlichen Erstversorgung bei der Behandlung bei Massenanfällen. Dieses Ziel kann nur durch Beschränkung der Erstversorgung auf möglichst einfache Maßnahmen und die Behandlung möglichst vieler Verwundeter mit guter Überlebenschance und zu erwartender Dienstfähigkeit erreicht werden.«

41 vgl. z. B. Vilmar, Karsten: Ärztliches Berufsethos erfordert Fortbildung in Katastrophenmedizin. *Deutsches Ärzteblatt* 78 (1981) 2213/2214; Burman (wie Anm. 38); Piechowiak, Helmut: Notfallmedizin und Katastrophenvorsorge. Kritische Anmerkungen zur Diskussion um die Ethik der Katastrophenmedizin. *Deutsches Ärzteblatt* 80 (1983) Heft 5, S. 56–60; Bestrebungen und Ziele der Deutschen Gesellschaft für Katastrophenmedizin e. V. Ebd. Heft 25, S. 41/42.

42 vgl. z. B. Weber, Eberhard: Katastrophenmedizin – Kriegsmedizin. In: *Ärzte warnen vor dem Atomkrieg. Beiträge und Materialien zum 2. Medizinischen Kongreß zur Verhinderung eines Atomkrieges.* Berlin 1982, S. 33–36; Leserbriefe im *Deutschen Ärzteblatt* 78 (1981) Heft 46, S. VI–XXII; 80 (1983) Heft 25, S. 50–52; 81 (1984) 1414–1420; siehe hierzu auch Kap. 11 in diesem Band.

43 vgl. Ring (wie Anm. 30) S. 301; Arntz (wie Anm. 44); nach Keiling, Wolf: *Das deutsche Heer 1939–1945. Gliederung, Einsatz, Stellenbesetzung.* 1. Lieferung. Bad Nauheim 1956, S. 203f. betrugen die Ausfälle der deutschen Wehrmacht bereits am 30. 11. 1944 (soweit gemeldet) 1714054 Vermißte und 1911300 Totgemeldete (davon 9513 vollstreckte Urteile). Wie hoch die endgültigen Verlustzahlen der Wehrmacht lagen, kann nicht ermittelt werden, da über die Totmeldungen bis zum Kriegsende keine Zahlen vorliegen und weil die Zahl der Kriegsgefangenen oder später in Gefangenschaft Verstorbenen unter den Vermißten nicht bekannt ist.

44 Arntz, Helmut: Die Menschenverluste im Zweiten Weltkrieg. In: *Bilanz des Zweiten Weltkrieges. Erkenntnisse und Verpflichtungen für die Zukunft.* Oldenburg, Hamburg 1953, S. 441–447. Arntz nennt als geschätzte Zahlen auf deutscher Seite ca. 3250000 Wehrmachtstote, 3000000 Ziviltote durch Luftangriffe, Vertreibung etc. sowie 5000000 vermißte Personen. Die Verluste der Sowjetarmee beziffert er mit 13600000 Toten, die der sowjetischen Zivilbevölkerung mit 7000000. Das übrige Europa zählte

2172000 Wehrmachtstote und 7383000 Ziviltote. Hinzu rechnet er einen weiteren Bevölkerungsverlust von 14800000 Menschen aus anderen kriegsbedingten Ursachen. In Ostasien starben insgesamt ca. 13800000 Menschen.

45 vgl. Ring (wie Anm. 30) S. 303.
Siehe auch in diesem Band Anhang S. 261–264.

Johanna Bleker

11. Die Diskussion über Medizin und Krieg in der Bundesrepublik nach 1945

Ein Überblick

»Nur die Atomwaffen abschaffen zu wollen, um im übrigen wieder Krieg führen zu können wie bisher, das wäre so, als wollte man morgens den Wecker aus dem Fenster hinauswerfen, damit man nicht aufwachen muß«
(C. F. v. Weizsäcker, 1957).[1]

Einleitung

Die Medizin der ersten Jahrzehnte nach dem Ende des Zweiten Weltkrieges zeichnet sich, zumindest im westlichen Teil Deutschlands, dadurch aus, daß eine kritische Auseinandersetzung mit den Erfahrungen des Krieges fast gänzlich fehlt. Obwohl in diesem Krieg Veränderungen, die im Laufe des Ersten Weltkrieges erst andeutungsweise oder rückblickend wahrnehmbar waren, deutlich zutage traten und obwohl dieser Krieg wie kein anderer die Möglichkeit einer Humanisierung durch die Medizin ad absurdum geführt hatte, blieb eine öffentliche Diskussion über diese Dinge aus.
Die militärische Inanspruchnahme der Medizin, der Auftrag, Verwundete auf schnellstem Wege wieder dem Heeresdienst verfügbar zu machen, hatte in den Richtlinien der Verwundetenversorgung von 1939 einen greifbaren Niederschlag gefunden. Sie ordneten an, daß Verwundete mit besseren Heilungsaussichten vorrangig abzutransportieren und zu versorgen seien. Obwohl, wie an anderer Stelle ausgeführt, unklar bleibt, in welchem Maße die Ärzte ihr Handeln an diesen Richtlinien orientierten, so muß doch gefragt werden, warum eine grundsätzliche und offene Diskussion darüber nach dem Krieg unterblieb. Ähnlich wie bei den medizinischen NS-Verbrechen, wurde allenfalls andeutungsweise von einzelnen Verfehlungen geredet. Der grundsätzliche Konflikt zwischen militärischen Interessen und ärztlichen Pflichten wurde kaum thematisiert.
Auch die Erfahrungen des totalen Krieges waren nicht Gegenstand grundsätzlicher Reflexionen. Die Tatsache, daß bei einem Krieg, der sich gegen die Zivilbevölkerung richtet, auch die zivile Medizin in das militärische Kalkül miteinbezogen und von militärischen Interessen infiltriert werden kann, führte nicht zu einer Neubestimmung des ärzt-

lichen Standorts. Erst die ärztliche Anti-Atomkriegsbewegung der 80er Jahre sollte sich an diesem Problem entzünden, das nun allerdings als ein neues, dem Atomzeitalter eigenes Phänomen begriffen wurde.
Die folgende Darstellung kann nur einen ersten, notwendigerweise fragmentarischen Überblick über die Entwicklung in der Bundesrepublik von 1950 bis zum Anfang der 80er Jahre geben. In diese Zeit fällt der Aufbau der Bundeswehr und mit ihr die Reorganisation des militärischen Sanitätswesens, die große Anti-Atombewegung am Ende der 50er Jahre und das Erstarken der Friedensbewegung nach 1979.

11.1 Wieder Ärzte in Uniform: Die Diskussion um das neue Sanitätswesen der Bundeswehr 1955–1957

In den 1950er Jahren führte die Einführung der Bundeswehr und die Frage der atomaren Bewaffnung zu erregten Auseinandersetzungen im Bundestag und zu einer breiten öffentlichen Diskussion. Über 70 % der Bundesbürger waren zunächst gegen die deutsche Wiederbewaffnung, über 50 % lehnten die Pläne der Regierung Adenauer, die Bundeswehr mit Atomwaffen auszurüsten, ab.[2]
Als Bundeskanzler Konrad Adenauer im August 1950 erstmals öffentlich von einem westdeutschen Truppenbeitrag zum westlichen Verteidigungsbündnis sprach, trat der damalige Innenminister Gustav Heinemann ostentativ von seinem Amt zurück. Es entstand die teils pazifistische, teils antimilitaristische »Ohne-mich«- bzw. »Ohne-uns«-Bewegung, die eine Volksbefragung zur Wiederbewaffnung forderte. Die Volksbefragung wurde im April 1951 verboten. 1954 unterzeichnete Adenauer die Pariser Verträge, in denen als Preis für die Aufhebung des Besatzungsstatuts der Beitritt der Bundesrepublik zur NATO festgeschrieben wurde. Im Januar 1955 riefen prominente Gegner der Wiederbewaffnung zu einer Versammlung in der Frankfurter Paulskirche auf. Sie verabschiedeten ein »Deutsches-Manifest«, in dem gefordert wurde, die beiden deutschen Teilstaaten nicht in die militärischen Blöcke einzubeziehen und so den Weg für eine spätere Wiedervereinigung offenzuhalten. Doch der NATO-Beitritt wurde am 27. 2. 1955 vom Deutschen Bundestag beschlossen und am 5. Mai 1955 vollzogen. Am 6. Oktober wurde ein Verteidigungsrat gebildet.

Nachdem bereits 1952 und 1954 sogenannte Wehrergänzungen zum Grundgesetz beschlossen worden waren, wurden am 2. Januar 1956 die ersten 1000 Freiwilligen zur Bundeswehr einberufen. Am 6. Mai schließlich wurde der Aufbau einer Bundeswehr im Grundgesetz verankert, und am 7. Juli 1956 wurde das Gesetz über die allgemeine Wehrpflicht verabschiedet. Am 1. April 1957 zogen die ersten 9733 Wehrpflichtigen in die Kasernen ein.

Die medizinische Presse befaßte sich zunächst nicht mit diesen Problemen. Die deutsche Ärzteschaft war Anfang der 50er Jahre vor allem mit der Wahrung ihrer Standesinteressen befaßt. Die Krankenversicherungsnovelle, Fragen des Kassenarztrechtes und die Forderung nach freier Arztwahl waren die Hauptthemen der Standespresse. Erst 1955, als durch den NATO-Beitritt der Aufbau der Bundeswehr in eine konkrete Phase trat, entdeckten die Ärzte, daß die Frage der Wiederbewaffnung auch die Medizin betraf. Im Frühjahr 1955 wurde von der Bundesärztekammer ein Ausschuß zur Gestaltung des Sanitätswesens gegründet, um im Sinne der Ärzteschaft auf die Vorbereitung der Wehrgesetzgebung Einfluß zu nehmen. Leiter dieser sogenannten Sanitätskommission wurde später der Vorsitzende der niedersächsischen Ärztekammer Paul Eckel (1900–1971).[3] Doch die Bemühungen der Ärzteschaft, auf die Bundeswehrgesetzgebung einzuwirken, blieben offenbar zunächst ohne Ergebnis. Ein bissiger Kommentar des Berliner Ärzteblattes unterstellte, daß alte Herren, »die 1945 an die Macht kamen« (!) und gegen die Bundeswehr insgesamt eine ablehnende Haltung konservierten, kaum geeignete Gesprächspartner eines Verteidigungsministers wären.[4]

Im November 1956 übernahm Franz Josef Strauß das bis dahin von Theodor Blank geleitete Verteidigungsministerium, und Paul Eckel legte den Vorsitz im Sanitätsausschuß nieder. Sein Nachfolger wurde Oberstabsarzt a. D. Gustav Sondermann.[5] Im Frühjahr 1957 konnte zwischen dem Ministerium und der Ärzteschaft eine weitgehende Übereinstimmung in allen wichtigen Punkten erreicht werden. Diese waren: 1. Gewährung des Offiziersrangs für alle Militärärzte. 2. Keine Unterordnung des Sanitätswesens unter andere militärische Gliederungen. Der Sanitätsinspekteur soll Generalsrang haben und direkt dem Generalinspekteur der Bundeswehr unterstehen. 3. Keine speziellen militärärztlichen Akademien. Nur ordnungsgemäß approbierte Ärzte sollen Sanitätsoffiziere werden. 4. Weitgehender Verzicht auf die Einrichtung von Militärlazaretten zu Friedenszeiten.[6] Die diesen Vereinbarungen vorangegangene Diskussion in der

Ärzteschaft erscheint nur unvollständig in der ärztlichen Presse. Doch lassen eine Reihe von Bemerkungen auf tiefgreifende Differenzen schließen.
So erklärte der Präsident der Bundesärztekammer Hans Neuffer anläßlich eines »Gespräches über militärärztliche Fragen«, das Ende Oktober 1956 in der Evangelischen Akademie Loccum stattfand: »Die Aufstellung einer neuen Wehrmacht (Bundeswehr) ist von den deutschen Ärzten zunächst mit sehr gemischten Gefühlen betrachtet worden. Ein großer Teil war aus eigener Erfahrung her voll Kritik auch gegen das Sanitätswesen...«.[7] Auf der gleichen Tagung entwarf Gustav Sondermann das »Leitbild des Arztsoldaten«. Dabei räumte er ein: »Nicht zu leugnen die latente Gefahr, daß der Arztsoldat ›engagiert‹ wird von außerärztlichen Stellen hinsichtlich des ärztlichen Handelns! Nicht zu leugnen, daß z. B. die früheren Methoden der Musterung (zumal im Kriege) diese mehr zu ›Viehmärkten‹ haben werden lassen, bei denen der Arzt ein Fleischbeschauer war und daß bei der Verschärfung der Tauglichkeitsbedingungen während des Krieges, durch welche Amputierte plötzlich auch k. v. sein sollten, dem Gewissen des Arztes schreckliche Gewalt angetan wurde.«[8] In der nachfolgenden Diskussion zitierte Sondermann »das Beispiel, wonach ein Befehl gegeben werden könnte – und dies ist vielleicht schon einmal geplant gewesen – im Falle eines allzu großen Zustroms von Verwundeten im Verlauf mörderischer Kämpfe, nur die wiederherstellbaren Verwundeten zu behandeln und die zu schwer Verletzten ihrem tödlichen Schicksal, ohne Hoffnung auf den Versuch einer Behandlung zu überlassen. Diese unausdenkbare Situation zeigt klar, wie sehr der Arzt sich seiner Autonomie sicher sein muß, die ihm die freie Ausübung seines Berufes garantiert«.[9] Daß diese »unausdenkbare Situation« im Zweiten Weltkrieg durchaus schon zur Realität geworden war[10], wurde in der öffentlichen Diskussion verschwiegen. Bereits Sondermanns Einlassungen über die Musterungsbedingungen entfachten bei ehemaligen Sanitätsoffizieren »ein Feuer des Zorns«, das Sondermann damit beschwichtigte, er habe doch nur »in schroffer Form... die Atmosphäre des NS-Regimes gezeichnet, in die auch der Arzt als Opfer... mehr und mehr hineingezogen wurde«.[11]
Schon im Sommer 1955 hatte ein Artikel im Berliner Ärzteblatt über »Ärzte in Uniform« heftige Proteste provoziert. Der anonyme Verfasser verfolgte die Frage, ob bei der künftigen Gesetzgebung »Garantien für die Ausklammerung militärischer Interessen aus dem ärztlichen Tätigkeitsfeld gewährleistet würden«, oder ob nicht »eben

doch dienstliche Gedankengänge in das ärztliche Aufgabengebiet hinein(spielen), die den Militärarzt unerbittlich mit den Fundamentalsätzen ärztlicher Ethik kollidieren lassen«. Der Sanitätsoffizier dürfe daher nicht weiterhin Funktionsglied der militärischen Organisation sein: »Der traditionelle Status des Sanitätsoffiziers krankt daran, daß Uniform und Schulterstück langsam und unerbittlich die natürliche ärztliche Autorität ersetzt, und aus dem Militärarzt eine ärztliche Kategorie besonderer Art gemacht haben, die ohne jedes Zutun der Sanitätsoffiziere selbst, ja sicher ohne je in ihr Bewußtsein gedrungen zu sein, sich in die Institution soldatischer Erziehung eingefügt und ihr angepaßt hat.«[12]

Das hier ausgedrückte Mißtrauen und Unbehagen gegenüber der traditionellen Militärmedizin war keineswegs auf Deutschland beschränkt. Nicht allein das NS-Regime, sondern die Form der modernen Kriegsführung hatte die Instrumentalisierung des Sanitätswesens zum Problem werden lassen.[13] Die Mitglieder eines Internationalen Komitees für Militärmedizin begannen nach dem Krieg nach Möglichkeiten zu suchen, die Medizin des Krieges wieder in den Zustand der Unschuld zurückzuführen und ihre Neutralität zu sichern. Der Vorsitzende des Komitees, der belgische Generalarzt Voncken, schrieb dazu: »Die gesamte Erfahrung des Krieges 1939–1945 warf völlig umwälzende Tatsachen in das Problem des Krieges hinein, und die gesamte Frage mußte umgedacht werden. Die Evolution der Ideen während der Nachkriegszeit wendete sich klar gegen eine unzulässige Auffassung mit der Tendenz, die Medizin als Kampfwaffe und den Arzt als Truppenoffizier zu betrachten. Und so bildete sich langsam die Meinung, daß die Medizin von ihrem Ideal abgewendet werden könnte, und gewisse Personen haben mit Leichtigkeit zugestanden, zunächst in Kriegszeiten die Neutralität des Sanitätspersonals aufzuheben. Dies geschah in Genf im Jahre 1947... Bald darauf wurde die Medizin aufgerufen, an den Forschungsarbeiten für den ABC-Krieg mitzuarbeiten.«[14]

1954 wurde in Paris ein »Ausschuß für die Neutralität der Medizin in Kriegszeiten« gegründet. Sein Ziel war die Rückbesinnung auf die ursprüngliche internationale Idee des Roten Kreuzes[15] und die Bildung einer übernationalen medizinischen Organisation von Ärzten neutraler Staaten, die »ohne den Ausgang der Kriegshandlung zu beeinflussen« den zivilen und militärischen Opfern eines Krieges medizinische Hilfe bringen sollte. Die Verwundeten sollten bis zum Ende der Kampfhandlungen neutralisiert bleiben. Im Angesicht eines nuklearen Krieges, in dem die nationalen medizinischen Ressourcen gänzlich

ungenügend wären, könnte allein eine derartige übernationale Organisation die ärztliche Versorgung garantieren.[16]
Die deutschen ehemaligen Sanitätsoffiziere maßen dem Problem der Neutralität der Medizin keine derart essentielle Bedeutung zu. Sie sprachen allenfalls von gelegentlichen »Entgleisungen«.[17] Dabei leugneten sie keineswegs, daß die Aufgaben der Militärmedizin andere sind als die der Medizin in Friedenszeiten. »Daß das rein ärztliche Handeln in nennenswertem Umfang, abgesehen von gewissen Regeln der Verwundetenversorgung (!), eingeschränkt worden sei, wird wohl keiner der vielen ärztlichen Kameraden behaupten können.«[18] »Natürlich gab es gewisse Richtlinien allgemeiner Art, denn schließlich kennt z. B. die Kriegschirurgie andere Grundsätze als die Friedenschirurgie, und diese müssen gegebenenfalls durch Anordnungen durchgesetzt werden.«[19] Ungesagt blieb, daß gerade in jenen »gewissen Regeln« ein wesentliches ethisches Problem der Kriegsmedizin lag und liegt. Sie bestimmten schließlich unter anderem, daß grundsätzlich der Verwundete mit den besseren Heilungsaussichten zuerst abzutransportieren und zu behandeln sei. Was in der militärmedizinischen Diskussion von Loccum allenfalls als eine Denkmöglichkeit eingestanden und als unerträgliche Zumutung an das ärztliche Gewissen gebrandmarkt wurde, wurde so an anderer Stelle quasi stillschweigend als Besonderheit der Kriegschirurgie akzeptiert.
Diese Besonderheit ergab sich aus der kriegswichtigen Funktion der Militärmedizin, die die ehemaligen Sanitätsoffiziere als selbstverständlich voraussetzten: »Die Frage des Sanitätswesens erschöpft sich eben *nicht* in der Frage der Stellung des einzelnen Arztes zu seinen Patienten. Der Soldat ist ja auch nicht nur Individuum, sondern Teil einer Gemeinschaft, deren Bedürfnisse beachtet werden müssen.«[20]
Die Bedürfnisse der Gemeinschaft werden bei G. Sondermann knapp umrissen: »Das Sanitätswesen hat die Aufgabe, Leben und Gesundheit eines biologisch und wirtschaftlich bedeutsamen Volksteiles in Krieg und Frieden zu erhalten, damit die Schlagkraft des ganzen militärischen Apparates mit zu gewährleisten.«[21] Ja, »eine Armee ist so schlagkräftig, wie ihr Sanitätswesen funktionstüchtig ist«.[22] Dennoch, beharrt der Autor: »Der Arzt in seiner notwendigen Freiheit ist irgendwie ein stärkeres Element, seine Existenz gemahnt daran, daß auch im militärischen Apparat nicht mit ›Material‹, was die Menschen anbelangt, gerechnet werden kann.«[23]
Um den Konflikt zwischen militärischen Anforderungen und ärztlichen Aufgaben zu überbrücken und gewisse »Fehlhaltungen« zu vermeiden, wurde eine souveräne Arztpersönlichkeit gefordert, das

»Leitbild des Arztsoldaten«.[24] Dieser »Arztsoldat«, der »gemeinsam mit den übrigen Soldaten unter ein Gesetz des absoluten Pflichtbewußtseins tritt«, ist der Garant gegen jeden Mißbrauch der Verfügungsgewalt über Menschen. »Er trotzt dem Element des Krieges einen Raum ab, in dem er den wunden Menschen birgt und versorgt«, und mit der Tapferkeit des Herzens widmet er sich seiner »unter der Einwirkung schwerer Waffen und des jederzeit zu erwartenden Einbruches vernichtender Gewalt zuchtvoll vollzogene(n) Aufgabe«. »Das Soldatentum ist seine Welt, das Arzttum sein Wesen... ein Ideal, für das es sich zu leben und zu sterben lohnt.«[25] Das unlösbare Problem, wie Kriegsinteresse und ärztliche Aufgabe auf einen gemeinsamen Nenner gebracht werden können, wurde so privatisiert, aufgehoben in der überragenden Persönlichkeit des Sanitätsoffiziers. Es galt nur noch, dem Arztsoldaten innerhalb des Militärs eine Stellung zu verschaffen, die die Entfaltung seiner Persönlichkeit garantierte.

So plädierten die ehemaligen Sanitätsoffiziere vor allem für die Aufwertung des Militärarztes innerhalb der militärischen Hierarchie. Sie verwiesen darauf, daß nur der Offizier mit entsprechender Befehlsbefugnis nach unten und möglichst geringer Weisungsgebundenheit nach oben für die Verwundeten optimal einstehen könne.[26] Die Aufwertung des Sanitätswesens zu einer eigenen Abteilung neben den anderen Gliederungen des Militärapparates sollte ebenfalls die Entscheidungsfreiheit des Sanitätsoffiziers garantieren.

Die Vertreter der Ärzteschaft schlossen sich den Forderungen der ehemaligen Sanitätsoffiziere an, da – wie der Präsident der Ärztekammer Neuffer feststellte – »der zivile Status des Sanitätsoffiziers bei der Art der Struktur der modernen Heere sich nicht durchführen lasse, so wünschenswert es auch zunächst vom ärztlichen Standpunkt aus erschien«.[27] Die Befürworter des Zivilstatus verhinderten allerdings die Errichtung besonderer militärärztlicher Akademien und setzten durch, daß zu Friedenszeiten der Ausbau des Militärlazarettwesens auf ein Minimum beschränkt und die Versorgung der »Bürger in Uniform« weitgehend den zivilen Krankenhäusern überlassen blieb. Sie erreichten, daß auch die künftigen Militärärzte ein reguläres Studium absolvieren, durch die Kammern approbiert und auch weiterhin von diesen vertreten werden, und verhinderten so, daß die Militärärzte eine eigene Ärztekaste außerhalb der Ärzteschaft bilden konnten.

Es kann vermutet werden, daß die ärztlichen Standesvertreter beabsichtigten, auf diesem Weg den Einfluß militärischer Interessen auf die künftige Militärmedizin einzuschränken. Sie hofften möglicherweise, sie könnten Schlimmeres verhindern, wenn sie ihre kritische Einstellung zur Remilitarisierung revidierten und damit eine enge Verbindung zwischen Bundesärztekammer und Sanitätswesen ermöglichten. Doch diese Rechnung ging nicht auf. Im Juni 1959 verpflichtete sich die Bundesrepublik im Rahmen des NATO-Standardisierungsabkommens auch zur Übernahme des NATO-Handbuches »Die dringliche Kriegschirurgie«. Ohne Diskussion in der Ärzteschaft wurden damit für das Sanitätswesen »gewisse Regeln« über die ärztliche Versorgung bei einem »Massenanfall von Verwundeten« verfügt, die noch 1957 als »unausdenkbar« bezeichnet worden waren.[28]

Statt dessen führte das Konkordat zwischen Ärzteschaft und Bundeswehr zu eher umgekehrten Konsequenzen. Militärärztliche Gesichtspunkte und andere das Verteidigungsinteresse betreffende Anliegen wurden später von der Ärzteschaft als Teil der eigenen Berufsauffassung nahezu widerspruchslos integriert. So kam es, daß am Ende der 70er Jahre die Kritik an den wehrmedizinisch ausgerichteten Plänen für eine Katastrophenmedizin auch als Kritik an der etablierten Ärzteschaft verstanden und entsprechend beantwortet wurde.

11.2 Die Ärzte und die Anti-Atomkriegskampagne 1956–1958

Solange die Diskussion über das Sanitätswesen die ärztlichen Gemüter bewegte, blieb das Thema des Atomkrieges weitgehend unberücksichtigt. Lediglich der Hinweis, daß dem Aufbau des Sanitätswesens besondere Aufmerksamkeit und Sorge gewidmet werden müsse, weil der künftige Krieg mit ABC-Waffen geführt werden würde, zeigte, daß die Bomben auf Hiroshima und Nagasaki nicht völlig in Vergessenheit geraten waren.[29]

Auch die allgemeine Friedensdiskussion in der Bundesrepublik befaßte sich damals fast ausschließlich mit der Wiederbewaffnung. Noch 1955 blieb das große NATO-Atomwaffenmanöver nahezu unbemerkt, und der von Albert Einstein, Bertrand Russell und sieben anderen namhaften Wissenschaftlern unterzeichnete Aufruf gegen die Atomrüstung fand kaum Resonanz.[30] Doch nachdem 1956 die Bundeswehr gesetzlich verankert war, begannen Adenauer und sein Verteidigungsminister Strauß laut darüber nachzudenken, daß die Deutschen als gleichberechtigte NATO-Partner auch über Atomwaffen verfügen müßten. Gerade in dieser Zeit war der Kalte Krieg erneut in ein akutes Stadium getreten. Der Aufstand in Ungarn vom 23. Oktober bis 4. November 1956 und der Ausbruch der Suez-Krise am 29. Oktober 1956 hatten der Bevölkerung schlagartig klargemacht, wie brisant der bewaffnete Scheinfrieden zwischen den Supermächten war. Am 5. April 1957 äußerte sich Adenauer auf einer Pressekonferenz nonchalant zur atomaren Bewaffnung der Bundeswehr: »Die taktischen Waffen sind im Grunde nichts anderes als eine Weiterentwicklung der Artillerie, und es ist ganz selbstverständlich, daß bei einer so starken Fortentwicklung der Waffentechnik, wie wir sie jetzt haben, wir nicht darauf verzichten können, daß unsere Truppen auch bei uns – das sind ja besondere normale Waffen in der normalen Bewaffnung – die neuesten Typen haben ...«[31]

Daraufhin traten am 12. April 1957 18 namhafte Atomforscher, unter ihnen die Nobelpreisträger Max von Laue, Werner Heisenberg, Otto Hahn und Max Born, mit der sogenannten »Göttinger Erklärung« an die Öffentlichkeit. Die Wissenschaftler wendeten sich gegen die Verharmlosung der taktischen Atomwaffen. Sie klärten auf, daß diese Waffen immerhin die Wirkung einer Hiroshima-Bombe hätten, während die großen strategischen Bomben, insbesondere die Wasserstoffbomben, inzwischen so weit entwickelt seien, daß man damit mühelos die Bevölkerung der Bundesrepublik ausrotten könne. Sie machten deutlich, daß es bislang keine Möglichkeit gebe, eine große Bevölkerungsmenge vor dieser Gefahr zu schützen. Und sie erklärten, daß keiner von ihnen bereit wäre, in irgendeiner Weise an der Herstellung, der Erprobung oder dem Einsatz von Atomwaffen mitzuarbeiten.[32]

Die Erklärung der 18 deutschen Atomwissenschaftler erregte großes Aufsehen im In- und Ausland. Zwar konterte Konrad Adenauer, daß zur Beurteilung der Lage Kenntnisse nötig seien, »die diese Herren nicht besitzen, denn sie sind nicht zu mir gekommen«.[33] Doch bei der deutschen Öffentlichkeit, der es seit langem an verläßlichen und verständlichen Informationen gefehlt hatte, bewirkte dieser plumpe Diskreditierungsversuch eher das Gegenteil. Weitere Erklärungen und Veröffentlichungen und heftige Diskussionen folgten. Im Frühjahr 1958 formierte sich die sogenannte Kampagne »Kampf dem Atomtod«, die von der SPD und dem Deutschen Gewerkschaftsbund unterstützt wurde und eine Volksbefragung zur atomaren Bewaffnung forderte. Die Volksbefragung wurde am 30. Juni 1958 vom Bundesverfassungsgericht für ungesetzlich erklärt. Bereits am 25. März hatte der Deutsche Bundestag nach mehrtägiger heftiger Debatte die atomare Aufrüstung der Bundeswehr beschlossen.

Die große Wirkung der Göttinger Erklärung beruhte nicht zuletzt auf der wissenschaftlichen Kompetenz und der moralischen Integrität ihrer Verfasser. Obwohl sich die Bundesrepublik im Wahlkampf befand (Konrad Adenauer wurde im September 1957 mit absoluter Mehrheit wiedergewählt), konnte niemand unterstellen, daß die Atomforscher ihre Erklärung zur Durchsetzung kurzfristiger parteipolitischer Ziele abgegeben hätten. Ihr Schritt ermutigte auch die Ärzte, über den gewohnten Kurs politischer Anpassung hinauszudenken und die Frage nach der Rolle der Wissenschaft und des Gewissens im Atomzeitalter zu stellen. »Das ›Göttinger Manifest‹ ist ein großartig-rührender Beweis dafür, daß die wissenschaftliche Forschung weder ein willfähriges Werkzeug in der Hand politischer Macht, noch ein sich selbst aus den Gesetzen der Ethik und der Moral ausklammernder Kulturzweig ist«, schrieb das Berliner Ärzteblatt am 16. Mai 1957.[34] Die Medizinische Welt empörte sich in einem Kommentar über die Versuche, die Erklärung der Atomforscher als ein Wahlmanöver zu desavouieren und erklärte: »Um so wichtiger und schlechthin verpflichtend ist die unvoreingenommene (unpolitische) Würdigung des Aufrufs... Wer die Hoffnung hegt, diese der Katastrophe zusteuernde Krise sei doch noch zu meistern, weiß, daß dies allein durch Geltendmachung der Prinzipien der Vernunft und der sittlichen Verantwortung geschehen könne.«[35]

Bis dahin hatte die medizinische Fachpresse das Problem der Atomkriegsfolgen und der atomaren Bedrohung weitgehend ausgeklammert. Allein die Medizinische Welt machte hierin eine gewisse Ausnahme. 1952 veröffentlichte die Zeitschrift einen Artikel über die bis dahin bekannten medizinischen Folgen der Hiroshima-Bombe.[36] Und seit 1955 erschienen dort in unregelmäßigen Abständen, aber mit steigender Frequenz, unter dem Titel »Wir vermerken hierzu« kurze Glossen eines mit »P.« zeichnenden Autors, die die atomare Eskalation und die Atompolitik der USA kritisch und kompetent beleuchteten. Diese Glossen behandelten die H-Bomben-Tests und ihre Folgen,[37] die amerikanische Informationspolitik in Atomfragen im allgemeinen und die Täuschungsmanöver des Atombefürworters Eduard Teller im besonderen[38] und die verschiedenen Protestaktionen gegen atomare Aufrüstung.[39] Der Autor war offenbar bestens informiert über die Kontroversen in der amerikanischen Atomenergie-Kommission, erklärte interessierten Lesern das Funktionsprinzip der H-Bombe[40] und die biologische Bedeutung von Strontium 90.[41]

Generell war der Informationsstand der Ärzte auf dem Gebiet der Atomforschung und ihrer medizinischen Bedeutung offenbar recht

gering. Sie hatten in ihrer Ausbildung noch nichts über Atomphysik erfahren und waren, wie der Rest der Bevölkerung, auf Informationen aus der Tagespresse angewiesen. Als 1956 eine erste öffentliche Diskussion über die Folgen der H-Bombentests im Pazifik einsetzte, fühlte sich die Ärzteschaft aufgerufen, ihre Kompetenz zu erweitern, um der durch die Presse geschürten »Strahlenpsychose« entschlossen entgegentreten zu können. Während der Kommentar der Medizinischen Welt die Bezeichnung »Strahlenpsychose« als eine unzulässige Bagatellisierung begründeter Befürchtungen entlarvte[42], versuchten die Ärztlichen Mitteilungen sich mit einer Antwort auf die Frage »Sind wir gegen die Atombombe wirklich schutzlos?«. Der Artikel wandte sich gegen »übertriebene und sensationelle Presse-Notizen«, die der Bevölkerung suggerierten, bei einem Atomkrieg bestehe die beste Abwehr »im Griff nach Zyankali«. Dabei könne man, nach Ansicht des Autors, durch geeignete Schutzmaßnahmen die Zahl der Opfer um 90 % herabsetzen. Belehrung der Bevölkerung tue not, und eine bessere Ausbildung in Strahlenforschung und Strahlenschutz werde den Arzt »in die Lage versetzen, auch den Aufgaben, die ein etwaiger Atomkrieg stellt, vollauf gewachsen zu sein«.[43]
Bereits während der Luftangriffe des Zweiten Weltkrieges war den Ärzten die Aufgabe zugefallen, die Bevölkerung zu beruhigen und einer etwaigen Panik vorzubeugen.[44] Unter Hinweis auf diese kriegswichtige Funktion forderten nun die Ärzte ihrerseits eine bessere Aufklärung und eine weniger zurückhaltende Informationspolitik der Regierung. So organisierte 1956 der Präsident des Hartmann-Bundes ein Expertengespräch über die »Gefahren der Atomstrahlung«, zu dem ein Physiker, ein Biophysiker und der Referent für Bevölkerungsschutz aus dem damaligen Atomministerium geladen wurden. Der Informationstransfer dieser Veranstaltung wurde vom Berliner Ärzteblatt jedoch mit einiger Ironie als äußerst mäßig geschildert. Weder gelang es den Experten, die physikalischen Grundkenntnisse erfolgreich zu vermitteln, noch dem Vertreter des Ministeriums, die Schweigepolitik seiner Regierung zu rechtfertigen. Die Fragen nach den biologischen Gefahren der Kernenergie mußten offenbleiben, da die Experten hier nur auf künftige Forschungsergebnisse verweisen wollten. Der Absicht des Veranstalters, »nach Wegen zu suchen, die es dem Arzt ermöglichen, fundiert und glaubwürdig der unausweichlichen Strahlenpsychose entgegenzutreten«, blieb der Erfolg versagt.[45]
Nach dem Aufruf der Göttinger Atomforscher und der darauf folgenden Aufklärungskampagne wurde deutlich, daß es bessere Informationsquellen über die biologischen Atomgefahren gab als die Äuße-

rungen von Politikern. Auf dem 60. Deutschen Ärztetag im Sommer 1957 wurde der Beschluß gefaßt, die widerspruchsvollen Verlautbarungen zu diesem Thema einer wissenschaftlichen Klärung zuzuführen.[46] Leiter einer ärztlichen »Atomkommission«, die mit dieser Aufgabe betraut wurde, war der 1956 vom Vorsitz der Sanitätskommission zurückgetretene Röntgenologe Paul Eckel.[47]

Indessen folgten dem Göttinger Aufruf weitere Erklärungen von prominenten Wissenschaftlern, Theologen und Philosophen. Diese Vorbilder setzten die Hemmschwelle herab, die viele Ärzte bis dahin davon abgehalten hatte, aus sittlicher und ärztlicher Verantwortung zu politischen Fragen Stellung zu nehmen. Im Dezember 1957 schrieb Robert Jungk, der Autor des kritischen Buches »Heller als tausend Sonnen«, in der Zeitung »Die Welt«: »Noch ist z. B. in Deutschland dem Manifest der 18 Physiker kein Manifest von Biologen, Ärzten, von Ernährungswissenschaftlern gefolgt, die alle aus ihrer eigenen Arbeit genau über die Folgen eines auch nur ›begrenzten‹ Atomkrieges weit besser orientiert sein müßten, als der durchschnittliche Bürger.«[48]

Seine Mahnung setzte eine Unterschriftenaktion unter Hamburger Ärzten in Gang.[49] Bis Ende März 1958 unterschrieben 1039 Ärzte die sogenannte »Hamburger Erklärung«, die sowohl an den Bundestag als auch an den Ärztetag gerichtet war: »Angesichts der großen Gefahren, die der Menschheit durch die atomare Waffentechnik drohen, und im Hinblick auf die bevorstehende Entscheidung über die Stationierung von Atomwaffen in der Bundesrepublik, erheben wir deutschen Ärzte unsere Stimme. Gebunden an den hippokratischen Eid, fühlen wir uns als Anwälte und Hüter des Lebens und der Gesundheit unserer Mitmenschen und deren Nachkommenschaft verpflichtet, die Aufmerksamkeit der verantwortlichen Politiker und der Öffentlichkeit auf die medizinischen Tatsachen und Probleme der Atomwaffen zu lenken.« Nach einer knappen Aufzählung der verheerenden Folgen eines Atombombeneinsatzes, insbesondere der Strahlenwirkung, stellten die Hamburger Ärzte klar, daß es gegen diese Schäden keine wirksame medizinische Hilfe gebe und daß ein wirksamer Schutz der Bevölkerung in einem Atomkrieg unmöglich sei. Sie forderten die Verantwortlichen auf, die Atomversuche zu beenden und auf die Stationierung von Nuklearwaffen zu verzichten.[50]

Obwohl dieser Aufruf die Politiker ebensowenig beeinflußte wie alle anderen Aktionen und Erklärungen der Atomkriegsgegner, fand er doch in der Ärzteschaft eine überwiegend positive Resonanz. Das Berliner Ärzteblatt verteidigte die ärztliche Einmischung in die Politik

und bemerkte: »Der Arzt kennt nun einmal die Gefahren radioaktiver Substanzen besser als der Politiker. Er weiß um die Ohnmacht ärztlichen Handelns gegenüber den Strahlengeschädigten; er kennt die Gefahren für das Leben und nicht zuletzt für das Erbgut. Das immer wieder hervorzuheben... ist seine Pflicht... Ehe sich also Politiker daran machen, solchen Schritt aus politischer Überzeugung zu tadeln, sollten sie prüfen, ob nicht eine menschliche Anständigkeit darin steckt, die Dank verdient.«[51]
Auf dem 61. Deutschen Ärztetag, der im Juni 1958 in Garmisch-Partenkirchen stattfand, wurde die Atomfrage zum beherrschenden Thema. Paul Eckel eröffnete die Veranstaltung mit einer meisterhaft-dramatischen Rede über »Arzt und Gesundheit im Atomzeitalter«.[52]
Die Rede begann mit einer nüchternen Erläuterung der Geschichte der Atomforschung, erklärte die Grundprinzipien der Radioaktivität und der ionisierenden Strahlen, die Bedeutung der natürlichen und künstlichen Isotope und ihre Verwendbarkeit zu friedlichen Zwekken.
Im zweiten Teil behandelte Eckel die biologischen Folgen der Strahlenwirkung im allgemeinen, die Folgen der Atombombenexplosionen auf Hiroshima und Nagasaki und die Risiken der Atombombenversuche, wie sie insbesondere nach der H-Bombenexplosion vom 1. März 1954 beobachtet werden konnten. Schließlich stellte er die Frage nach den Schlußfolgerungen, die, ohne alle Parteilichkeit, allein aufgrund der ärztlichen Kompetenz und Verantwortlichkeit aus diesen Erkenntnissen gezogen werden müßten. Aus rein medizinischer Sicht sei im Umgang mit radioaktiven Substanzen höchste Vorsicht geboten, die Atombombenversuche müßten eingestellt und die kriegerische Verwendung der Atomenergie unter allen Umständen verhindert werden.
In knappen Worten umriß Eckel die voraussagbaren Folgen eines Atomkriegs, »denen wir mit ärztlichen Maßnahmen praktisch machtlos und ohnmächtig gegenüberstehen«. Alles, was in dem zu erwartenden Inferno noch getan werden könne, bedeute allenfalls »eine ohnmächtige Geste erster Hilfe«.[53] »Wenn wir uns unter dem Eindruck dieser Tatsachen an den Satz aus dem Hippokratischen Eid erinnern: ›Drohen ihnen aber Fährnis und Schaden, so werde ich sie davor zu bewahren wissen‹, so können wir diesen Eid nur wahrhaft und mit gutem Gewissen erfüllen, wenn wir die Atombomben als ein frevlerisches und verwerfliches Kampfmittel ablehnen.«[54] Der Redner schloß mit dem Aufruf Albert Einsteins vom Juni 1955: »Hier ist das Problem, das wir Euch vor Augen stellen; starr, furchtbar und unaus-

weichlich: Sollen wir die menschliche Rasse ausrotten? Oder soll die Menschheit auf Krieg verzichten? Die Menschen wollen diese Alternative nicht sehen, weil es so schwer ist, den Krieg abzuschaffen. Wenn wir recht wählen, liegt vor uns ein unablässiger Fortschritt in Glück, Wissen und Weisheit. Oder wollen wir statt dessen den Tod wählen, weil wir unsere Streitigkeiten nicht vergessen können? Als Menschen rufen wir den Menschen zu: Gedenket Eurer Menschlichkeit, vergeßt alles andere! Wenn Euch das gelingt, liegt der Weg zu einem neuen Paradies vor Euch. Wenn es Euch nicht gelingt, begebt Ihr Euch in die Gefahr der allgemeinen Vernichtung!«[55]

Darauf verabschiedete der Deutsche Ärztetag eine eindeutige Entschließung gegen jeden frevlerischen Mißbrauch der Atomenergie, forderte die Ächtung aller Massenvernichtungswaffen und verlangte einen Verzicht auf weitere Atombombenversuche.[56] Mit dieser Erklärung hatten die Ärzte mit einer gewaltigen Anstrengung ihrem Gewissen Genüge getan. Doch entscheidende Schlußfolgerungen blieben aus. Hierzu hätte es einer Standortbestimmung der Medizin und ihrer Rolle im modernen Krieg bedurft. Der Physik-Nobelpreisträger Max Born schrieb 1957: »Ich glaube, daß nur ein allgemeiner Verzicht auf Waffengewalt überhaupt, mit schrittweiser Abrüstung, Sinn hat. Und an Stelle der Propaganda für Abschaffung der Atomwaffen, trete ich ein für Aufklärung über das Wesen des totalen Krieges.«[57] Er war sich mit seinen Kollegen darüber im klaren, daß es keine reine Wissenschaft mehr gab. Die Ärzte aber glaubten noch immer daran, daß die Medizin auch im Zeitalter des totalen Krieges ihre Unschuld bewahrt habe. Allein die Beteiligung an Forschungen zur biologischen Kriegsführung wurde als Mißbrauch des ärztlichen Wissens erkannt. Daß auch die gewissenhaft angewendete ärztliche Kunst zu politischen und militärischen Zwecken mißbraucht werden könnte, war den Ärzten nicht bewußt. So traten sie einerseits für die Ächtung der Massenvernichtungswaffen ein und engagierten sich andererseits für Wehrmedizin und Bevölkerungsschutz. Die Tatsache, daß in einem totalen Krieg die Medizin unausweichlich zu militärischen Zwecken benutzt wird, sei es zur Erhaltung der Kampfkraft oder zur Aufrechterhaltung von Ruhe und Disziplin, blieb aus dem Bewußtsein verdrängt.

11.3 »Wir werden Euch nicht helfen können.« Die ärztliche Anti-Atomkriegsbewegung nach 1981

Erst am Ende der 1970er Jahre wurde der Konflikt zwischen ärztlichem Ethos und Militärinteresse zu einem grundsätzlich diskutierten Thema. Durch den sogenannten NATO-Doppelbeschluß von 1979 kam es zu einer Wiederbelebung der Friedensbewegung in Deutschland, Europa und den USA. Dieser Beschluß sah zwar zunächst amerikanisch-sowjetische Verhandlungen über eine Begrenzung der Mittelstreckenbewaffnung vor. Doch bei einem Scheitern der Verhandlungen sollte 1983 mit der Aufstellung neuer atomarer Mittelstreckenwaffen in Europa begonnen werden. Die einsetzende Diskussion über die Führbarkeit eines auf Europa begrenzten Atomkrieges, die amerikanische Entscheidung zum Bau der Neutronenbombe (1981), die Leben vernichtet, ohne zugleich auch Gebäude oder Technologien zu zerstören, sowie das Bekanntwerden von Zivilschutzplänen, die offenbar mit den Folgen eines nuklearen Schlagabtausches in Europa rechneten, ließen weite Teile der Bevölkerung an der Abrüstungsbereitschaft der NATO zweifeln. Die Friedensbewegung wuchs zu einer Volksbewegung, die die Kampf-dem-Atomtod-Bewegung der 50er Jahre weit in den Schatten stellte.

In diesem Zusammenhang legte die Bundesregierung im Mai 1980 den Entwurf für ein »Gesundheitssicherstellungsgesetz« vor, durch das Organisation und Aufgaben des Gesundheitswesens im Kriegsfall geregelt werden sollten.

Das Gesetzesvorhaben löste eine Protestwelle in der Ärzteschaft aus. Zum erstenmal in der Geschichte wurde die Rolle der Medizin im Krieg und ihre militärische Funktion zum Thema kritischer Auseinandersetzungen innerhalb der Ärzteschaft. Zum erstenmal wurde das unpolitische Helferethos, durch das die Medizin zum hilflosen Werkzeug militärischer Interessen degradiert werden konnte, in Frage gestellt. Und erstmals verließen die Ärzte den Raum innermedizinischer Auseinandersetzung und trugen ihr Problem direkt vor das Forum der Öffentlichkeit.

Das Gesetzesvorhaben der Regierung hatte den kritischen Ärzten klargemacht, daß in einem totalen Krieg die Militarisierung der Medizin keineswegs auf den engeren Bereich der Militärmedizin beschränkt bleibt. Der atomare Krieg als extremste Form des totalen Krieges kennt die Grenzen zwischen Front und Hinterland nicht mehr. So wird auch die medizinische Versorgung der Zivilbevölkerung zu einem kriegswichtigen Faktor, und die Vorbereitung des Ge-

sundheitswesens auf den Kriegsfall wird von militärischen Gesichtspunkten geleitet.
Die damalige Gesetzesvorlage (ebenso wie später folgende Entwürfe) sah unter anderem die vorsorgliche Erfassung des gesamten verfügbaren medizinischen Personals vor, wobei die berufsständischen Kammern ihr Datenmaterial an die zuständigen Behörden weiterleiten sollten. Außerdem sollte eine Aus- und Weiterbildung in »Katastrophenmedizin« den Ärzten zur Pflicht gemacht werden.[58]
Der Protest der Ärzte entzündete sich an den Inhalten der katastrophen-medizinischen Fortbildung. Diese betrafen in erster Linie die Einübung von Sichtungsgrundsätzen, die bei einem sogenannten »Massenanfall« von Verwundeten zur Anwendung kommen sollten. Dieses in der Wehrmedizin als »Triage« bezeichnete Verfahren sieht vor, daß, wenn die Zahl der Hilfsbedürftigen die medizinischen Hilfsmöglichkeiten übersteigt, Verletzte mit größeren Heilungsaussichten rascher versorgt werden sollen als schwerer Verletzte, die eine aufwendigere Behandlung brauchen und deren Überlebenschancen geringer sind. Ziel des Verfahrens ist die rasche Wiederherstellung einer möglichst großen Zahl von Verletzten.
Doch diese quantitative Optimierung ärztlicher Hilfe geht zu Lasten der Schwerverletzten, die aus Mangel an ärztlicher Versorgung als hoffnungslos aufgegeben werden müssen. Ich habe an anderer Stelle gezeigt, daß dieses Verfahren die militärische Lösung eines im ärztlichen Sinn nicht lösbaren Dilemmas darstellt[59]. Die geplante Einführung der »Katastrophenmedizin« als Pflichtlehrfach für alle Ärzte hob die bisher aufrechterhaltene Trennung von Militärmedizin und ziviler Medizin auf und führte zu einer grundsätzlichen Auseinandersetzung über Sinn, Funktion und Grenzen ärztlicher Hilfeleistungen im Krieg.
Die Kritiker der Katastrophenmedizin argumentierten, daß das kriegsmedizinische Verfahren der Triage unärztlich und im Fall ziviler Katastrophen auch unnötig sei. Im Fall eines zum Nuklearkrieg eskalierenden Krieges in Mitteleuropa, euphemistisch als »Verteidigungsfall« umschrieben, werde ärztliche Hilfe ohnehin nicht mehr möglich sein. Die Fortbildung in Katastrophenmedizin lehre demnach nicht nur ein unärztliches Verfahren, sondern verleite darüber hinaus zu dem Irrglauben, man könne, nicht zuletzt durch ärztliche Hilfe, auch einen Atomkrieg überleben. Die durch das Gesundheitssicherstellungsgesetz geplante Militarisierung des Gesundheitswesens diene also letztlich keinem praktisch-ärztlichen Zweck, führe aber zu einer Verharmlosung der Atomgefahren und bewirke damit möglicherweise

eine Herabsetzung der psychologischen Hemmschwelle, sich auf einen bewaffneten Konflikt einzulassen.[60]
Im Laufe der 1970er Jahre war das Verhältnis zwischen Medizin und Politik von vielen Ärzten überdacht worden. Man diskutierte vermehrt die soziale Verantwortlichkeit der Medizin und besann sich auf den Arzt und Politiker Rudolf Virchow, der die Medizin als eine politische Wissenschaft definiert hatte. Zwar hielten vor allem die Standesvertretungen an der Auffassung fest, die Medizin habe einen zeitlosen Heilauftrag und sei daher primär unpolitisch. Doch ein Teil der Ärzteschaft ging davon aus, daß einerseits die Medizin zur Durchsetzung politischer Ziele gebraucht bzw. mißbraucht werden könne, daß aber andererseits zur Durchsetzung medizinischer Ziele auch politische Mittel benutzt werden müßten. Am Ende der 50er Jahre hatten sich die Ärzte ängstlich bemüht, bei ihrem Protest gegen die Massenvernichtungswaffen im unpolitischen Raum zu bleiben. Die neue Protestbewegung kannte diese Scheu nicht mehr.
Am 1. September 1981 erschien in einer süddeutschen Zeitung eine von 1400 Ärzten unterzeichnete Anzeige gegen das geplante Gesundheitssicherstellungsgesetz, worin es hieß: »Gesetzesvorlagen zum Zivilschutz... erhöhen die Bereitschaft der politisch Verantwortlichen zum tödlichen Risiko.«[61] Am 20. September wurde der »Erste Medizinische Kongreß zur Verhinderung eines Atomkrieges« in Hamburg veranstaltet, an dem ebenfalls über 1400 Ärzte teilnahmen. Dort wurde die Forderung erhoben, die Ärzte sollten die Ausbildung in Katastrophenmedizin verweigern.[62] Die sogenannte »Frankfurter Erklärung«, die bis Ende 1984 von etwa 7000 Ärzten unterzeichnet wurde, faßte die Argumentation der protestierenden Ärzte folgendermaßen zusammen:
»Ich halte alle Maßnahmen und Vorkehrungen für gefährlich, die auf das Verhalten im Kriegsfall vorbereiten sollen. Ich lehne deshalb als Arzt jede Schulung oder Fortbildung in Kriegsmedizin ab und werde mich daran nicht beteiligen. Das ändert nichts an meiner Verpflichtung und Bereitschaft, in allen Notfällen medizinischer Art meine Hilfe zur Verfügung zu stellen und auch weiterhin meine Kenntnisse in der Notfallmedizin zu verbessern.
Da ein Krieg in Europa nach überwiegender Expertenmeinung unter Benutzung der modernen Massenvernichtungswaffen geführt werden würde, muß er absolut unmöglich gemacht werden. Jede Vorbereitungsmaßnahme indessen, die von seiner Möglichkeit ausgeht, fördert indirekt die Bereitschaft, sich auf etwas einzustellen, was um jeden Preis verhindert werden muß. Deshalb erkenne ich als Arzt nur eine

einzige auf den Kriegsfall bezogene Form der Prävention an, nämlich die Verhütung des Krieges selbst mit allen Anstrengungen, zu denen ich mein Teil beizusteuern entschlossen bin.«[63]

Den Erklärungen folgte eine öffentliche Aufklärungskampagne. Mit Plakaten, Wartezimmerbroschüren, Vorträgen und Filmveranstaltungen und einer Folge von publikumswirksamen Kongressen begannen die ärztlichen Atomkriegsgegner, Kriegsprävention in ihrem Sinne zu betreiben.[64]

Die Reaktion der ärztlichen Standesvertretung war überaus heftig. Wenige Tage nach dem Hamburger Kongreß erschien im Deutschen Ärzteblatt ein Editorial, das die Forderungen und Folgerungen der kritischen Ärzte einen »Angriff auf die sittliche Substanz des Arzttums« nannte. »Ideologisch ambivalente Profilneurotiker und gewissenlose Sektierer« hätten »ganz offenkundig Propaganda zugunsten der vom sowjetischen Imperialismus militant gerüsteten sozialistischen Internationale betrieben«. Der geplante Boykott katastrophenmedizinischer Fortbildung müsse »nicht nur als Propaganda ideologischer Fremdenlegionäre demaskiert, sondern als Aufforderung zu zutiefst unmoralischer, unärztlicher und unmenschlicher Verweigerung ärztlicher Hilfeleistung verurteilt werden«.[65]

Der Ton macht klar, wie tief das traditionelle ärztliche Selbst- und Rollenverständnis durch die Aktionen der Atomkriegsgegner getroffen worden war. Eine Flut von Leserbriefen gegen den Leitartikel des Blattes[66] führte zwar in der Folge zu mäßigeren Tönen. Doch hinfort blieb die Meinung der deutschen Ärzte zu diesen Fragen geteilt.

Während die Kriegsgegner der Bevölkerung klarzumachen suchten, daß es im Atomkrieg keine ärztliche Hilfe mehr geben könne, hielt die Mehrheit der Standesvertreter an ihrer bereits früher akzeptierten Aufgabe fest, durch das Versprechen ärztlicher Hilfe an der Eindämmung einer möglichen Panik mitzuwirken.[67] Sie betonten, daß auch nach einem Atomangriff begrenzte ärztliche Hilfe möglich sein könnte, und daß dann nach den Sichtungskriterien der Katastrophenmedizin verfahren werden müsse, um möglichst vielen Menschen ein Überleben zu garantieren.[68] Die Triagegrundsätze, die noch in den 50er Jahren entschieden verurteilt worden waren, wurden nun mit der Behauptung verteidigt, es handele sich dabei um ein ganz normales ärztliches Verfahren, das bereits bei einem größeren Verkehrsunfall notwendig sein könnte.[69] Im Festhalten am traditionellen Rollenverständnis, wonach der Arzt unter allen Umständen zunächst und ausschließlich seinen Heilauftrag auszuüben habe, wurde, ähnlich wie in der Militärmedizin, die unerträgliche Tatsache schlichtweg verdrängt, daß dies nur unter Aufgabe anderer ärztlicher Prinzipien möglich ist.[70]

In einer Vorlesung »Der Arzt und der Friede« analysierte der Münchner Professor Herbert Begemann, einer der prominentesten Vertreter der ärztlichen Friedensbewegung in Deutschland, »die Argumentation mit der Ethik im Streit um die Katastrophenmedizin«.[71] Während ein Teil der Atomkriegsgegner innerhalb des tradierten Überzeugungsrahmens argumentierte und Aufklärung und Verweigerung zur Verhütung des Krieges als Teil der ärztlichen Pflicht interpretierte, Schaden abzuwenden,[72] thematisierte Begemann das Grunddilemma der modernen Medizin.

Er führte die militärische Überformung der Medizin im Angesicht der Atomkriegsgefahr zurück auf das »schicksalhafte Zusammentreffen der tradierten ethischen Prämissen im Sinne des fatalistischen Helferethos mit der historisch einmaligen Situation unmöglicher Hilfe«.[73] Er kritisierte die für das ärztliche Selbstverständnis typische Orientierung an scheinbar objektiven zeitlosen Werten, deren Beschwörung den Blick für historische Konfliktsituationen verstelle und damit als konkrete Entscheidungshilfe versage. »Denn einerseits gibt es wohl menschliche Grundwerte, die der Arzt – wie jeder andere – nicht ohne Grund verletzen kann. Andererseits birgt die angebliche Wahrung zeitloser Grundwerte gegenüber der aktuellen gesellschaftlichen Entwicklung und Notwendigkeit die Gefahr, daß nun ihrerseits die subjektiven, geschichtlich gewachsenen Erfahrungs- und Anschauungsinhalte des Arztes die ›zeitlosen Wertchiffren‹ ... zu füllen beginnen.«[74] Begemann nannte hier einen »fatalistischen Biologismus«, der den möglichen Untergang der Menschheit durch einen menschengemachten Krieg als eine unabwendbare Naturkatastrophe akzeptiert. Dabei werde das ärztliche Handeln »zum isolierten Vollzug von ärztlichem Ethos, zum willfährigen Reflex auf jedwelche Gegebenheiten«.[75] Der Autor appellierte an die Ärzte, die Vorstellung von einem isolierten ärztlichen Helferethos aufzugeben und stattdessen im Interesse der Menschlichkeit Verantwortung im historischen Prozeß zu übernehmen: »Es ist überflüssig zu sagen, welch immens politischen Faktor der angeblich unpolitische Arzt darstellt, der sich auf die reine Medizin zurückzuziehen glaubt und damit ermöglicht, daß *jede* Politik mit seiner Toleranz gemacht werden konnte und kann.« »Das Verhalten einer schweigsamen hilfsbereiten Ärzteschaft ist ›unethisch‹, weil es unpolitisch ist!«[76] Dagegen forderte er abschließend: »Medizin muß politisch sein, sie muß aufhören nur Medizin zu sein; sie muß lebens-

erhaltend im aktuellen Sinne sein... letztlich muß Medizin im Sinne ihrer lebenserhaltenden Aufgabe pazifistisch werden.«[77]
Begemanns Ausführungen machen klar, daß die Medizin nun in den 1980er Jahren an dem Punkt angelangt ist, den die Naturwissenschaft bald nach 1945 erreichte. So wie es keine »reine Wissenschaft« mehr geben kann, die sich allein vom Erkenntnisinteresse her definiert, so kann es im Zeitalter des totalen Vernichtungskrieges auch keine »reine Medizin« mehr geben, die blind für alle Umstände und Folgen nicht über ihren berufsspezifischen Handlungsrahmen hinaussieht. Ebenso wie die forschende Neugier des Wissenschaftlers kann auch die selbstlose Hilfsbereitschaft des Arztes zu menschenvernichtenden Zwecken mißbraucht werden. Das unreflektierte Festhalten am zeitlosen Helferethos des Arztes hat die Medizin in eine Sackgasse geführt. Die Umdeutung der Kriegsmedizin zur Katastrophenmedizin, die die Verkehrung ärztlicher Prinzipien als eine Naturnotwendigkeit erscheinen läßt, ist ebenso wie die Behauptung, Kriegs- und Friedensmedizin seien identisch, ein untauglicher Versuch, dem ethischen Dilemma zu entgehen. Die Frage nach dem Verhältnis der Medizin zum Krieg ist gestellt, und sie wird beantwortet werden müssen.

Anmerkungen

1 C. F. von Weizsäcker in einer Rede vor dem VDS in Bonn am 29.4.1957, zitiert nach: *Der Spiegel* 11 (1957) Heft 19, S. 49.

2 Die allgemeine Darstellung zur Geschichte der Friedensbewegung fußt weitgehend auf: Donat, Helmut u. Holl, Karl (Hrsg.): *Die Friedensbewegung. Organisierter Pazifismus in Deutschland, Österreich und in der Schweiz*. Hermes Handlexikon (= ECON-Taschenbuch Nr. 10024) Düsseldorf 1983; Knorr, Lorenz: *Geschichte der Friedensbewegung in der Bundesrepublik* (= Kleine Bibliothek Pahl-Rugenstein Nr. 260) Köln 1984.

3 vgl. o. A.: Arzt und Streitkräfte. Die Arbeitsgemeinschaft Westdeutscher Ärztekammern zur Gestaltung des Sanitätswesens. *Ärztliche Mitteilungen* 40 (1955) S. 628. Dieser Verlautbarung folgte eine längere Aussprache in den Spalten der Zeitschrift, an der sich vor allem ehemalige Sanitätsoffiziere beteiligten, die den militärkritischen Ansichten der Arbeitsgemeinschaft widersprachen. Vgl. *Ärztliche Mitteilungen* 40 (1955) S. 647–49, S. 957–961, S. 986–988, S. 1013–1015, S. 1039–1044, S. 1064–1068. Nur ein Leserbeitrag von Gisbert Neuenhofer (S. 1065) weicht von der Mehrheitsmeinung ab. Zur Vorgeschichte und Geschichte der Sanitätskommission vgl. Stockhausen, Josef: Ärzteschaft und Sanitätsdienst. *Ärztliche Mitteilungen* 40 (1955) S. 721 u. o. A.: Sanitätswesen in der Bundeswehr. Ebd. 42 (1957) S. 593–596.

4 o. A.: Via Helmstedt nach Dreilinden. *Berliner Ärzteblatt* 70 (1957) S. 329.
5 vgl. o. A.: Sanitätswesen in der Bundeswehr. *Ärztliche Mitteilungen* 42 (1957) S. 593–596, S. 594.
6 vgl. o. A.: Zum derzeitigen Stand der Wehrgesetzgebung. *Ärztliche Mitteilungen* 41 (1956) S. 197–199; Berg, Hermann: Kornblumenblaue Befehlsempfänger. Ebd. S. 348/9; o. A.: Die Ärzteschaft zum Aufbau des Sanitätswesens. Ebd. S. 484; Sanitätswesen (wie Anm. 5); Ammermüller, H.: Vom neuen deutschen Sanitätsdienst. Ebd. 43 (1958) S. 1189 bis 1192.
7 Neuffer, Hans: Die deutsche Ärzteschaft zum Aufbau des Sanitätswesens der Bundeswehr. *Ärztliche Mitteilungen* 41 (1956) S. 875–878, S. 875.
8 Sondermann, Gustav: Über das Leitbild des Arztsoldaten. *Ärztliche Mitteilungen* 41 (1956) S. 879–884, S. 880.
9 nach Voncken, Jules: Das internationale Komitee für Militärmedizin. *Ärztliche Mitteilungen* 42 (1957) S. 213/214.
10 vgl. Kap. 10 in diesem Band.
11 Sondermann, Gustav: Wächst das Rettende auch? *Ärztliche Mitteilungen* 42 (1957) S. 130/131.
12 o. A.: Ärzte in Uniform. *Berliner Ärzteblatt* 68 (1955) S. 280–282.
13 vgl. Kap. 1 und 10 in diesem Band.
14 Voncken (wie Anm. 9) S. 213/214.
15 Zur militärischen Nationalisierung des Roten Kreuzes vgl. Kap. 2 in diesem Band.
16 Richet, Charles u. Voncken, Jules: Die Neutralität der Medizin in Kriegszeiten. *Ärztliche Mitteilungen* 42 (1957) S. 302/303.
17 vgl. z. B. Dr. G.: Leserbrief zum Thema: »Ärzte in Uniform«. *Berliner Ärzteblatt* 68 (1955) S. 323.
18 Thomas, G.: »Ärzte in Uniform« – anders gesehen. *Berliner Ärzteblatt* 68 (1955) S. 370–372.
19 ebd. S. 370–372.
20 ebd. S. 370–372.
21 Sondermann (wie Anm. 8) S. 882; vgl. auch Sondermann, G.: Grundsätzliche Erwägungen zum Aufbau des Sanitätswesens. *Ärztliche Mitteilungen* 40 (1955) S. 727–730.
22 Sondermann (wie Anm. 8) S. 882.
23 ebd. S. 882.
24 ebd.; vgl. auch Thomas (wie Anm. 18) S. 371 und Sondermann (wie Anm. 11) S. 130/131. Vgl. hierzu auch Kap. 9.1.
25 Sondermann (wie Anm. 8) S. 882.
26 vgl. Dr. G. (wie Anm. 17) S. 323 und Thomas (wie Anm. 18) S. 371.
27 Neuffer (wie Anm. 7) S. 876.
28 vgl. Kap. 10 in diesem Band.
29 vgl. z. B. Die Ärzteschaft... (wie Anm. 6) S. 484; Neuffer (wie Anm. 7) S. 878.

30 vgl. Anm. 2 u. Stempel, Gunar: Ärzteschaft zu Krieg und Frieden. In: *Die Lebenden werden die Toten beneiden. Materialien des Hamburger medizinischen Kongresses zur Verhinderung eines Atomkrieges (1981)* (= Pahl-Rugenstein. Kleine Bibliothek Nr. 244). Köln 1982, S. 178–203.
31 zitiert nach: *Der Spiegel* 11 (1957) Heft 16, S. 8.
32 vgl. *Der Spiegel* 11 (1957) Heft 17, S. 11–18; Jungk, Robert: *Heller als tausend Sonnen. Das Schicksal der Atomforscher* (rororo-Sachbuch Nr. 6629). Hamburg 1983, S. 309; *Die Medizinische Welt* (1957) S. 738.
33 *Der Spiegel* (wie Anm. 32) S. 11; vgl. auch Stapenhorst, K.: Aus den Anfängen der Ärztebewegung gegen den Atomtod in der Bundesrepublik Deutschland. In: *Rundbrief: Ärzte warnen vor dem Atomkrieg.* Hrsg. Ärzte-Initiativen und Kollegen. Nr. 12 (Dez. 1984) S. 7/8.
34 lt: Science pour la science? *Berliner Ärzteblatt* 70 (1957) S. 221/222.
35 P.: Wir vermerken hierzu. *Die Medizinische Welt* (1957) S. 738.
36 Fargel, H.: Medizinische Betrachtungen hinsichtlich eines Atombombenkrieges. *Die Medizinische* [*Welt*] (1952) S. 1396–1399.
37 *Die Medizinische Welt* (1955) S. 100, S. 512; (1956) S. 1118; (1957) S. 506; (1959) S. 1506.
38 ebd. (1956) S. 1156; (1957) S. 1092; (1958) S. 896, S. 1934.
39 ebd. (1957) S. 506, S. 738, S. 1476.
40 ebd. (1957) S. 1092.
41 ebd. (1959) S. 1506.
42 ebd. (1956) S. 1556.
43 Hesse, Erich: Sind wir gegen die Atombombe wirklich schutzlos? *Ärztliche Mitteilungen* 41 (1956) S. 635/636.
44 vgl. z. B. Gillert, Ernst: *Die Kampfstofferkrankungen.* 11. u. 12. Aufl. Berlin, Wien 1944, S. 15/16 u. 137/138.
45 vgl. o. A.: Klärendes Atomgespräch. *Berliner Ärzteblatt* 69 (1956) S. 478–480.
46 o. A.: Entschließungen des 60. Deutschen Ärztetages. *Ärztliche Mitteilungen* 42 (1957) S. 625/626.
47 Neuffer, Hans: Rede zur Eröffnung des 61. Deutschen Ärztetages. *Ärztliche Mitteilungen* 43 (1958) S. 767/768.
48 zitiert nach Stapenhorst (wie Anm. 33) S. 7/8.
49 vgl. ebd. S. 7/8.
50 Hamburger Erklärung. Zitiert nach: *Rundbrief: Ärzte warnen vor dem Atomkrieg* (wie Anm. 33) Nr. 9 (Umschlagrückseite).
51 *Berliner Ärzteblatt* 71 (1958) S. 180.
52 Eckel, Paul: Arzt und Gesundheit im Atomzeitalter. *Ärztliche Mitteilungen* 43 (1958) S. 768–777.
53 ebd. S. 777.
54 ebd. S. 777.
55 ebd. S. 777.
56 o. A. Entschließungen des 61. Deutschen Ärztetages. *Ärztliche Mitteilungen* 43 (1958) S. 758.

57 Born, Max: Ich trete ein für Aufklärung. *Der Spiegel* 11 (1957) Heft 17, S. 15.

58 Zum Gesundheitssicherstellungsgesetz vgl. Bieniek, Wilfried: Gesundheitsschutzgesetz. In: *Ärzte warnen vor dem Atomkrieg. Materialien zum 2. Medizinischen Kongreß zur Verhinderung eines Atomkrieges.* Berlin 1982, S. 37–38. Der Gesetzentwurf wurde im Mai 1982 zurückgezogen. Der Referentenentwurf für ein Gesundheitssicherstellungsgesetz findet sich abgedruckt in: *Ärzte warnen vor dem Atomkrieg.* Hrsg. Hamburger Ärzteinitiative gegen Atomenergie. Hamburg, November 1981, S. 41–46.

59 vgl. Kap. 10 in diesem Band.

60 vgl. z. B. Begemann, Herbert u. Theml, Harald: Der Arzt und der Friede. Die Argumentation mit der Ethik im Streit um die Katastrophenmedizin. In: *Ärzte warnen vor dem Atomkrieg* (wie Anm. 58) S. 26–32; Weber, Eberhard: Katastrophenmedizin – Kriegsmedizin. Ebd. S. 33–36; Leserzuschriften *Deutsches Ärzteblatt* 78 (1981) Heft 46, S. VI–XXII; 80 (1983) Heft 25, S. 50–52; 81 (1984) S. 1414–1420.

61 zitiert nach Begemann (wie Anm. 60) S. 27.

62 vgl. ebd. S. 27.

63 Die Frankfurter Erklärung geht zurück auf die Initiative verschiedener Ärztegruppen, die sich im Februar 1982 zur Bundesdeutschen Sektion der »International Physicians for the Prevention of Nuclear War« (IPPNW) zusammenschlossen. Die IPPNW wurde 1981 von dem amerikanischen Kardiologen Bernard Lown, dem Vorsitzenden einer damals in den USA 12000 Mitglieder starken Bewegung »Physicians for Social Responsibility« und seinem sowjetischen Kollegen Prof. Tschasow ins Leben gerufen (vgl. Gottstein, U.; Koch, H.; Richter, H. E.; Stroka, K.: Können Ärzte zur Verhinderung eines Atomkrieges beitragen? *Deutsches Ärzteblatt* 79 (1982) Heft 43, S. 65–67). Im Herbst 1985 Verleihung des Friedensnobelpreises an die IPPNW, in der inzwischen weltweit 140000 Ärzte organisiert sind. Die Preisverleihung löst in der Bundesrepublik heftige Angriffe gegen die Organisation und gegen ihre Vorsitzenden Tschasow und Lown aus. (Vgl. z. B. *Die Welt* vom 12., 13. und 14. 11. 1985; *Deutsches Ärzteblatt* 82 (1985) S. 3137 u. 3733, 83 (1986), S. 917, 1485, 1749–1751 sowie Leserbriefe ebd. 83 (1986) S. 758–770, 1262f., 1584f., 1914–1918, 2130–2134, 2202). Ende 1984 hatte die IPPNW in der Bundesrepublik 3050, Mitte 1986 etwa 5000 Mitglieder.
Der hier wiedergegebene Text der Frankfurter Erklärung findet sich auf der Umschlagrückseite der Broschüre: *Ärzte warnen vor dem Atomkrieg* (wie Anm. 58).

64 Nach dem ersten medizinischen Kongreß »Ärzte warnen vor dem Atomkrieg« in Hamburg 1981 fanden jährlich weitere Großkongresse statt. 1982 in Berlin, 1983 in München, 1984 in Tübingen, 1985 in Mainz, 1986 in Köln. Die Zahl der Teilnehmer stieg auf über 5000.

65 Deneke, Volrad: Ein Angriff auf die sittliche Substanz des Arzttums. *Deutsches Ärzteblatt* 78 (1981) S. 1856/1857.

66 *Deutsches Ärzteblatt* 78 (1981) Heft 46, S. VI–XXII.
67 vgl. Fargel (wie Anm. 36) S. 1396–1399; Klärendes Atomgespräch (wie Anm. 45) S. 478–480.
68 vgl. Vilmar, Karsten: Katastrophenvorsorge. Dr. Vilmar zur Einstellung der Bundesärztekammer. *Deutsches Ärzteblatt* 78 (1981) S. 2112/2113; ders.: Ärztliches Berufsethos erfordert Fortbildung in Katastrophenmedizin. Ebd. S. 2213/2214; Brickenstein, Rudolf: Psychiatrische Maßnahmen zur Verhütung und Bewältigung panischer Reaktionen. Ebd. 79 (1982) Heft 25, S. 49–54.
69 vgl. z. B. Burman, Herta: Die dringliche Kriegschirurgie. *Deutsches Ärzteblatt* 81 (1984) S. 897–899.
70 vgl. Kap. 10 in diesem Band.
71 Begemann (wie Anm. 60) S. 26–32.
72 vgl. z. B. Eckel (wie Anm. 52) S. 768–777.
73 Begemann (wie Anm. 60) S. 30.
74 ebd. S. 28.
75 ebd. S. 28.
76 ebd. S. 31.
77 ebd. S. 31.

VII. Anhang

12. Die großen europäischen Kriege in Daten und Zahlen

12.1 Der Deutsch-Französische Krieg 1870/71[1]

Verlauf

Ausgelöst durch die sogenannte »Emser Depesche«, eine unhöfliche Nachricht Napoleons III. an Wilhelm I. von Preußen, die von Bismarck zum Anfachen der öffentlichen Stimmung benutzt wird.
19. 7. 1870 Frankreich erklärt Preußen den Krieg. Die süddeutschen Staaten stellen sich auf die Seite Preußens und des Norddeutschen Bundes. Die Nachbarstaaten bleiben militärisch neutral.
4. August Schlacht bei Weißenburg im Elsaß; 18. August Einschließung von Metz (bis 27. Oktober 1870); 1. September Schlacht bei Sedan, Napoleon III. wird gefangengenommen, Frankreich wird Republik; 19. September Einschließung von Paris (bis 28. Januar 1871); 18. Januar Proklamation von Wilhelm I. zum deutschen Kaiser in Versailles; März–Mai 1871 Pariser Commune.
10. Mai 1871 Friede zu Frankfurt. Elsaß, Teile Lothringens und 5 Mrd. Francs Reparationen gehen an Deutschland.

Menschenverluste

Es kämpften	auf deutscher Seite	über 1 100 000 Soldaten
	auf französischer Seite	ca. 757 000 Soldaten.

Verluste auf deutscher Seite:

gefallen oder gestorben (insgesamt)	45 580
davon auf dem Schlachtfeld	17 225
verwundet	99 566
davon gestorben	11 023
erkrankt	657 634
davon gestorben	17 332

Von den Verwundeten wurden

wieder dienstfähig bis Mai 1871	17325
als Invalide entlassen	ca. 70000

Verluste auf französischer Seite
(nach Schätzungen deutscher Quellen):

gefallen oder gestorben	136000
verwundet	131000
in Gefangenschaft geraten	375000
davon erkrankt	156000

Verluste der französischen Zivilbevölkerung:

bei der Belagerung von Metz	ca. 11000
bei der Belagerung von Paris	ca. 55000

Medizinische Versorgung

Militärärzte auf deutscher Seite	1500
In Lazaretten tätige Zivilärzte auf deutscher Seite	5500–7000
Militärärzte auf französischer Seite	1000

Freiwillige Hilfe auf deutscher Seite:

1980 Vereine mit ca. 200000 Mitgliedern

Kranken- und Verwundetentransport auf deutscher Seite:

305 behelfsmäßige Verwundetenzüge beförderten	ca. 210000
36 speziell eingerichtete Lazarettzüge beförderten	38725

Verwundete und Kranke ins Hinterland.

12.2 Der Erste Weltkrieg 1914–1918[2]

Verlauf

Die Ermordung des österreichischen Thronfolgerehepaares in Sarajewo am 28. Juni 1914 führt am 28. Juli 1914 zur Kriegserklärung Österreich-Ungarns an das mit Rußland verbündete Serbien. 1. August Kriegserklärung Deutschlands an Rußland, 2. August Besetzung Luxemburgs, 3. August Einmarsch in Belgien, Kriegserklärung an Frankreich, 4. August Kriegseintritt Englands.
Vormarsch der deutschen Truppen auf Paris bis zur Schlacht an der Marne (5.–12. September 1914). Die Front erstarrt zum Stellungskrieg. Die deutsch-österreichische Offensive im Osten (26. August Schlacht bei Tannenberg, Dezember–April 1915 Schlacht in den Karpaten, 15. August 1915 Besetzung Warschaus) kommt 1915 zwischen Riga und Galizien zum Stehen. 6. April 1917 Eintritt der USA in den Krieg. November 1917 Revolution in Rußland; 15. Dezember Abschluß eines deutsch-russischen Waffenstillstands; 3. März 1918 Frieden zu Brest-Litowsk; 21. Oktober 1918 Revolution in Wien; 9. November 1918 Revolution in Berlin; 11. November Waffenstillstand; 28. Juni 1919 Friedensvertrag von Versailles.
Die Gesamtzahl der Toten dieses Krieges wird mit 10 Millionen beziffert, die Gesamtzahl der Verwundeten mit etwa 20 Millionen, die Zahl der getöteten Zivilisten mit 500000.

Menschenverluste auf deutscher Seite

Die Zahl der auf deutscher Seite eingesetzten Soldaten betrug 1914/15: 4,4 Mill.; 1915/16: 6,7 Mill.; 1916/17: 7,3 Mill.; 1917/18: 7,1 Mill.

Deutsche Kriegsteilnehmer insgesamt	13123011
Gefallene oder Gestorbene	1900000
Verwundete (Zahl der Behandlungsfälle)	5700000
Erkrankte (Zahl der Behandlungsfälle)	21498000
Es wurden wieder dienstfähig (bis Juli 1918)	
Verwundete	4687000
Erkrankte	21140000
als dienstunbrauchbar wurden entlassen	703000

Medizinische Versorgung auf deutscher Seite

Gesamtzahl der Ärzte im Deutschen Reich (1914)		33000
davon im Militärverhältnis (1914)	aktiv	2092
	Reserve	6894
Gesamtzahl der im Krieg 1914–1918 eingesetzten deutschen Ärzte		26292
davon Sanitätsoffiziere		13655
Feldhilfsärzte u. Feldunterärzte (Studenten ab 7. Semester)		4643
Zivilärzte und Ärzte des Landsturms		7994
Ärztinnen (bis 1915)		46
gefallene Ärzte (auch Hilfs- und Unterärzte)		1325
In der freiwilligen Hilfe eingesetzte Personen		202000
davon weiblich		92000

Kranken- und Verwundetentransport:

Durchschnittlich wurden pro Monat transportiert	
von der Truppe zum Lazarett	175000
ins Etappenlazarett	66600
nach Deutschland	86300

4132000, also ⅕ der Kranken und Verletzten, wurden im deutschen Hinterland behandelt.

12.3 Der Zweite Weltkrieg 1939–1945[3]

Verlauf

1. Sept. 1939 Einmarsch deutscher Truppen in Polen. Kriegszustand mit England und Frankreich (3.9.39). 9.4.–9.6.1940 Eroberung Dänemarks und Norwegens. 10.5.1940 Angriff auf Holland, Belgien, Frankreich. Juni 1940 Besetzung von Paris. Sieg über die Engländer bei Dünkirchen. Bombenkrieg gegen England.
10. Juni 1940 Kriegseintritt Italiens (28.10.40 Krieg gegen Griechenland, Februar 1941 Krieg in Afrika mit deutscher Unterstützung). 6.4.1941 Angriff Deutschlands, Italiens und Ungarns auf Jugoslawien und Griechenland. 22. Juni 1941 deutscher Angriff auf UdSSR. Dez. 1941 japanischer Angriff auf amerikanischen Flottenstützpunkt Pearl Harbour, Beginn des Krieges im Pazifik, deutsche und italienische Kriegserklärung an die USA.

Ab März 1942 Bombardierung ziviler Ziele in Deutschland durch England und USA. Okt./Nov. 1942 Wende im Afrikakrieg (britische Offensive gegen El Alamein). Febr. 1943 Niederlage deutscher Truppen bei Stalingrad, Wende an der Ostfront. Juli 1943 Landung der Alliierten in Sizilien (Zusammenbruch des Faschismus in Italien). Juni 1944 Landung der Alliierten in der Normandie. 8. Mai 1945 bedingungslose Kapitulation Deutschlands.
6. und 9. August 1945 Atombombenabwurf der USA auf die japanischen Städte Hiroshima (92000 Soforttote u. 37000 Verletzte) und Nagasaki (40000 Soforttote u. 60000 Verletzte). 2. Sept. 1945 Kapitulation Japans.

Menschenverluste

Die Verlustzahlen des Zweiten Weltkrieges beruhen auf Schätzungen, da für Deutschland, die von Deutschen besetzten Gebiete, Osteuropa und Ostasien genaue Zahlen fehlen. Weltweit werden die Toten dieses Krieges mit 55 Millionen beziffert, davon ca. 25 Mill. Zivilpersonen. Im Folgenden werden nur die (geschätzten) Verlustzahlen einiger Länder angegeben.

UdSSR	13600000 Militärtote	und	7000000 Ziviltote
Polen	320000 Militärtote	und	5700000 Ziviltote
Japan	1200000 Militärtote	und	600000 Ziviltote
Jugoslawien	410000 Militärtote	und	1280000 Ziviltote
Frankreich	340000 Militärtote	und	470000 Ziviltote
Niederlande	22000 Militärtote	und	198000 Ziviltote
Tschechoslowakei	160000 Militärtote	und	215000 Ziviltote
USA	229000 Militärtote		

Verluste auf deutscher Seite:

Wehrmachtstote incl. als tot angenommene Vermißte (1953)	ca. 4750000
Ziviltote durch Luftkrieg u. Kampfhandlungen	ca. 500000
Ziviltote durch Flucht u. Vertreibung	ca. 2000000
Dauernd kriegsbeschädigte Personen (ehem. Soldaten und Zivilisten) in der Bundesrepublik (1953)	2000000

Medizinische Versorgung auf deutscher Seite

Die Zahl der aktiven Sanitätsoffiziere in Deutschland betrug

1932: 268 und 1945: 1861

Am 1. Okt. 1934 wurde die militärärztliche Akademie eröffnet.

Sie zählte im	SS	1936	650 Sanitätsoffiziersanwärter
	WS	1936/37	880 Sanitätsoffiziersanwärter
	SS	1937	900 Sanitätsoffiziersanwärter

1942 wurde die psychologische Eignungsprüfung für Sanitätsoffiziere abgeschafft wie auch die seit 1808 bestehende Offizierswahl aufgehoben.

Vom 1. 9. 1939 bis zum 1. 6. 1944 waren im Kriegsheer tätig

Aktive Sanitätsoffiziere	2170
Sanitätsoffiziere d. R.	20126
Es fielen oder starben an Verwundungen	1777

Hinzu kam eine unbekannte Zahl von Hilfs- und Unterärzten, da alle männlichen Medizinstudenten in ihrer freien Zeit im Frontdienst eingesetzt werden konnten.

In der freiwilligen Hilfe waren eingesetzt:

Ärzte des Deutschen Roten Kreuzes	5400
Personen insgesamt (hauptsächlich Krankenschwestern)	782000

Die Zahl der behandelten Verletzungen und Erkrankungen wird auf 30 bis 40 Millionen geschätzt.

Von den Verwundeten wurden entlassen (nach Schätzungen):

ohne Gesundheitsschädigung	70%
mit bleibender Gesundheitsschädigung	20%
es starben	10%
Sterberate der Verwundeten im Westen Juli 1944–Jan. 45	15%

Anmerkungen

1 Die angegebenen Zahlen stammen aus dem *Sanitätsbericht über die deutschen Heere im Kriege* 1870/71, hrsg. von der Medicinal-Abteilung des Königlich-Preussischen Kriegsministeriums. 3 Bde. 1884–1890. Zitiert bei Ring, Friedrich: Zur *Geschichte der Militärmedizin in Deutschland.* Bearbeitet von H. W. Hachenberg. Berlin 1962, S. 170–190.
Vgl. auch Walser, Hans H.: Die Ärzte und der Krieg am Beispiel des deutsch-französischen Krieges von 1870/71. *Clio Medica* 2 (1967) 103–120.

2 Die Zahlenangaben sind entnommen dem *Sanitätsbericht über das deutsche Heer (Deutsches Feld- und Besatzungsheer) im Weltkrieg 1914/18*, bearbeitet

in der Heeres-Sanitätsinspektion des Reichskriegsministeriums, Bd. 1–3, Berlin 1935–1938. Bd. 1, S. 3–60 (Sanitätspersonal); Bd. 3, S. 18–33, 62–64, 86/87, 138/139, 144/145 (Verluste).
Vgl. auch Ring (wie Anm. 1) S. 218–252.

3 Über die Verlustzahlen des Zweiten Weltkrieges differieren die Einzelangaben stark. Es gibt Widersprüche zwischen westlichen und sowjetischen Angaben. Die Zahlen über die Menschenverluste wurden entnommen aus Arntz, Helmut: Die Menschenverluste im Zweiten Weltkrieg. In: *Bilanz des Zweiten Weltkrieges*. Oldenburg/Hamburg 1953, S. 441–447; und Volks-Ploetz, *Auszug aus der Geschichte*. 4. Aufl. Freiburg/Würzburg 1984, S. 541/542.
Über das Militärsanitätswesen existiert keine zusammenfassende Veröffentlichung, die verläßliche Zahlen bietet. Die wenigen Angaben sind entnommen: Dankert, D.: Der deutsche und alliierte Sanitätsdienst während des 2. Weltkrieges unter besonderer Berücksichtigung der Invasion 1944. *Wehrmed. Monatsschr.* 27 (1983) 68–84; Keiling, Wolf: *Das deutsche Heer 1939–1945. Gliederung – Einsatz – Stellenbesetzung*. Erste Lieferung. Bad Nauheim 1956, S. 203–211 (Privataufzeichnungen Generalmajor Linde, November 1944); Ring (wie Anm. 1) S. 280 u. 301; Grunwald, Erhard: *Studien zum militärärztlichen Ausbildungswesen in Deutschland 1919–1945* (Schriftenreihe der Münchener Vereinigung für Geschichte der Medizin, Bd. 6). München 1980.

13. Namen- und Sachregister